beck'sche reihe

bsr

Hungrige Zeiten ist der Erfahrungsbericht einer an Magersucht und Bulimie erkrankten jungen Frau. Die autobiographische Erzählung führt durch ein Labyrinth aus Hungern, Erbrechen und Sportexzessen, Kalorienzählen und Wiegezwang, gestörter Körperwahrnehmung und lebensgefährlichem Gewichtsverlust. Eindringlich schildert Annika Fechner die inneren Konflikte, das Gedankenchaos, die Leiden und die desaströsen Zwänge, denen man bei einer Essstörung ausgesetzt ist. Selbst den schambesetzten Bereichen der Störung weicht sie nicht aus. In jeder Zeile spürt man den Wunsch, zu erklären, was ein Leben mit der Essstörung bedeutet. Man begreift als Leser, dass die Welt der Essstörung ein eigenes Universum mit eigenen Regeln, Werten und Prioritäten ist, die mit denen der «normalen» Welt kaum Gemeinsamkeiten haben. Deshalb ist diese Welt Freunden und Angehörigen der Betroffenen oft schlechterdings unverständlich. Die Innenansicht dieser bestürzenden Welt wird in diesem Buch anschaulich. In ausdrucksstarken Bildern übersetzt es die Gefühle der Kranken in die Sprache der Gesunden. Dieses Buch macht es möglich, die fremde Welt der Essstörung zu verstehen.

Annika Fechner lebt mit Freund und Hund in Süddeutschland.

Annika Fechner

Hungrige Zeiten

*Über*leben
mit
Magersucht und Bulimie

Verlag C. H. Beck

Für Steffen und für Fee

Originalausgabe

3. Auflage. 2012

Gesamtherstellung: Druckerei C. H. Beck, Nördlingen
Umschlagentwurf: + malsy, Willich
Umschlagabbildung: © Klaus Lahnstein/Stone/getty-images
Printed in Germany
ISBN 978 3 406 63411 6

www.beck.de

Das hier ist meine Geschichte.

Und zugleich ist es auch nur *eine* Geschichte, eine Geschichte von vielen, für viele. Für viel zu viele.

So individuell, persönlich und einmalig meine Erlebnisse und Erfahrungen auch sein mögen, sie passen immer noch ins Raster, sprengen nicht den Rahmen. Ein Härtefall, gewiss, aber bei dieser Krankheit sind eine langjährige Dauer und mehrfache Klinikaufenthalte fast schon normal. Sagen die Experten und die, die sich dazu machen. Wer es beim ersten Anlauf gleich schafft, ist eher eine Ausnahme, ein leichter Fall. Vielleicht.

«Sie sprießen aus dem Boden wie Pilze», sagt meine Mutter und zählt an den Fingern ab, wie viele Familien in ihrem Bekanntenkreis betroffen sind.

«Sie», sagt sie, nicht «ihr». Mich zählt sie nicht mehr dazu; ich war seit über einem Jahr nicht im Krankenhaus und passe auch nicht mehr in die Kinderkollektion von H&M. Deshalb glaubt sie, dass es mir gut gehe, dass ich, zwar nicht geheilt, aber doch einigermaßen stabil sei. Und sie glaubt es, weil sie es so verzweifelt glauben will. Sie weiß nichts, ahnt nichts von dem Kampf, der sich immer noch Tag für Tag in mir abspielt, der meine Gedanken in altbekannten Bahnen kreiseln lässt und mich innerlich spaltet. Jenen Kampf, den ich nun bereits seit Jahren führe und von dem ich trotz allem noch glaube, dass ich ihn gewinnen *kann* – solange ich mich nicht auf- und den Löffel buchstäblich abgebe, jenen Kampf, den ich mit unzähligen anderen teile und den doch jede nur für sich selbst kämpfen kann.

Hier soll meine Geschichte erzählt werden, die zugleich die Geschichte von vielen Frauen und auch immer mehr Männern ist. Die Geschichte von Mädchen, die eigentlich noch Pokémon und Diddl sammeln, von Schülerinnen und Studentinnen, von Azubis,

Ehefrauen, Ärztinnen und Rechtsanwälten, Arbeitslosen und Frührentnern. Es gibt sie alle.

Wir hungern und wir kotzen, wir hassen und wir schämen uns, wir sind stolz auf unsere Stärke zum Verzicht und belügen uns selbst damit, dass wir «ab morgen» neu anfangen werden.

Wie bekommt man eine Essstörung? Wie wird man magersüchtig oder bulimisch? Fängt man sich das ein wie einen Schnupfen, ein Virus? Liest man darüber nach und trainiert sich das Verhalten dann gezielt an? Kann es sein, dass man «ohne es zu merken» einfach so hineinschlittert? Warum erkranken jährlich immer mehr und mehr Frauen, darunter viele, auf die diese Bezeichnung noch gar nicht zutrifft, weil sie im Grunde noch Kinder sind ? Sind tatsächlich die Medien schuld, die ein extremes Schlankheitsbild vermitteln? Schauspielerinnen wie Calista Flockhart oder die Sängerin Victoria Beckham, die ihre knöchernen Körper öffentlich zur Schau tragen?

Es ist nichts Neues, zu hungern, sich selbst zu einem Hungerkünstler zu machen. Zahlreiche Berichte aus dem 18. und 19. Jahrhundert erzählen von jungen Mädchen und Frauen, die auf Nahrung verzichteten, ja behaupteten, nicht darauf angewiesen zu sein. Nicht wenige starben an dieser Lüge. Zuvor jedoch wurden sie wie Heilige verehrt und galten als «Wunder Gottes». Vom Hunger und der Tatsache, extrem mager zu sein, geht – in Zeiten eines einigermaßen stabilen Wohlstandes wohlgemerkt – eine seltsame Faszination aus. Für die Betroffenen selbst ebenso wie für ihre Umwelt. Aber genügt ein solcher Reiz, um sich bis auf die Knochen abmagern zu lassen? Und das Risiko zu sterben einzugehen? Was steckt noch dahinter, hinter dieser Sucht, mager zu sein? Und was finden Menschen so sehr «zum Kotzen», dass sie genau das tagtäglich tun?

Ist es der Nachahmungseffekt? Das Geheimnis, dass man sich nach dem Essen zum Erbrechen bringen kann, ist längst kein Geheimnis mehr. Lady Di tat es. Kronprinzessin Viktoria von Schweden tat es. Emma von den Spicegirls tat es und tut es vielleicht noch.

Zehnjährige Mädchen rennen in den Pausen aufs Schulklo und würgen ihre gerade verspeisten Pausenbrote wieder hervor. Die erfolgreiche Marketingmanagerin in ihrem hellgrauen Armanikostüm entschuldigt sich bei Tisch freundlich und kotzt das 50-Euro-Menü in die Restaurantkloschüssel. Gekotzt wird überall, in Bahnhofsklos und bei McDonalds ebenso wie auf den Gästetoiletten des «Adlon». Bloß der Komfort ist ein anderer, und dieser Umstand sollte nicht unterschätzt werden. Selbstinduziertes Erbrechen löst immer Scham und Ekel aus, jedoch wird einem selten so deutlich, wo man angekommen ist, wie wenn man sich bei «Nordsee» die kalten Fritten anderer Gäste von den leergegessenen Tabletts klaubt, sie hinunterschlingt und sich anschließend über eine völlig verdreckte Metallkloschüssel beugt und der nach Exkrementen, Urin und Schweiß stinkenden Luft den Geruch von frischem Erbrochenen hinzufügt. Aber das ist erst die letzte, die allerletzte Station. Niemand fängt dort an, genau wie niemand seine Bulimie mit gigantischen Fressorgien beginnt. Dahin ist es ein langer Weg, aber man geht ihn schneller als man denkt.

Bulimie ist eine Sucht, aber Erbrechen ist kein Heroin. Man wird nicht davon abhängig, bloß weil man sich einmal den Finger in den Hals gerammt hat.

Aber da ist dieses Wissen, das Wissen um diese kleine, feine und relativ unaufwendige Methode, unliebsame Kalorien wieder loszuwerden. Unaufwendig im Vergleich zu den vielen Stunden Sport, die nötig wären, um sich die Schinkenpizza, den Salat, das Tiramisu und den dreiviertel Liter Cola wieder abzutrainieren. Nicht alle von uns schaffen es auf Anhieb, sich zum Erbrechen zu bringen. Manche brauchen eine Weile, ehe sie den «Dreh» heraus haben, anderen fällt es leicht, und wieder andere quälen sich stets damit und benutzen Hilfsmittel wie Löffel und Zahnbürsten oder Salzwasser.

Nicht wenige von uns schlittern im Laufe der Zeit von einer Essstörung in die nächste, wobei sich zeigt, dass mehr Magersüchtige bulimisch werden als umgekehrt. Manche gehen auch von Anfang an beide Wege gleichzeitig. So wie ich.

Warum ich dieses Buch schreibe? Vielleicht in der Hoffnung, dadurch endgültig Abschied nehmen zu können, Abschied von einer Illusion von Leben, die für Jahre der Mittelpunkt meines Denkens und Handelns war. Abschied von einer Idee, die nur in die Irre führen kann und muss, mich ebenso wie zahllose andere Mädchen und Frauen, die auf der Suche nach sich selbst über eine Essstörung stolpern, sie aufgreifen und festhalten. Und je mehr alles Übrige zerfällt – desto fester umklammern wir sie. Wir erkennen, dass etwas komplett falsch läuft, aber wir sehen uns außerstande, die Krankheit aufzugeben, weil wir fürchten, unseren letzten Halt zu verlieren.

Vielleicht möchte ich mir beim Schreiben selbst auf die Schliche kommen, herausfinden, *endlich begreifen,* warum ich so unglaublich an einem Kindkörper hänge, der zu klein und zu mager für eine erwachsene junge Frau ist, der so schwach und krank ist, dass ihn jede Bewegung anstrengt. Warum ich mich nach wie vor freue, wenn ich abgenommen habe, wenn die Hosen weiter fallen und ich die Rippen wie dürre Äste unter meiner Haut ertaste. Warum ich die Schäden leugne und es ignoriere, wenn meine Zähne schmerzen, mein Hals brennt und mein Herz müde stolpert. Warum ich zärtlich über meine Haut streiche, wenn sie sich bereits trocken, schuppig und bleich über die Knochen spannt.

Warum ich ein Leben ohne diese Krankheit noch immer so sehr fürchte.

Ich schreibe für mich und jene Menschen, die mit mir leiden mussten, genauso wie für alle anderen Angehörigen und Freunde, für Lehrer und Betreuer, die sich mit dem Phänomen Essstörung konfrontiert sehen. Aber natürlich schreibe ich auch für die magersüchtigen und bulimischen Mädchen und Frauen, die jeden

Tag einen erbitterten Kampf gegen sich selbst führen. Die diesen Zustand hassen und nicht wagen, ihn zu ändern, aus Furcht, jede Alternative könnte noch schlimmer sein. Eine vertraute Hölle ist einer unbekannten vorzuziehen.

Und ich möchte für jene schreiben, die sich noch nicht ganz entschieden haben, für jene, die gerade am Scheideweg stehen und dabei sind, den teuflischsten Deal ihres Lebens einzugehen. Euch möchte ich sagen: Glaubt keine der heiligen Lügen, sie werden euch schlimmer verletzen, als es jede Wahrheit je könnte. Ihr werdet *immer noch ihr* sein, auch mit zehn, mit zwanzig Kilogramm weniger! Ihr werdet euch nicht leiden können und hässlich finden, ihr werdet nicht glauben, dass ihr etwas könnt und dass euch jemand mag. Ihr werdet weiter suchen und immer auf der Suche bleiben, weil auch die Essstörung keinen Stillstand herbeiführt, an dem wir endlich ankommen und zu Hause sein könnten. Geht nicht weiter! Bleibt stehen!

Meine Geschichte beginnt im Mai 1996. Ich bin fast 16 Jahre alt und stehe kurz davor, die Prüfung zur Mittleren Reife am Gymnasium meiner Heimatstadt abzulegen. An fünf Vormittagen und zwei Nachmittagen in der Woche gehe ich zur Schule. In den Mittagspausen laufen meine Freunde und ich zum Supermarkt um die Ecke und bestreiten anschließend unser Mittagessen mit Keksen und Fanta, während wir uns unseren Hausaufgaben widmen. An den Nachmittagen, an denen ich keine Schule habe, bin ich meistens in der Stadt. Meine Heimatstadt ist winzig, Provinz, die sich trotzdem «große Kreisstadt» nennen darf. Es gibt dort eine einzige, etwa einen Kilometer lange Einkaufsstraße mit zwei Buchläden, einem Blumen- und einem Fotogeschäft, mehreren Boutiquen mit altbackenen Kleidern, einem Optiker, einem Reformhaus, einem Bäcker und einer Drogerie. Immer wieder kommt es vor, dass Touristen vor dem Rathaus stehen, das etwa in der Mitte dieser Straße liegt, und verzweifelt wissen wollen, wie man denn hier «zum Zentrum» komme. Überraschung, Leute, ihr seid schon da. Das ist alles, hier tobt unser (Kleinstadt-)Leben.

Ich verbringe die meiste Zeit in der Stadtbücherei, einem hellen Glasbau, der zum Stolz aller Bürger sogar einen Architekturpreis einheimsen konnte. Ich lese in mindestens zehn Bücher hinein und leihe mir anschließend drei aus. Die Auswahl ist groß und wird ständig aktualisiert. Oft begleitet mich meine Freundin Lina. Lina ist Sudanesin, lebt seit ihrer Geburt hier und ist eindeutig der ordentlichste und ehrgeizigste Mensch, den ich kenne. Sie macht *immer* alle Hausaufgaben, sie ist *immer* vorbereitet, selbst in Fächern wie Musik oder Erdkunde, ihr fehlt *niemals* ein Blatt in ihren Unterlagen. Lina hat einen Notendurchschnitt von 1,2 und wird später Medizin studieren. Ansonsten gibt es über sie nicht allzu viel zu sagen. Wenn sie nicht lernt, spielt sie Gitarre oder liest. Sie ist verrückt nach Soaps und Liebesfilmen, steht früh auf und geht früh schlafen; ihr ganzes Leben ist planbar, durchschaubar und etwas – langweilig.

Ich mag Lina, ich mag sie wirklich, aber die Freundschaft mit ihr bleibt stets etwas gleichgültig, oberflächlich, unkonkret. Neben ihr gibt es da noch Jasmin, Jasmin, die Schöne und Beliebte; deren Freundin ich heute sein darf und morgen eventuell nicht mehr. So unstet wie in ihren Launen ist Jasmin in der Vergabe ihrer Gunst, bei ihr gibt es keine Gewissheit. Und weil es für mich so unglaublich wichtig ist, eine *feste* Freundin zu haben, schließe ich mich Lina an.

Mein Leben wirkt völlig normal. Ich bin eine durchschnittlich gute Schülerin, mag keine Discos, sondern verbringe den Samstag lieber bei Lina, wo wir uns Videos ansehen. Ich habe keinen Freund und auch kaum Erfahrung auf diesem Gebiet, wenn man von einigen wenigen hektischen, unbeholfenen Knutschereien und Fummeleien im Schwimmbad mit irgendwelchen Typen, die Jasmin und ich dort aufgegabelt haben, absieht. Ich verliebe mich etwa jedes halbe Jahr unglücklich, was mich zwar sehr beschäftigt, mir aber im Grunde nicht ungelegen kommt: Sex macht mir Angst. Ich lese «Bravo», um mich fortzubilden, und denke, dass ich irgendwann einmal Kinder haben will.

Alles ganz normal.

Nichts ist normal.

Ich befinde mich irgendwo in dem Zustand, der allgemein «Pubertät» genannt wird, und so sehr ich meinen Intellekt auch bemühe und anstrenge, es gelingt mir nicht, abzuschätzen, wo genau ich festhänge. In der Mitte? Im hinteren Drittel? Kurz vor dem Ende? Ich wünsche mir ständig, dass es bald vorbei sei, aber es sieht nicht danach aus. Für mich ist diese notwendige Phase der Veränderung eine nicht enden wollende Tortur.

Ich weiß nicht mehr, wer ich bin, und das macht mir Angst. Ich kann tieftraurig sein und trotzdem eine Sekunde später über die albernsten Dinge loslachen, ich werde bei Kleinigkeiten wütend und weiß nicht, wohin mit meiner Energie.

Warum sagt einem niemand, dass das normal ist und dass es fast allen so geht? Wir könnten Selbsthilfegruppen gründen und uns gegenseitig bestätigen, dass wir durchaus noch *da* sind! So aber sehe ich um mich herum lauter selbstsichere, schöne junge Menschen, die ihren Weg genau zu kennen scheinen. Ich bin nicht so. Ich bin anders. Was stimmt nicht mit mir?

Mit zwölf versuche ich, die beginnende Metamorphose vom Kind zur Erwachsenen zu ignorieren. Ich beschäftige meinen Geist mit Lesen, alles andere soll, bitteschön, ohne mich stattfinden. Ich verbringe alle Nachmittage in meinem Zimmer, lesend. Ich habe überall, wo ich bin, ein Buch dabei. Im Bus, im Zug, in der Schule. Ich lese bei jeder sich bietenden Gelegenheit. Ich will beschäftigt wirken. Niemand soll mich irgendwo allein sitzen sehen und denken, dass ich einsam bin. Denn ich bin einsam.

Fakt ist, dass nirgendwo ein Mädchen zu finden ist, mit dem ich befreundet sein könnte. Die meisten stecken schon in festen «Beziehungen», die gibt es nur im Doppelpack. Wir sind neun Mädchen in der Klasse, eine davon muss übrig bleiben. Und das bin ich. Ich bleibe übrig, wenn wir uns für eine Teamarbeit im Unterricht oder im Sport einen Partner suchen sollen.

Es macht mir nichts aus! Seht her, ich lächle, mir ist genau genommen gar nicht ***aufgefallen****, dass ich schon wieder übrig geblieben bin!*

Und ich bin allein.

Ich bin so allein, dass meine Bücher die Leere in mir nicht füllen können. Am Abend vor meinem zwölften Geburtstag schreibe ich mit Kreide «Ich wünsche mir e. b. Fr.» auf den Gehweg vor unserem Haus. Eine **b**este **Fr**eundin. Wenn es einen Gott gibt, vielleicht liest er das ja.

Meine Mutter fragt mich lächelnd: «*Was* wünschst du dir?» Ich zucke die Achseln. Was soll ich ihr sagen? Dass es in meiner Schule niemanden gibt, der mit mir befreundet sein will? Nein, ich will nicht, dass sich meine Eltern für ihre Tochter schämen. Für die Tochter, die übrig bleibt.

Als ich fast dreizehn bin, kommt Jasmin an unsere Schule. Sie ist zwei Jahre jünger, wirklich schön und schlank. Sie ist ein Sonnenschein, der jeden von der ersten Minute an für sich einnimmt. Die Mädchen aus ihrer Klasse wollen alle mit ihr befreundet sein, und die Jungs schreiben ihr Liebesbriefe: «Ich liebe dich so sehr! Willst du mit mir gehen, kreuz an, Ja, Nein, Vielleicht.»

Und Jasmin will mit *mir* befreundet sein! Ich bin glücklich. Sie könnte alle haben, aber sie will *mich*!

Es ist der Beginn unserer sehr emotionalen, von vielen Aufs und Abs geprägten Freundschaft. Denn Jasmin ist sprunghaft und übertrieben spontan, vor allem in der Bekundung ihrer begehrten Zuneigung, die sie völlig unsystematisch verteilt.

Und es ist der Beginn meiner Auseinandersetzung mit meinem Körper. Bis dahin habe ich zu ignorieren versucht, dass ich überhaupt einen *habe*, geschweige denn dass er sich verändert. Als ich das erste Mal meine Tage bekomme, schäme ich mich zu sehr, um es meiner Mutter zu erzählen, und stopfe mir Klopapier in die Unterhose. Ich «übersehe», dass da plötzlich Haare wachsen, wo bislang nur glatte, nackte Haut war.

Obschon jünger als ich, ist Jasmin doch fast genauso weit entwickelt. Und auf einmal ist unser Körper Thema. Wir reden über Brüste, vergleichen unsere im Neonlicht der Umkleidekabinen bei H&M, wo wir, kichernd und ein wenig verlegen, unsere ersten BHs anprobieren. Wir reden über die Menstruation, die Jasmin «Regel» nennt, und ich bewundere die Offenheit, mit der sie mit ihrer Mutter über das Thema spricht. Natürlich reden wir auch über Sex. Hauptsächlich übers Küssen, mit oder ohne Zunge und wie das wohl gehen wird.

Und wir reden über unser Gewicht.

Jasmin hat in meinen Augen den perfekten Körper, ihre Taille ist schmal, der Bauch ganz flach, die Arme sind schlank und die langen Beine muskulös vom Reiten. Ihre Entwicklung hat dieses Bild nicht eingetrübt, im Gegenteil, aus dem niedlichen kleinen Mädchen erstrahlt eine schöne junge Frau. Jede Proportion stimmt. Und doch gefällt sich Jasmin nicht, sie findet sich «zu dick» und kneift wütend in die Haut am Bauch oder schlägt sich auf den «fetten Arsch». Sie wiegt sich täglich, oft auch zweimal, und erzählt mir jede Veränderung. Bei uns zu Hause gibt es keine Waage, also wiege ich mich bei Jasmin. Sie steht daneben und wir starren beide auf die Zahl, die klar sagt, dass ich sechs Kilogramm schwerer als sie bin. Wir haben etwa dieselbe Größe. Was denkt Jasmin über mich, wenn sie sich zu dick findet? Wie sieht sie mich? Bin ich hoffnungslos fett, so dass dies gar keiner Bemerkung mehr wert ist? Sie sagt zwar nie, dass sie mich zu dick findet, aber ich bin ja auch ihre Freundin, sie möchte mir nicht wehtun.

Dass Jasmin die Hübschere von uns beiden ist, daran besteht kein Zweifel. Sie hat langes, hellblondes, ganz weiches Haar, feine Gesichtszüge, denen auch das metallische Lächeln ihrer Zahnspange keinen Abbruch tut.

Ich habe stumpfes, braunes Haar, das ich immer achtlos zu einem Zopf im Nacken zusammenbinde, ein eher rundes Gesicht und trage eine Brille mit blauem Plastikrand. Auch ich habe eine Zahnspange.

«Weißt du, Annika», sagt meine Schwester, «du siehst genauso aus, wie in Büchern immer die Hässlichen beschrieben werden: braune Haare, Brille und Zahnspange.»

Auch wenn ich sie dafür heftig kneife, sehe ich ein, dass sie recht hat. Ich bin hässlich. Und ich bin dick. Zumindest an letzterem kann ich etwas ändern.

Ich fange an, Diäten zu machen. Sie sind allesamt selber von mir erfunden und basieren auf meinen Ideen, wie man möglichst schnell möglichst viel Gewicht abnimmt. Ich lasse Mahlzeiten ausfallen, meist Frühstück und Abendessen, gelegentlich Frühstück und Mittagessen. Ich faste jeden zweiten Tag. Einmal ernähre ich mich 14 Tage lang ausschließlich von eingelegten Essiggurken, acht Stück am Tag (und 12 kcal pro 100 g).

Ich nehme jedes Mal im Schnitt 3 bis 4 Kilogramm ab, und dann wird es mir zu anstrengend und ich höre wieder auf. Man verliert so unglaublich viel an Lebensqualität, wenn man zu essen aufhört! Aber ich schäme mich für meine Schwäche und mein mangelndes Durchhaltevermögen.

«Dann musst du eben damit leben, dass du fett und hässlich und dumm bist!», sage ich mir und kralle meine Fingernägel so fest in das weiche Bauchfleisch, dass die dunkelroten Abdrücke noch am nächsten Tag zu sehen sind. Ich schlage mir auf die Brüste und Schenkel: «Kein Wunder, dass niemand etwas mit dir zu tun haben will!»

Ich finde nach wie vor keinen Anschluss in meiner Schule. Irgendetwas an mir stimmt nicht. Ich bin nicht cool, witzig, hip genug. Ich habe nicht genug Selbstvertrauen und Ausstrahlung. Ich weiß nicht, welche Bands, Schauspieler und TV-Sendungen man mögen muss, um «in» zu sein. Ich bin unsicher und voller

Selbstzweifel. Ich bin ein gutes Opfer, aber das weiß ich damals noch nicht.

In meiner Klasse existiert eine Hierarchie mit einer kleinen Gruppe von Mädchen und Jungen an der Spitze. Deren Erfolg und Beliebtheit beruhen auf dem einfachen Prinzip, dass sie sich und allen anderen ständig beweisen, dass jeder, der nicht zu ihnen gehört, uncool ist. Sie lachen und lästern über mich. Sie äffen mich nach, beschimpfen mich und schreiben schmutzige Sprüche über mich auf die Wände der Schulklos. Es tut weh, ich schäme mich, und vor allem hasse, hasse, hasse ich mich dafür, dass ich so bin wie ich bin. Denn ich gebe ihnen recht, ich *weiß*, dass sie recht haben.

Ich bin falsch.

Ich bin dumm, hässlich, dick und fett. Ich bin ungeschickt und tollpatschig. Ich rede und lache zu laut. Ich gehe zu laut. Wahrscheinlich atme ich auch zu laut. Ich bin in jeder Hinsicht *zu viel*! Wenn ich mich doch nur in Luft auflösen könnte!!

Nach außen lasse ich mir nichts anmerken; ich lege mir einen maskenartigen Gesichtsausdruck zu, der in allen Situationen steinern und ungerührt bleibt.

Hey, seht ihr, ich kriege gar nicht mit, was ihr sagt oder macht! Und wenn ich es mitkriege, es lässt mich kalt! Ihr kriegt mich nicht!

Sie kriegen mich jedes Mal.

Aber was soll ich tun? Ich muss dorthin, Morgen für Morgen. Ich kann nicht die Schule wechseln, denn dann müsste ich mit meinen Eltern sprechen, und das werde ich auf keinen Fall! Sie sollen nicht von meinen Demütigungen erfahren, sie sollen nicht wissen, dass ihre Tochter «eine von denen» ist, die fertig gemacht werden, weil sie so unbeliebt sind. Sie sollen sich nicht für mich schämen müssen.

Ich klammere mich an Jasmin, sie wird mein Lebensmittelpunkt. Ich vergewissere mich ständig ihrer Zuneigung, will hören, dass ich ihre beste Freundin bin, und bin eifersüchtig auf jedes andere Mädchen, mit dem sie sich trifft. Jasmin wird das schnell zu eng. Sie mag mich, aber sie mag noch viele andere. Sie probiert eine Freundschaft nach der anderen aus, wechselt ihre «beste Freundin» alle paar Wochen. In den Wochen ohne Jasmin ziehe ich mich wieder zurück und greife auf meine alten Vertrauten zurück, die Bücher. Lesen hilft etwas, es tröstet, es lenkt ab. Aber dennoch bleibt eine Leere in mir, die nichts zu füllen vermag. Meine gesamte Energie verwende ich auf den Balanceakt zwischen der Situation zu Hause, wo ich bei meiner liebenden Familie die fröhliche Tochter und große Schwester bin, und der Situation in der Schule, wo ich der letzte Dreck bin. Diese Artistennummer raubt mir alle Kraft.

Irgendwann fange ich an, mich zu verlieren, bis ich schließlich keine Ahnung mehr habe, wer ich bin oder was ich bin. Ich komme zum Schluss, dass ich ein Nichts bin. In mir wächst eine Traurigkeit und Melancholie, die sich nicht mehr vertreiben lässt. «Weltschmerz» sagen meine Eltern und lächeln.

Ja, es tut weh, obwohl ich nicht genau beschreiben kann, was so weh tut. Aber es schnürt mir die Luft ab, es zerreißt mich von innen.

Ausgelaugt und müde weiß ich nicht, wohin mich das alles bringen wird, aber ich hoffe darauf, dass es bald vorbei ist, dass etwas Neues in mein Leben tritt, das dem Ganzen Sinn verleiht, das mir Halt und Sicherheit gibt. Etwas, das das Chaos in mir und um mich herum zu ordnen vermag.

Als ich 15 bin, werden unsere Klassen neu gemischt. Zu uns kommen unter anderem Lina und ein paar Mädchen, die ich noch vom Kindergarten und der Grundschule her kenne. Wir schließen uns zu einer losen Gemeinschaft zusammen, gegründet aus der Notwendigkeit heraus, dass wir einander brauchen auf diesem Schlachtfeld, das eine Schule sein soll. Wir schieben unsere Bänke im Klassenzimmer nebeneinander und verbringen die Pausen und

Freistunden zusammen. Wir teilen uns bei Ausflügen ein Zugabteil und erledigen Gruppenarbeiten gemeinsam. Außerhalb der Schule treffen wir uns kaum, aber an Geburtstagen und an Weihnachten umarmen und beschenken wir uns, bis wir selber glauben, dass wir alle gut befreundet seien.

Und dann ist Mai und ich wache auf und habe Bauchschmerzen. Sie sind plötzlich da, überall, am heftigsten rechts unten. Habe ich etwas Falsches gegessen? Ein Virus eingefangen? Ich bleibe zu Hause, trinke Tee, knabbere Zwieback, lese und sehe fern, was man eben so tut, wenn man krank ist.

Nach drei Tagen machen sich meine Eltern Sorgen, weil ich außer den Schmerzen keine weiteren Symptome zeige. Kein Erbrechen oder Durchfall, kein Fieber. Mein Vater, der Arzt ist, nimmt mich mit ins Krankenhaus und macht einen Ultraschall vom gesamten Bauchraum. Er findet nichts, die Schmerzen bleiben. Jetzt vermuten sie eine Blinddarmreizung, aber an der Art, wie mein Vater die Lippen aufeinanderpresst und sich durchs Haar fährt, sehe ich, dass er befürchtet, es könne etwas Schlimmeres sein.

Ich finde das alles zu diesem Zeitpunkt noch recht aufregend, den Gedanken, ich könne an einer seltenen Krankheit leiden. Außerdem, und das ist ungleich wichtiger, habe ich eine Entdeckung gemacht, die für mich von unsagbarem Wert ist: Ich habe keinen Hunger! Seit Tagen nehme ich kaum etwas zu mir außer ein paar Stücken Zwieback und ein wenig Suppe. Und es macht mir nichts aus. Ich vermisse das Essen nicht! All meine Abnehmversuche waren letztlich an meinem Verlangen nach *richtiger Nahrung* gescheitert, und jetzt fehlt mir dieses Verlangen vollkommen. Ich spüre und ich weiß, dass das meine Chance ist, die ich nutzen muss.

Nach einer Woche gehe ich wieder zur Schule, auch wenn die Schmerzen noch nicht ganz abgeklungen sind. Ich darf nicht zu viel verpassen, Ende Juni schreiben wir unsere Prüfungen. Meine Eltern lassen mich auf eine Lebensmittelallergie hin testen, weil mir jetzt jedes Mal schlecht wird, wenn ich ein bisschen mehr esse oder etwas anderes als meine Schonkost. Bis die Ergebnisse aus München da sind, ernähre ich mich von einer ärztlich verordneten Diät, die aus Tomatensuppe und etwas weißem Reis besteht.

Ich habe keine Lebensmittelallergie.

Aber ich habe weiterhin Schmerzen. Damit keine Missverständnisse aufkommen: Diese Schmerzen bilde ich mir nicht ein! Es ist ein permanenter, dumpfer, bisweilen auch stechender Schmerz. Mein Bauch ist druckempfindlich, vor allem um den Nabel herum und rechts unten. An meinem sechzehnten Geburtstag winde ich mich vor Krämpfen, ich liege auf dem Bett und weine, während meine Eltern hilflos neben mir sitzen und mich streicheln. Ich mache ihnen Angst, und es wird nicht das einzige Mal bleiben. Auch die Übelkeit erfinde ich nicht. Ich bin davon überzeugt, dass mir weniges, leichtes Essen am besten bekommt. Mir und meinem Gewicht.

Anfang Juli empfiehlt ein mit der Familie befreundeter Chirurg, mir prophylaktisch den Blinddarm zu entfernen. Bei jungen Mädchen gebe es manchmal atypische Beschwerden, die dadurch behoben werden könnten. Außerdem könne er bei dieser Gelegenheit meinen gesamten Bauchraum auf etwaige Abnormitäten hin untersuchen. Wir sind einverstanden. Ich war noch nie über Nacht im Krankenhaus und finde es aufregend. Mein Vater ist dabei, als ich in den OP gerollt werde, an den ich keine Erinnerung mehr habe, außer, dass er blau gekachelt ist. Auch die Chirurgen tragen alle Blau. Warum ist im Fernsehen nur immer alles grün?

Als ich aufwache, habe ich stärkere Schmerzen als zuvor. Sie haben an mir eine Bauchspiegelung vorgenommen, bei der durch drei winzige Schnitte – zwei am Nabel und einer im Schambereich – eine millimeterdünne Sonde eingeführt wird. Um die Sonde einführen zu können, wird der ganze Bauch mit Luft gefüllt, was die

Muskeln so stark beansprucht, dass sie hinterher höllisch wehtun. Außerdem ist meine Haut grellorange vom Desinfektionsmittel.

Im Aufwachraum ist mein Vater wieder bei mir, ich murmele, dass ich Schmerzen habe, und er gibt mir ein Schmerzmittel. Den Tag nach der OP verschlafe ich beinahe komplett und erinnere mich später nur undeutlich. Eines jedoch prägt sich mir tief ein: Jedes Mal, wenn ich wach werde, sitzt einer meiner Eltern an meinem Bett. Sie sitzen einfach nur da, lesen oder lösen Kreuzworträtsel, aber sie sind bei mir. Sie lassen mich nicht allein.

Ich fühle mich so sicher und geborgen wie als kleines Kind, als alles noch leicht und einfach und die Welt gut war. Ich will, dass es so bleibt. Ich will nicht erwachsen werden müssen. Ich brauche jemanden, der auf mich aufpasst, der für mich sorgt und mich beschützt, ich schaffe das nicht allein. Ich brauche meine Eltern.

Ich bleibe fünf Tage im Krankenhaus. Der Blinddarm war nicht entzündet, und auch sonst ist anscheinend alles in Ordnung.

«Bei dir konnte man alle Organe sehen wie im Anatomiebuch», sagt der Oberarzt zu mir, «dünn wie du bist.» Er macht sich über mich lustig oder vielleicht will er auch nur nett sein, weil ich die Tochter eines anderen Oberarztes bin. *Ich bin nicht dünn!* Seit Mai habe ich etwa sieben Kilogramm abgenommen und wiege jetzt 47 Kilogramm bei einer Größe von 1,63 Meter. Doch deswegen bin ich noch lang nicht *dünn*, ich bin lediglich nicht mehr ganz so *fett* wie noch vor zwei Monaten. Und so fett, so will ich *nie, nie* wieder werden! Das sage ich auch Lina, als sie mich besucht und feststellt, dass ich abgenommen habe. In meiner Stimme liegt alle Verachtung, die ich für das Fettsein und für mich, früher wie jetzt, empfinde. Lina erwidert nichts, ihr Blick ist überrascht und erschrocken. Und ich fühle eine gewisse Genugtuung, denn Lina ist eher mollig. Es gibt etwas, worin ich besser bin als sie, worin sie mich nicht übertrumpft!

Jasmin besucht mich nicht während dieser fünf Tage und ruft auch nicht an.

Ich bin wieder zu Hause, den ersten Tag. Meine Mutter will mir Griesbrei mit Kirschen kochen, doch ich habe plötzlich solche Lust auf Schinkenbrot, dass ich mir zwei mache und esse. Dann sage ich meiner Mutter, dass sie mir nichts mehr zu kochen braucht, und gehe nach oben in mein Reich. Neben meinem Zimmer, das unter dem Dach liegt, ist ein kleines Klo, das nur ich benutze. Ich schließe die Tür hinter mir, beuge mich über die Schüssel und würge. Ich stecke mir erst den rechten Zeigefinger, dann Zeige- und Mittelfinger in den Rachen, während ich mit der linken Hand auf den Magen drücke, so lange bis die Schinkenbrote wieder draußen sind. Ich spüle, klappe den Klodeckel herunter, trinke einen Schluck Wasser und gehe in mein Zimmer. Mache hinter mir die Tür zu und lehne mich mit dem Rücken dagegen.

Etwas hat sich verändert.

Ich habe mich verändert.

Ich spüre, dass ich am Anfang von etwas Neuem, etwas Großem und Überwältigendem stehe.

Es ist schwierig zu erklären, wie man sich fühlt, wenn man das erste Mal die Nahrung, die man kurz zuvor gegessen hat, absichtlich wieder erbricht. Ich fühle mich nicht schlecht, und ich habe auch nicht das Gefühl, etwas Falsches zu tun. Im Gegenteil, dieser Akt erscheint mir vollkommen logisch: In mir befinden sich Kalorien, die ich da nicht haben will, also werde ich sie wieder herausholen. Dann hat mein Magen nichts, um es an die Gedärme weiterzugeben, meine Gedärme haben nichts zu verdauen, und mein Körper hat keine Energie. Folgerichtig wird er sich bei all den angesammelten *Fettzellen* bedienen, und diese werden immer weniger und weniger werden und ich immer dünner und dünner.

Ich gehe zum Bett, lege mich hin und streiche mit den Händen über meinen verhassten Körper. Ich werde daraus ein Kunstwerk erschaffen, ich werde ihn nach meinen Vorstellungen formen und modellieren, ich werde ihn kontrollieren und über seine Bedürfnisse verfügen. Ich fühle mich ganz ruhig, beinahe glücklich. Ich weiß jetzt, was ich zu tun habe, was ich tun muss und werde. Ich fange nicht damit an, das Essen *einzuschränken,* ich versuche, es nach Möglichkeit gleich ganz bleiben zu lassen. Wozu sich unnötig aufhalten? Ich habe ein Ziel, und ich kenne den Weg.

Auch bei allen späteren Episoden, wenn ich den Kampf aufgebe und mich voll und ganz der Essstörung überlasse, wird es diese Eigenschaft der Krankheit sein, die mich am meisten lockt, die mich tröstet und mir Halt verspricht: ihre Überschaubarkeit, ihre Geradlinigkeit. Es gibt einfache Gesetze, die zu befolgen sind, und wenn ich sie befolge, erreiche ich mein Ziel. Ich weiß auch, was geschieht, wenn ich dagegen verstoße, und habe somit die Wahl. Alles ist übersichtlich und planbar. Kontrollierbar. Und ich habe die Kontrolle. Die Magersuchtswelt ist so gänzlich verschieden von der realen Welt, die oft unberechenbar, sprunghaft, spontan und überraschend ist. Zufall, heißt es, oder Schicksal oder Verhängnis. Ich habe das Gefühl, auf diese Welt keinerlei Einfluss zu haben und noch weniger auf die Menschen, die darauf herumlaufen. Sie sind und bleiben mir rätselhaft und unerklärlich. Warum hassen sie mich in der Schule so sehr? Warum mögen mich meine Eltern und Lina? Warum sucht Jasmin bisweilen meine Freundschaft, um kurz darauf wieder aus meinem Leben zu verschwinden? Ich begreife das nicht, und nun muss ich es auch nicht mehr begreifen. Ich habe meine eigene Welt, lebe nach einem eigenen Muster, das mir sehr viel mehr Sicherheit und Halt gibt, als es das Leben da draußen je getan hat.

Ich lebe und denke in Etappen. Jeder Tag ist eine in sich geschlossene, große Einheit, unterteilt in mehrere kleine Etappen.

Wiegen. Die wichtigste und beängstigende Etappe jeden Morgen, nur in Unterhose, direkt nach dem Aufstehen. Längst habe ich eine eigene Waage, leider nur eine mechanische und keine mit 100-Gramm-Anzeige. Die Waage ist mein Gott, mein Zentrum, die alles entscheidende Instanz. Manche Essgestörte mögen sie als

Feind sehen, gegen den sie ankämpfen müssen, für mich ist sie eine neutrale Beobachterin. Sie sagt mir, ob ich am Vortag «gut» genug war oder nicht. Sie entscheidet, ob mein Tag gut oder schlecht weitergehen wird. Sie bestimmt, wie viel ich essen darf, wie viel Sport sein muss.

Die nächste Etappe umfasst Vor- und Nachmittag. Noch ist Schule, und ich stürze mich wie eine Irre ins Lernen, obwohl so kurz vor den Ferien kaum noch wirklicher Unterricht stattfindet. Aber ich verfüge über eine unglaubliche Energie, die mich ständig weitertreibt. Es reicht nicht, dass ich irgendwann *dünn* sein werde, ich will und muss auch noch *gebildet* und *klug* sein!

Ich habe bei den Prüfungen gut abgeschnitten, doch anstatt mich zu beruhigen, beunruhigen mich die Ergebnisse. Was, wenn es nur ein Irrtum war? Oder wenn die Prüfungen insgesamt viel zu leicht waren?

Ich bin davon überzeugt, dümmer zu sein als der Durchschnitt, und sehe der Oberstufe mit wachsender Panik entgegen. In drei Jahren werde ich Abitur machen, und spätestens dann wird meine eigentliche Dummheit zum Vorschein kommen. Alle werden erkennen, dass ich mich bislang nur durchgemogelt habe, dass meine Erfolge einzig auf die Gutmütigkeit der Lehrer oder nachlässige Korrekturen zurückzuführen sind. Ich bin überzeugt, dass es so ist, und meine einzige Chance, um mich und vor allem meine Eltern nicht bis aufs Blut zu enttäuschen und zu blamieren, besteht darin, dass ich lerne, lerne, lerne.

Das Lernen hat nebenbei auch noch den Vorteil, dass es mich so stark in Anspruch nimmt, dass ich kaum noch ans Essen denke. Ich fühle mich großartig, besser als je zuvor. Ich habe unglaublich viel Energie und Tatendrang.

Ein solcher geradezu euphorischer Kräfteschub ist durchaus nichts Ungewöhnliches. Menschen, die sich einer Fastenkur unterziehen, berichten von dem gleichen Hochgefühl, wenn sie auf Nahrung verzichten. Der Körper schüttet zunächst vermehrt

Endorphine aus, die wie körpereigene Drogen wirken. Wissenschaftler gehen davon aus, dass dieser Mechanismus ursprünglich dazu diente, den frühen Menschen in Hungerzeiten vermehrt Energie zur Nahrungsbeschaffung – etwa der Jagd – zur Verfügung zu stellen.

Gleichzeitig bin ich mir durchaus darüber im Klaren, was ich da tue. Ich weiß von Essstörungen, mit 14 habe ich einen Roman über ein magersüchtiges Mädchen gelesen, und die Tochter einer Bekannten meiner Mutter, die ein paar Jahre älter als ich ist, musste deshalb einmal ins Krankenhaus. Ich fange an, über die Krankheitsbilder Magersucht und Bulimie zu lesen, in der Bücherei, in Buchläden, in den medizinischen Fachbüchern meines Vaters. Ich bin fasziniert und gefesselt. Was treibt Menschen dazu zu hungern, wenn sie gleichzeitig sagen, sie möchten das gar nicht wirklich? Wie kann man magersüchtig werden, ohne es zu bemerken? Einfach so «hineinschlittern»? Das will mir nicht in den Kopf, ich meine, wie kann man etwas tun und gleichzeitig behaupten, man merke nicht, was man da tut?! Wo doch allein schon das Sich-herum-Drücken ums Essen jeden Tag aufwändige und komplexe Strategien erfordert! Ich kann mich nicht länger auf meine Bauchschmerzen berufen, und so muss ich neue Schleichwege finden. Am leichtesten ist es morgens. Ich habe nie gefrühstückt und verzichte nun eben auch noch auf die Brezel und den heißen Kakao, die ich mir sonst in der Schule gekauft habe. Mittags ist es sehr viel schwieriger. Ich kaufe mir eine Kalorientabelle und versuche herauszufinden, wie viele Kalorien etwa das Mittagessen, das meine Mutter gekocht hat, enthält. Doch das ist kompliziert: Woher soll ich wissen, was alles in dem Nudelauflauf oder dem Gratin drin ist? Wie viel Sahne am Gemüse? Ob die Nudeln in Butter geschwenkt sind? Ich will nicht fragen, um ja kein Misstrauen zu erwecken. Niemand soll meinem kleinen, effizienten und mir so wichtigen Spiel auf die Schliche kommen. Also gehe ich relativ rasch dazu über, das Mittagessen wieder zu erbrechen. Doch zu

Hause wage ich es nicht, zu groß ist die Angst, man könne etwas hören oder riechen. Tim, unser Mischlingshund, kommt mir dabei zur Hilfe. Kaum dass ich den letzten Bissen hinuntergeschluckt habe, schnappe ich mir Tier und Leine, und los geht es zum Mittagsgassi. Zwei Häuserblocks weiter beginnt das freie Feld und ein kleiner Wald. Ich binde Tim an einen Baum (aus irgendeinem Grund gebärdet er sich immer wie irrsinnig, während ich erbreche), gehe ein paar Schritte und kotze auf den Waldboden. Das Erbrechen fällt mir nicht schwer, und bald weiß ich, wie viel ich dazu trinken muss.

Hinterher beende ich den Spaziergang und kehre gut gelaunt nach Hause zurück.

Das Abendessen ist die einzige Mahlzeit, die ich tatsächlich *esse*. Es ist die dritte und letzte Etappe meines Tages. Ich nehme ein Stück Zwieback (der ist mir noch aus meinen Bauchwehtagen vertraut und sicher), eine hauchdünne Scheibe Salami (ich würde lieber darauf verzichten, aber ich will ja *ganz normal* erscheinen) und zwei Gewürzgurken. Später esse ich noch einen Apfel.

Dabei bleibt es eine ganze Weile, bis mein Vater irgendwann ausrastet und mich anschreit, ich solle verdammt noch mal endlich eine gewöhnliche Scheibe Brot essen, wie jeder normale Mensch!! Von da an esse ich eine Scheibe. Die dünnste.

Insgesamt achte ich darauf, möglichst nicht so viel zu Hause zu sein, die Sommerferien haben begonnen, und ich bin dauernd unterwegs, treffe mich mit Lina, mit Jasmin, wenn ihr danach ist, und mit flüchtigen Bekannten. Ich traue mich, auf Grillfeste zu gehen (selbstverständlich ohne etwas zu essen!), auch wenn ich kaum jemanden kenne. Auf einmal traue ich mir sehr viel mehr zu.

Hey, ich bin dünn oder jedenfalls fast, ich muss mich nicht mehr verstecken!

Ich erfinde Pizzaessen und Kuchengelage, um mir zu Hause den Bauch zu halten und zu sagen: «Puh, ich bin total voll!» Gibt es eine größere Lüge, wenn man seit 18 Stunden nichts mehr gegessen hat? Meine Freunde Lina, Jasmin und die Leute aus der Schule nehmen merkwürdigerweise kaum Notiz davon, dass ich das Essen scheinbar komplett eingestellt habe, denn selbstverständlich esse ich in ihrer Gegenwart rein gar nichts mehr. Ich nehme es als stumme Zustimmung ihrerseits, dass ich fette Sau ruhig noch ein paar Kilogramm abspecken sollte. Mittlerweile wiege ich 41 Kilogramm und fiebere aufgeregt dem Tag entgegen, an dem es weniger als 40 sein werden. *Yeah, I'll do it!!*

Ich erinnere mich an einen Abend, als ich gegen 23 Uhr nach Hause komme. Ich war im Kino, und meine Familie schläft schon. Ich nehme mir zwei Äpfel und gehe in mein Zimmer. Ich habe heute noch nichts gegessen. Jetzt setze ich mich auf mein Bett und sehe aus dem Fenster in die ruhige Nacht über einer ruhigen Kleinstadtstraße. Dann fange ich an, die Äpfel zu essen. Mit winzigen Bissen löse ich das zarte Fruchtfleisch ab und schmecke die Süße, den Saft mit nie gekannter Intensität. Und ich denke, wie dumm doch all die Menschen da draußen sind, die sich ihre Bäuche mit Nudeln, Butter, Käse und Schokolade vollschlagen und noch nicht einmal *ahnen,* dass das Köstlichste aller Nahrungsmittel ein kleiner, frischer Apfel ist.

Als ich später im Bett liege, fühle ich mich gelöst und beinahe glücklich und bemerke zum ersten Mal ganz deutlich, dass der brennende Schmerz und die unerträgliche Leere verschwunden sind.

Der Sommer wird älter und ich setze mein Spiel fort, denn mehr ist es für mich nicht. Ich habe schließlich die Kontrolle, ich bestimme, ich habe alles im Griff (könnte jederzeit aufhören!). Schließlich entscheide ich selber, dass ich nichts esse oder dass ich erbreche. In den Büchern über Bulimie steht, dass die Betroffenen das Essen als Kontrollverlust empfinden. Damit kann ich mich nicht identifizieren (aber ich habe ja auch keine Bulimie!). Ich weiß genau, wenn ich mich jetzt mit meiner Familie an den Tisch setze, werde ich nachher im Wald kotzen, meine Entscheidung.

Nicht, dass ich es gerne tue, ich finde es eklig und unangenehm, jedoch nicht so sehr, dass ich es unterlassen würde. Ich habe schließlich keine Wahl, wenn ich meine Eltern nicht misstrauisch machen will. Und außerdem ist es in gewisser Weise doch auch praktisch: Ich kann etwas essen und muss mir keine Gedanken machen, dass es meiner Gewichtsabnahme abträglich sein könnte. Dabei esse ich nicht einmal viel und bin noch Welten entfernt von Fressanfällen, deren Ausmaße ich mir jetzt nicht einmal vorzustellen vermag. Ich esse mittags zwei Teller Spaghetti oder abends, wenn meine Eltern anstelle eines Apfels auf Brot bestehen, zwei Scheiben Käsebrot und einen Joghurt. Es erscheint mir unsinnig, absichtlich viel zu essen, denn je mehr ich esse, desto länger dauert später das Erbrechen und desto länger ist auch das Essen in meinem Magen. Ich bin mir sicher, dass mein heimtückischer, hinterhältiger Körper Mittel und Wege finden wird, die Kalorien doch noch zu verarbeiten und in widerwärtigen Fettzellen zu speichern. Nein, ich werde kein Risiko eingehen!

Dabei habe ich aber durchaus Hunger oder Lust oder Appetit, keine Frage. Es ist eine seltsame Sache mit dem Hunger und der Magersucht. Wir wollen aller Welt weismachen, dass wir dieses Gefühl nicht *kennen,* dass uns solche Bedürfnisse völlig *fremd* sind. Dabei *haben* wir Hunger! Ganz egal wie unsere Essstörung begonnen hat, ob mit Appetitverlust oder nicht, irgendwann haben wir einfach Hunger. Ich meine, hey, wir haben einen menschlichen Körper! Auch wenn wir liebend gerne so tun, als hätten wir keinen, und es uns allemal lieber wäre, wenn wir keinen hätten. Ein unterernährter Körper hat eigentlich pausenlos Hunger. Das ist auch bei Magersüchtigen nicht anders, nur, dass wir diesem Hunger nicht *nachgeben.* Und so spüren wir irgendwann den Hunger tatsächlich nicht in der Intensität, wie es dem Zustand unserer ausgemergelten Körper entspräche. Wir haben uns einfach an ein permanentes Hungergefühl gewöhnt. Das, was wir Hunger nennen, ist ein stechendes, saugendes, nagendes und reißendes

Gefühl, das jeder gesunde Mensch schlichtweg als einen grässlichen Schmerz kurz vorm *Ver*hungern bezeichnen würde. Und nur dann, wenn wir vor Verlangen nach Nahrung fast schon kollabieren, nur dann gönnen wir uns den Hauch einer Kalorie, nur dann scheint es uns *erlaubt.*

In den 50er Jahren fand in Minnesota, USA, ein Experiment statt, das die Auswirkungen des Hungers auf den menschlichen Körper untersuchen sollte. Die 36 Teilnehmer waren allesamt junge, gesunde Männer, die auf diese Weise den Militärdienst umgehen konnten. Das gesamte Experiment dauerte ein Jahr; während der ersten drei Monate ernährten sich die Teilnehmer wie gewohnt, in den darauf folgenden sechs Monaten wurde ihre Kalorienzufuhr um 50% gekürzt. Neben einer durchschnittlichen Gewichtsabnahme von etwa 25% ihres Ausgangsgewichts begannen die Männer bizarre Verhaltensweisen an den Tag zu legen.

Sie beschäftigten sich in jeder erdenklichen Form mit Essen und Nahrung, sie lasen Kochbücher und redeten über Rezepte. Sie horteten ihr Essen und starrten es minutenlang an, bevor sie es aßen. Sie entwickelten Rituale beim Essen, um die Mahlzeiten in die Länge zu ziehen: Sie schnitten alles winzig klein, lutschten die einzelnen Bissen, machten unnötige Pausen. Sie verloren ihre Libido und ihr Interesse an Hobbys oder Freunden. Sie wurden depressiv, lethargisch und müde. Sie klagten über Schwindel, Konzentrationsschwierigkeiten, Kopfschmerzen und Schlafstörungen. Viele hatten erhebliche Kreislaufprobleme.

Nach den sechs Monaten durften sich die Männer wieder drei Monate lang so ernähren, wie sie es wollten. Nun zeigte sich, dass die meisten den natürlichen Kontrollmechanismus darüber, was sie tatsächlich essen konnten oder wollten, verloren hatten. Sie stopften sich mit Essen voll, bis sie erbrechen mussten. Viele erzählten, dass sie auch dann, als ihnen bereits schlecht war, noch den Impuls gehabt hätten, weiter zu essen.

Das ist eine natürliche Schutzfunktion eines ausgehungerten Körpers: Er will alles an sich reißen und speichern, da er nicht weiß, wann er das nächste Mal wieder etwas bekommt.

Die Minnesotastudie, die heute wahrscheinlich von jeder Ethikkommission verboten werden würde, hat bewiesen, dass ab einem bestimmten Grad der Unterernährung physiologische Prozesse einsetzen, die sich über den Verstand nicht mehr bestimmen lassen. Dabei ist es egal, ob man aus psychischen Gründen an Anorexia Nervosa erkrankt oder sich in einem Katastrophengebiet befindet, in dem es keine Nahrung gibt. Auf Essensentzug reagiert unser Körper archaisch. Das erklärt auch, warum extrem kachektische Magersüchtige sich allesamt ähnlich verhalten.

Wir lesen Kochbücher als wäre es die Bibel, wir tauschen, sammeln und erfinden Rezepte. Wir bekochen unsere Angehörigen und Freunde und versorgen sie mit all den Kalorien, die wir uns selber versagen. Wir tun es aus zweierlei Beweggründen: Einmal möchten wir diesen Menschen, die wir lieben, etwas Gutes tun, und was könnte es Besseres geben, als essen zu dürfen? Uns fällt nichts ein. Zum anderen empfinden wir eine heimliche, gemeine Genugtuung, wenn die Menschen um uns herum gut essen. Es sichert uns den Status als Dünnste, niemand wird abnehmen und uns Konkurrenz machen.

Wir teilen alle Nahrungsmittel in «Erlaubte» und «Verbotene» ein (wobei die Liste der Erlaubten im Laufe der Zeit immer kürzer wird) und entwickeln komplizierte Rituale während der Mahlzeiten, um möglichst viel von dem «Erlaubten» zu haben. Wir benutzen die kleinsten Löffel oder Gabeln und zerlegen alles in mikroskopisch kleine Teile. Wir nehmen Bissen in den Mund, die keiner außer uns sieht, geschweige denn schmecken würde, wir aber erleben jedes Mal ein überwältigendes Geschmackserlebnis. Manche von uns horten Nahrungsmittel, nur um sie von Zeit zu Zeit hervorzuholen, zu betrachten und zu streicheln. Nie würden sie jedoch auch nur auf den Gedanken kommen, etwas davon auszuwickeln und zu essen.

Wir verlieren das Interesse an Sex, er erscheint uns abstoßend und geradezu widernatürlich. Wir leugnen alle körperlichen Bedürfnisse, weil wir keinen Körper haben *wollen,* wir wollen uns auf das Wesentliche beschränken: unseren Geist, die Ratio, den Intellekt. Und da wir uns nicht ganz von unserem Körper freimachen können, machen wir ihn zu unserem Sklaven, wir unterwerfen, kontrollieren, beherrschen ihn.

Die Schule beginnt wieder, und ich habe dreimal Nachmittagsunterricht, was mir sehr gelegen kommt. Dreimal kein Mittagessen! In der Pause gehe ich nach wie vor mit den anderen zum Supermarkt und kaufe mir eine kleine, grüne Glasflasche mit 330 ml Wasser. Ich würde nie etwas anderes als Wasser trinken, da kann in noch so vielen Kalorienfibeln stehen, dass Tee, Kaffee und Cola-light ebenfalls keine Kalorien haben. Es will mir nicht in den Kopf, dass irgendetwas, das *Geschmack* hat, keine *Kalorien* haben soll. Vielleicht sind es nur einige wenige, so wenige, dass es für die normalen Menschen keine Rolle spielt (da sie sich ja ohnehin tagtäglich den Magen vollschlagen!), für mich aber wären sie gefährlich. Ich bin davon überzeugt, dass mein Körper nur darauf lauert, jede Kalorie, ja, jede *halbe* Kalorie an sich zu reißen und in eine hässliche gelbe Fettzelle umzuwandeln. Aber er wird mich nicht überlisten!

Abends liege ich auf dem Bett und streiche beinahe sanft über meinen Körper. Das herausragende Schlüsselbein, die spitzen Schultern, die zu einem Nichts geschrumpften Brüste, unter denen sich jede einzelne Rippe scharf abzeichnet, die Beckenschaufel. Dann lege ich meine Hände auf den Bauch, der inzwischen so eingesunken ist, dass ich kräftig daran zerren muss, bis ich das **Fett** in die Hände bekomme. Denn natürlich bin ich *noch lange nicht dünn!*

Ich kann durch die Bauchdecke hindurch meine Wirbelsäule tasten, spüre das Pulsieren der Aorta. Mein Magen ist leer, und der leichte Hungerschmerz ist immer da. Magersüchtige gehen auf unterschiedliche Weise mit der Tatsache, dass sie Hunger empfinden, um. Manche erleben es als bedrohlich und beängstigend, weil sie fürchten, die Kontrolle zu verlieren. Manche nehmen es als Schwäche und Versagen wahr, dass sie es nicht geschafft haben, alle körperlichen Bedürfnisse auszuschalten. Mich hingegen macht der Hunger stolz und stark. Er sagt mir, dass mein Körper jetzt, in diesem Augenblick, Nahrung braucht, und wenn ich sie ihm versage, hat er keine Wahl, als auf die **Fettreserven** zurückzugreifen. Ich stelle mir lachende kleine Enzymmännchen vor, die, mit Hammer und Meißel bewaffnet, auf die trägen gelben Fettzellen losstürmen, sie aufschlagen, so dass ihr Inhalt herausfließt und sie sich auflösen. Puff, wieder eine. Und noch eine – Puff. Puff, Puff.

Eine sehr beliebte Beschäftigung von Magersüchtigen ist die Überlegung, was wir alles essen werden, wenn wir erst richtig *dünn* sind. Wir verbringen Stunden damit, uns Detail für Detail all das Essen auszuphantasieren, vorzugsweise nachts, wenn wir ohnehin nicht schlafen können. *«Eines Tages werde ich essen …»*

Bloß, dass dieser Tag nie kommt. Wir sind nie dünn, dünn genug, um uns wirklich sicher zu fühlen, und jedes erreichte Gewichtsziel läutet nur das nächstniedrigere ein. Es ist wie bei einem zwanghaften Sparer: Es beginnt damit, dass er sich eine Summe, sagen wir 100 Euro, setzt, auf die er sparen will. Wenn er die 100 Euro (das erste Gewichtsziel) erreicht hat, hört er aber nicht auf, sondern denkt sich, dass es besser wäre, noch ein bisschen zu sparen (abzunehmen), für den Fall, dass er mal gezwungen sein sollte, einige Euro auszugeben (etwas zu essen und zuzunehmen). Er spart also auf 105, 110 Euro …, und dann denkt er sich, dass er doch lieber auf 150 spart, auf 200, auf 300 Euro …, denn je mehr er anspart, desto mehr kann er sich irgendwann dafür kaufen (je mehr ich abnehme, desto mehr darf ich irgendwann einmal essen).

Manchmal wird behauptet, Essstörungen folgten keiner Logik. Das ist falsch. Jede Essstörung ist *in sich* völlig logisch, ja geradezu ein Meisterstück an Überzeugungskunst. Das muss sie auch, damit wir ihr wirklich vertrauen und sie zu unserem Lebensinhalt machen. Niemand würde sich auf etwas verlassen, das von vorneherein schwachsinnig erscheint. Wir *glauben daran*, dass wir eines Tages dünn sein werden und dass dann alles besser sein wird, daran, dass unser Weg der tatsächlich richtige ist. Zumindest glauben wir es eine ganze, lange Weile, und auch später, wenn wir feststellen müssen, dass wir uns immer mehr verloren haben anstatt zu uns zu finden, dass wir hilfloser, einsamer, orientierungsloser und trauriger sind als je zuvor, selbst dann halten wir an unserer Essstörung fest, weil wir nicht glauben können, nicht glauben wollen, dass wir uns so sehr geirrt haben.

Meine Täuschungsmanöver gehen erstaunlich lange gut. Meine Eltern schieben die Tatsache, dass ich abgenommen habe, auf die «lange Zeit der Bauchschmerzen». Es ist bereits Oktober, als sie nicht umhinkommen, festzustellen, dass ich das verlorene Gewicht keineswegs aufgeholt habe, im Gegenteil. Mein Vater beschließt, mich für einige Untersuchungen mit ins Krankenhaus zu nehmen.

«Aber warum?»

«Weil die Ursache deiner Bauchschmerzen nie eindeutig geklärt worden ist, darum. Ich werde dir Blut abnehmen und einen Ultraschall machen.»

«Aber ich HABE keine Schmerzen mehr!»

«Das spielt keine Rolle. Ich nehme dich morgen Mittag mit.»

Ich weiß, was er will. Mich wiegen. Meine Eltern ahnen nicht, dass ich längst eine eigene Waage habe, dass das morgendliche Wiegen der wichtigste Augenblick des Tages für mich ist. Ich könnte ihnen also sagen, dass ich ziemlich exakt 37,5 Kilogramm wiege, aber wieso sollte ich? Dann wäre das Spiel vorbei (denn selbstverständlich müssen sie reagieren, wenn sie diese Zahl sehen!), und in meinem Plan ist nicht vorgesehen, dass ich zu ihnen komme und sage: *Hey, seht ihr, wie wenig ich wiege?!* Mein «Plan»... Habe ich einen Plan? Ich bin mir nicht sicher. Genau genommen weiß ich tatsächlich nicht, *worauf genau* ich zusteuere.

Ich meine, mir sind einige Dinge vollkommen klar:

- Der menschliche Körper braucht Nahrung, wird ihm diese über einen längeren Zeitraum verweigert, verhungert er.
- Es ist unmöglich, unendlich weit abzunehmen, weil man sich Haut, Knochen und Organe nicht weghungern kann.

Deshalb betrachte ich das Ganze eher als eine Art Experiment, dessen Ausgang ich nicht kenne (das ist schließlich der Sinn eines Experiments!). Ich will herausfinden, was *nach dem Hunger* kommt. Zugegeben, das klingt ein bisschen merkwürdig, aber es interessiert mich tatsächlich. Was, wenn ich einfach nichts esse, egal wie groß der Hunger wird?? Was passiert dann? Irgendetwas muss ja passieren. Ich vergleiche es mit Schmerzen. Habe ich unsagbare Schmerzen, verliert der Körper irgendwann das Bewusstsein. Oder mit Schlafentzug, irgendwann kippt man vermutlich einfach hinten über und schläft. Was aber ist mit dem Hunger? Das kann ich doch steuern, es ist ja nicht so, als flöge das Essen mal so eben in mich hinein. Wenn ich also nicht nachgebe ...? In Krisenzeiten oder in der Dritten Welt müssen die Menschen den Hunger ja schließlich auch aushalten, und erstaunlich viele überleben das ziemlich lange.

Außerdem reizt mich der Gedanke, die Grenze zur Magersucht zu überschreiten. Nur so, um mir zu beweisen, dass ich es schaffen *kann,* dass auch ich *fettes Schwein* einmal dünn sein kann! In den Büchern, die ich gelesen habe, wird das Körpergewicht über den Body-Mass-Index definiert, dem eine einigermaßen simple Rechnung zugrunde liegt: Körpergewicht (in Kilogramm) dividiert durch Körpergröße (in Metern) zum Quadrat. Liegt das Ergebnis zwischen 18 und 25, darf man sich, laut WHO, normalgewichtig nennen. Ab einem BMI von 17,5 beginnt diagnostisch die Magersucht. Gewichtsmäßig habe ich also durchaus ein festes Ziel, nur was *danach* geschehen soll, kann ich mir nicht vorstellen. Aber ich bin mir sicher, dass *irgendetwas* geschehen wird, denn ich glaube keine Sekunde daran, dass meine Eltern tatenlos mitansehen werden, dass ihre Tochter *magersüchtig* ist. Was ich selbstverständlich gar nicht *bin*!! Schließlich habe ich alles immer noch vollkommen unter Kontrolle, weiß, was ich da tue, ja, ich kenne sogar die Risiken! Bisweilen erschrecke ich, wenn ich von den möglichen Folgeschäden, vor allem denen der Bulimie, lese.

Zahnschäden – Geschwollene Ohrspeicheldrüsen – Speiseröhrenkrebs – Chronische Gastritis – Hohe Infektanfälligkeit. Magenruptur – Nierenversagen – Osteoporose – Herzrhythmusstörungen– Herzversagen – Haarausfall – Panikattacken – Bewusstlosigkeit. Tod.

Aber dann sage ich mir wieder, dass mein Verhalten auch nicht schlimmer oder schädlicher sein kann als Rauchen. Dass man davon allerhand Schäden davon tragen kann, ja, sogar daran sterben, weiß schließlich auch jeder, und trotzdem rauchen viele Menschen. *So what!*

Mein Vater nimmt mir tatsächlich Blut ab, untersucht mich, macht einen Ultraschall. Dann gehen wir in sein Zimmer.

«Ich geh dann jetzt.»

«Halt, ich will dich erst noch wiegen.»

«Warum das denn? Nö, ich will nicht ...»

«Keine Diskussion jetzt, komm her, stell dich auf die Waage.»

«Phhh, na gut, wenn's sein muss.»

«Nein, ohne Klamotten, zieh Jacke, Schuhe, Hose und Pulli aus! Dein T-Shirt kannst du anlassen.»

Damit überrascht er mich dann doch. Ich hatte nicht erwartet, dass er daran denkt, dass meine Kleidung gut 1 bis 2 Kilogramm ausmachen kann. Gut, dann werden jetzt also die Karten auf den Tisch gelegt.

Es ist eine altmodische Arztwaage, bei der man zwei Gewichte so einstellen muss, dass der Balken in der Mitte genau waagerecht steht. Ich werde noch lernen, diese Dinger zu fürchten und zu hassen.

«38,2 Kilogramm.»

(Scheiße, ich habe vorhin also nicht das ganze Mittagessen wieder herausbekommen!)

Mein Vater sieht müde aus. Während ich mich wieder anziehe, geht er zum Schreibtisch und setzt sich. Schließt die Augen, fährt sich durch die Haare, seufzt.

«Du weißt, dass das viel zu wenig ist?»

«...»

«Und, Annika, du weißt auch, was Magersucht ist!»

«Ja, klar. – Wieso, denkst du etwa, ich *hätte* eine?» Ich kichere albern.

Aber ich möchte es hören, von ihm: *Du wiegst zu wenig, du bist magersüchtig.* Auch wenn ich selbstverständlich genau weiß, dass ich es *definitiv nicht* bin. Wer hat schließlich von einer Magersüchtigen gehört, die gezielt auf diese Krankheit hingearbeitet hätte? Nein, Magersüchtige hören einfach auf zu essen, sie haben keinen Hunger, ekeln sich vor dem Essen ... denke ich damals noch. Ich aber, ich habe eine Art Experiment begonnen, nur so, um zu sehen, was dabei herauskommt. Ich habe alles im Griff.

Na, und jetzt, jetzt wo ich «aufgeflogen» bin, wird das Experiment wohl beendet sein. Ich weiß immer noch nicht, was genau ich mir vorstelle, das jetzt passieren wird, aber vermutlich etwas, das mich daran hindert, weiter zu hungern und weiter abzunehmen.

Aber zunächst einmal passiert gar nichts.

Ich verlasse das Krankenhaus und meinen Vater und treffe mich mit Lina. Auch abends, als ich nach Hause komme, ist alles wie immer. Ich decke den Tisch, wir setzen uns und essen (30 Gramm Graubrot, 8 Gramm Salami, 2 Gewürzgurken, 1 Tomate. *Hey, seht ihr, ich esse! Es ist alles in Ordnung, ich bin nicht magersüchtig!*).

Und auch in den nächsten Tagen geschieht nichts, meine Eltern sprechen mich nicht gezielt «darauf» an, alles geht seinen gewohnten Gang. Auch meine Magersucht. Ich weiß auch gar nicht, was ich sonst tun sollte. Warum sollte ich jetzt plötzlich etwas ändern? Vielleicht ist ja auch gar niemand der Meinung, dass ich etwas ändern muss. Ich fühle mich nicht dünn, ich sehe nicht dünn aus ..., wen interessieren da schon Zahlen?

Es ist Sonntagmittag, unsere Großeltern sind zu Besuch, es gibt Kaffee und Kuchen. Ich will nach oben in mein Zimmer verschwinden, als meine Mutter aus der Küche kommt:

«Annika, komm, setz dich zu uns ins Wohnzimmer!»

«Nein, ich will nicht. Ich muss noch lernen.»

«Du ziehst dich immer zurück, jetzt komm schon, ich habe Marmorkuchen gebacken, ganz frisch.»

«Ich habe keinen Hunger.»

«Du hast nie Hunger, dabei bist du schon viel zu dünn!»

«Ich will nicht!!», schreie ich sie an. **«Ich habe keine Lust, mich zu euch zu setzen und Kuchen in mich reinzustopfen!! Weißt du eigentlich, wie ungesund ihr alle euch ernährt?? All das ganze Fett im Mittagessen und dann noch jeden Nachmittag Kuchen und abends Chips!!»**

Meine Mutter sieht gekränkt aus. «Das stimmt doch gar nicht.»

Ich renne nach oben, werfe die Türe zu, mir ist heiß. Ich kann nicht mit den anderen am Tisch sitzen, wenn das Essen da steht. Ich kann kein Essen sehen, kein Essen riechen. Essen ist zu meinem Todfeind geworden, es ist, als ginge davon eine schreckliche Bedrohung aus. Und das tut es tatsächlich: Ich befürchte, dass meine Hand sich selbstständig machen könnte und mir ein Stück Kuchen in den Mund stopft, noch ehe mein Gehirn überhaupt begriffen hat, was vor sich geht. Ich muss auf der Hut sein.

Ich setze mich an den Schreibtisch und fange an zu lernen. Es fällt mir in letzter Zeit immer schwerer, ich kann mich kaum konzentrieren, die frühere Energie ist verflogen. Oft muss ich einen Text mehrmals lesen, um den Inhalt zu begreifen. Ich habe auch häufig Kopfschmerzen und bin müde, gleichzeitig kann ich nachts nicht schlafen. Keine Ahnung, was mit mir los ist! Vielleicht fehlt mir Sauerstoff, oder ich werde krank. Neulich, im Sportunterricht, ist mir aufgefallen, dass ich die einzige bin, die während des 15-minütigen Aufwärmtrainings dauernd Pausen machen muss. Wahrscheinlich bekomme ich tatsächlich eine Grippe. Ich reiße das Fenster weit auf, die Luft ist kühl, draußen ist es schon dunkel. Es wird Winter. Ich gebe das Lernen auf und nehme mir die Kochbücher vor, die ich mir aus der Bücherei ausgeliehen habe. Ich blättere sie durch, sehe mir die Bilder an, lese die Rezepte und schreibe die interessantesten heraus. Für die Zeit, wenn ich wieder essen darf.

Es klopft. Meine Mutter steht in der Tür, in der Hand einen Teller mit einem hauchdünnen Stück Kuchen. Sie wirkt unsicher, vorsichtig. «Ich dachte, ich bringe dir eine Scheibe hoch, schau, ich habe auch nur eine ganz dünne abgeschnitten.»

«Mama!» Ich klappe das Buch zu, schubse es vom Tisch. «Ich habe dir gesagt, dass ich **keinen verdammten Kuchen will!»**

Ich erwarte, dass sie wütend wird und zurückbrüllt, aber sie steht nur da, den Teller in der Hand, und sieht mich an. Ihr Blick ist so unsagbar traurig, so traurig, dass ich ihn nie vergessen habe.

«Aber warum denn. Es war doch mal dein Lieblingskuchen», sagt sie leise. Was soll ich ihr antworten!

«Was ist mit dir geschehen, Annika?», fragt sie, immer noch so leise, als hätte sie nicht die Energie, lauter zu sprechen. «Wo ist meine fröhliche, lustige Tochter hin?»

Ich seufze. Ich will ihr nicht wehtun, ganz bestimmt nicht, aber ich will in Ruhe gelassen werden. Ich fühle mich so müde.

«Die gibt es nicht mehr, Mama.»

Sie setzt sich auf die Kante meines Bettes. «Was ist denn los? Was bedrückt dich, was macht dir Sorgen?»

Ich möchte, dass sie geht, und ich weiß, dass ich ihr jetzt etwas sagen muss, etwas, damit sie beruhigt sein kann. Jasmin fällt mir ein, die sich seit Wochen nicht mehr gemeldet hat. Ich habe es registriert, aber es macht mir merkwürdigerweise dieses Mal kaum etwas aus. Ich habe weder Lust noch Kraft, ihr nachzulaufen. Aber meine Mutter weiß, wie wichtig Jasmin immer für mich war und wie sehr ich unter ihren Stimmungsschwankungen gelitten habe.

«Jasmin ...», fange ich also an. «Sie lässt sich mal wieder nicht blicken, ruft nicht an, kein Lebenszeichen, nichts. Keine Ahnung, was da wieder los ist, ich habe mich bis jetzt auch nicht bei ihr gemeldet. Vielleicht habe ich auch einfach Angst, sie will mal wieder nix von mir wissen.»

Meine Mutter nickt. «Soll ich mal mit Friederike reden?»

Friederike ist die Mutter von Jasmin und zugleich eine gute Freundin meiner Eltern. Ich zucke die Achseln (es ist mir egal), doch dann sage ich: «Ja, ja bitte. Vielleicht kommt Jasmin ja mal auf einen Tee vorbei, damit wir wenigstens reden können.»

Meine Mutter steht auf. «Ich ruf Friederike gleich morgen an!»

Ich höre aus ihrer Stimme, dass sie froh ist, den Grund zu kennen, warum es mir schlecht geht (geht es mir schlecht?) und noch froher, etwas für mich tun zu können. Bevor sie nach unten geht, nimmt sie mich in den Arm. «Ich habe dich lieb, Annika.»

Ach, Mama. Es tut mir so leid, du sollst dir keine Sorgen machen, du oder Papa, das hier, das ist meine Sache, es hat nichts mit euch zu tun, ich will euch doch nicht wehtun ...

Sie geht. Den Teller mit dem Kuchen lässt sie stehen.

Ich kotze ihn um 22 Uhr leise ins Klo nebenan.

Jasmin kommt an einem der nächsten Tage vorbei. Es gibt Schwarztee (für mich ohne Zucker) und für sie Schokoladenkekse (ich nötige Jasmin fünf Stück auf und gebe ihr den Rest der Packung für zuhause mit. Ich weiß, dass sie nicht widerstehen kann, und mir gefällt der Gedanke, dass die schlanke, hübsche Jasmin Kekse mit 80 kcal pro Stück isst!).

Sie ist unsicher und verlegen, weiß nicht, was sie sagen soll. Ich habe keine Lust, ihr entgegenzukommen. Wir wechseln nur wenige Sätze, und keiner davon betrifft uns beide oder unsere Freundschaft. Nach einer Stunde geht sie wieder, und ich weiß, dass sie nicht wieder anrufen wird. Seltsamerweise tut es gar nicht weh. Ich kann mich kaum daran erinnern, wann mir das letzte Mal etwas so richtig nahegegangen ist. Aber das ist auch sehr praktisch. Wer keine Gefühle hat, kann auch nicht verletzt werden.

Es dauert eine Weile, bis eine Magersüchtige merkt, dass ihre Gefühle nicht mehr so spürbar sind wie früher. Sie schleichen sich langsam aus, nach und nach. Man hört auf zu lachen (es gibt nichts mehr, das man komisch findet) und zu weinen, man empfindet statt Zorn nur noch einen kühlen Anflug von Ärger oder Missmut, man freut sich nicht mehr (an was auch?). Genauer betrachtet, ist dieser Vorgang völlig nachvollziehbar: Wenn dem Körper über einen längeren Zeitraum die Nahrung entzogen wird, beginnt er seine Funktionen so zu drosseln, dass er möglichst wenig Energie verbraucht. Der Stoffwechsel läuft auf Sparflamme, die Körpertemperatur sinkt (ich hatte im Schnitt etwa 35,6°C), der Puls verlangsamt sich, der Blutdruck ist niedrig, bei Frauen bleibt die Menstruation aus (evolutionstechnisch sinnvoll: In Hungerzeiten würde der Nachwuchs sofort wegsterben), und der Körper stellt keine Energie mehr zur Verfügung für «überflüssige Aktivitäten». Und Gefühle verbrauchen Energie!

Die meisten von uns finden diese Entwicklung jedoch nicht beängstigend, sondern geradezu erleichternd. Keine von uns kann besonders gut mit ihren Gefühlen umgehen (wer kann das überhaupt? Und ich meine jetzt nicht all jene, deren Versicherung mehrere 1000 Euro für eine Psychotherapie bezahlt hat!), und da ist es praktischer, erst gar keine mehr zu haben. Bei den Bulimikern ist die Intention dieselbe: nichts mehr fühlen müssen. Wer sich den Bauch vollstopft bis an die Schmerzgrenze, wer danach wie eine besoffene Hochschwangere zur Toilette wankt und sich dort den Finger in den Hals rammt, wer spuckt und würgt, bis der Magen entleert ist – der hat hinterher auch keine Energie mehr für irgendwelche Gefühle.

Wir sind allesamt unverletzlich, da schaut her! Nichts und niemand kann uns weh tun ..., außerdem erledigen wir das sowieso selber am allerbesten. Kein Mensch ist strenger, härter, unnachgiebiger und grausamer zu uns als wir selber.

Wenn Essgestörte in einer Therapie wieder, regelmäßig zu essen beginnen, wenn sich ihre physische Verfassung stabilisiert, kommen auch die Gefühle wieder und keineswegs so allmählich, wie sie sich ausgeschlichen haben. Sondern, WUMMS, sie treten dir die Tür ein, und du stehst da und weißt nicht wohin damit. Vielleicht sind die Gefühle, die wieder auftauchen – Freude, Wut, Zorn, Scham, Lust, Trauer, Enttäuschung –, auch gar nicht so intensiv, wie wir sie wahrnehmen. Wir wissen einfach nur nicht mehr, *wie* sie sich anfühlen, und sind von der Heftigkeit völlig überrumpelt. Das ist kein besonders angenehmer Zustand, man benimmt sich wie ein Pubertierender der schlimmsten Sorte: lachen, weinen, schreien, kreischen – alles gleichzeitig und aus keinem besonderen Grund.

Dagegen ist es vergleichsweise unsinnig, eine akut Magersüchtige zu fragen, wie es ihr *gehe:* «Normal halt.»

Wir haben keine Ahnung, wie es uns *geht,* und deshalb weigern wir uns auch, es zu glauben, wenn uns jemand erzählt, aufgrund unseres «Zustandes» müsse es uns *schlecht gehen.*

«Ich fühl' mich aber nicht schlecht.» «Wie fühlst du dich denn?» «Normal, wie immer halt.»

Warum fühlen sich Magersüchtige nicht krank?

Wir haben bis auf die Knochen ausgezehrte Körper, können uns kaum noch auf den Beinen halten, haben Gleichgewichtsstörungen, schlafen nicht, haben Kopfschmerzen, sind andauernd müde und erschöpft, uns fallen die Haare büschelweise aus, unsere Haut ist trocken und wie Pergament, wir sind depressiv und antriebslos, wir isolieren uns, wir haben Hunger. Und doch bestehen wir darauf, dass es uns gut geht, dass alles *in Ordnung* ist.

«Ich bin nicht KRANK!!!»

Vielleicht ist es eine Sache der Gewohnheit. Wem es über einen längeren Zeitraum einfach immer nur schlecht geht, der beginnt zu vergessen, wie sich «gut» anfühlt. «Schlecht» wird zur Norm. Wir wissen nicht mehr, wie es ist, *keinen* Hunger zu haben, nicht ständig erschöpft zu sein, wie es wäre, Kraft und Energie zu haben. Und keine Angst mehr. Denn wir haben entsetzliche Angst. Und anstatt kleiner zu werden, wächst die Angst durch das Untergewicht sogar noch. Und weil wir uns nicht anders zu helfen wissen, halten wir an der Essstörung fest und glauben unserem Mantra: Wenn ich noch mehr abnehme, werde ich keine Angst mehr haben! Tatsache aber ist, dass unsere Angst nie verschwinden wird, egal wie viel wir abnehmen. Sie kommt immer wieder aus einem entlegenen Winkel unseres Gehirns hervor und fällt uns an. Und wir haben vor beinahe allem Angst.

Wir haben Angst, die Erwartungen anderer Menschen nicht zu erfüllen. Wir haben Angst, unzulänglich zu sein. Wir haben Angst vor der Waage. Wir haben Angst vor dem Essen. Wir haben Angst, jemanden zu enttäuschen oder zu verletzen. Wir haben Angst, verlassen zu werden. Wir haben Angst davor, zuzunehmen. Wir haben Angst, eine schlechte Tochter, Schwester, Freundin, Mutter, Partnerin, Kollegin zu sein. Wir haben Angst, die Kontrolle zu verlieren. (Worüber? Über alles. Unser Leben.) Wir haben Angst, dick zu werden. Wir haben Angst, zu versagen. Wir haben Angst, dass andere Menschen unser «wahres Ich» erkennen und sich von uns abwenden werden. Wir haben Angst, Hilfe anzunehmen. Wir haben Angst, nicht interessant, witzig, cool ... genug zu sein. Wir haben Angst, von anderen Menschen abhängig zu werden. Wir haben Angst, unerwünscht zu sein. Wir haben Angst, nicht krank genug zu sein (ich habe in den Kliniken mehrmals junge Frauen kennengelernt, die nur eine Handbreit vom Hungertod entfernt waren und meinten, sie verdienten ihren Therapieplatz nicht, weil andere noch viel kränker als sie seien).

Die Welt, in der wir leben, erscheint uns gefährlich und unsicher. Und, hey, das ist sie auch! Wir leben in der Welt des 11. September 2001, in der Welt zahlloser Kriege, Geiselnahmen und anderer Verbrechen, in der Welt der Jahrhundertflut und der Klimakatastrophe. Wir leben in einer Welt, in der Kinder mit Gewehren in die Schule marschieren und wahllos Mitschüler und Lehrer niederschießen, um berühmt zu werden. In einer Welt, in der der Onkel der Nichte zwischen die Beine greift und sagt, das sei nur ein Spaß. In einer Welt, in der geliebte Menschen sich von uns abwenden oder schrecklich krank werden und sterben. In einer Welt, in der wir plötzlich unseren Job und unsere Existenzgrundlage verlieren und mit leeren Händen dastehen. Unsere Welt ist nicht sicher! Aber deswegen ist sie nicht *schlecht*! Denn natürlich ist es immer noch eine Welt der Schönheit, die Welt von Mutter Teresa und UNICEF, die Welt der Sonnenuntergänge, der Meere und der Wälder. Eine Welt der Liebe und Freundschaft und Ehrlichkeit und Hilfe. Eine Welt, in der immer noch Wunder möglich sind.

Aber wie erzählt man das einer 35 Kilogramm leichten Magersüchtigen, für die jeder ein potentieller Feind ist, der sie nur mästen will? Essgestörte vertrauen (jedenfalls in der Akutphase) niemandem. Niemandem außer ihrer Essstörung. Sie quält uns, und wir leiden unter ihr, aber wir wissen, wie sie funktioniert, und sie ist uns vertraut. Das schafft Sicherheit.

Stellen Sie sich vor, Sie befinden sich mit verbundenen Augen auf einem Drahtseil und haben nur eine Balancestange in den

Händen. Sie sind froh und dankbar, dass Sie diese haben und dass Sie gelernt haben, so gut mit ihr umzugehen. Da schreit von unten jemand zu Ihnen hoch: «Wirf die Scheißstange weg! Dir passiert schon nichts, hier unten ist doch ein Netz!»

Würden Sie das glauben?

Zuzugeben, dass wir krank sind, würde bedeuten, einzugestehen – uns und unserer Umwelt –, dass wir gar nicht so stark sind, dass wir *Hilfe* brauchen. Und zwar Hilfe von außen.

Wenn ein essgestörter Mensch wieder zu essen beginnt, setzt er sich seinen allergrößten Ängsten aus.

Ich werde die Kontrolle verlieren und nie mehr aufhören können zu essen. Ich werde zunehmen und zunehmen und dick und fett wie eine Tonne werden. Die anderen werden denken, dass ich eine undisziplinierte Versagerin bin.

Manche dieser Befürchtungen scheinen – selbst wenn sie einträfen – übertrieben. Ist es so wichtig, was andere Menschen über mein Essverhalten denken? Was geschieht mit mir, wenn ich einige Kilo (oder mehr) zunehme? Aber für uns *sind* sie elementar wichtig. Es ist unsere Welt, mit den Regeln und Geboten einer Essstörung, und wir haben unglaublich viel Zeit darauf verwendet, sie zu hegen und zu pflegen. All das aufzugeben kommt für uns erst mal einem Sturz ins Nichts gleich.

Übrigens ist die Angst vor dem Tod bei den meisten Essgestörten nur sehr gering ausgeprägt, obwohl sie oftmals am naheliegendsten wäre. Wir kennen die Risiken, Nebenwirkungen und möglichen Folgeschäden unserer Krankheit und gehen mit diesem Wissen um wie der gleichgültige Raucher: Wir ignorieren es. Uns wird schon nichts passieren, es trifft ja immer nur die anderen. Wir haben zwar durchaus suizidale Phasen, in denen wir daran denken, unserem Leben ein Ende zu setzen, aber dazu würden wir auf die herkömmlichen Mittel zurückgreifen: Tabletten oder Rasierklinge. Keine von uns denkt daran zu *verhungern.* Und wenn es dann doch mal eine von uns trifft, sind wir entsetzt und schockiert. Hoppla, das war so nicht geplant (aber natürlich war er/sie viel kränker als wir! Uns wird schon nichts passieren)!

Tatsächlich hat die Anorexia Nervosa eine Sterblichkeitsrate von 10 bis 15 Prozent, nach einer Krankheitsdauer von über 20 Jahren sogar von bis zu 20 Prozent. Bei der Bulimia Nervosa existieren noch keine repräsentativen Langzeitstudien, was jedoch keinen Anlass zu voreiliger Hoffnung geben sollte. Der Tod tritt meistens plötzlich und unerwartet ein. Er kommt nicht vorbeigeschlendert, klopft an die Hintertür und sagt: «Hallo, ich wollte mal vorbeischauen.»

Er arbeitet schnell und effizient. Herzstillstand. Multiples Organversagen. Exitus.

Damit gehören Essstörungen nach Verkehrsunfällen zu den häufigsten Todesursachen junger Menschen unter dreißig. Sie sind die psychische Erkrankung mit der höchsten Todesrate.

Meine Mutter hat mich oft gefragt, was ich machen würde, wenn ich eines Tages feststelle, dass ich leben *will* und es dann schon zu spät ist. Leider hat sie mich das immer in Zeiten gefragt, in denen mir sowieso alles scheißegal war und ich mit dem Gedanken spielte, mich umzubringen. Ich habe mir diese Frage aber auch schon selber gestellt und tue es noch. Wenn ich ganz ruhig daliege und mein Herz so seltsam stolpert. Wenn ich nach dem Erbrechen dermaßen dehydriert bin, dass ich unkontrolliert zu zittern beginne, mir kalter Schweiß übers Gesicht läuft und ich das Gefühl habe zu implodieren. Aber sobald die Symptome verklungen sind, verscheuche ich die lästige Frage wieder. *Husch, husch, weg mit dir!*

Meine Mutter kauft sich einen Ratgeber für Angehörige von essgestörten Menschen. Ich habe ihn schon gelesen, ich habe *alles* über Magersucht und Bulimie gelesen, was ich finden konnte. Als nächstes kauft mein Vater ein Buch. Dann wieder meine Mutter. Innerhalb kürzester Zeit türmt sich in ihrem Schlafzimmer eine ganze Bibliothek zum Thema «Essstörungen». Ich kenne das meiste davon. Wenn sie mich gefragt hätten, hätte ich ihnen wenigstens vorher sagen können, welche Bücher gut sind und in welchen nur Mist steht.

Ansonsten geschieht nichts. Ich gehe zur Schule und komme nach Hause. Ich lerne und schreibe Kochrezepte ab. Ich gehe mit Tim spazieren und mache abends vor dem Fernseher Gymnastik.

«Meine Eltern glauben, ich hätte Magersucht», sage ich zu Lina und lache so schrill, dass es sogar für mich unecht klingt. Lina schweigt. Sie sagt nie etwas und hat auch nie etwas gesagt. Nicht, als ich aufgehört habe zu essen, nicht, als ich kaum noch genug Kraft für den Schulsport hatte, nicht, als ich ihr erzählt habe, dass meine Waage kaputt sein müsse, weil sie behauptet, ich wöge nur noch 40 Kilogramm. Also tun wir, als sei nichts. Wir gehen zusammen in die Bücherei und schauen uns bei ihr Videos an. Ich gehe früh nach Hause, ich werde jetzt immer so rasch müde.

Meine Mutter kauft eine Waage, auf der in hellgelben Buchstaben «Good Morning!» steht. Ich frage mich, wer über einen derart makaberen Witz lachen kann. Ich bestimmt nicht. Sie wiegt mich alle zwei Tage in Unterwäsche.

36,8 kg.

36,3 kg.

36,1 kg.

35,9 kg.

Ich bin die Einzige, die mit diesem Verlauf zufrieden ist.

Seit es sozusagen «offiziell» ist, esse ich kaum noch etwas, ich brauche mich jetzt ja nicht mehr zu verstellen. Manchmal besteht meine Mutter darauf, dass ich eine Kleinigkeit zu mir nehme, ehe ich das Haus verlasse. Dann esse ich ein weichgekochtes Ei (90 kcal) oder eine Scheibe Brot (100 kcal). Ansonsten warte ich einfach weiter ab, nach wie vor, ohne zu wissen, worauf.

Meine Eltern suchen nach einem ambulanten Psychotherapeuten, lassen sich Namenslisten faxen und telefonieren herum. Kein Therapeut ist bereit, mich zu nehmen mit diesem Gewicht. Für eine ambulante Therapie müsse ich mindestens 40 Kilogramm wiegen. *Ich werde nie wieder 40 Kilogramm wiegen!* Und überhaupt – was sollte ich bei einem Therapeuten? Reden? Ich wüsste nicht, über was. Über das Essen? Was gibt es da zu reden? Ich esse nicht und nehme ab, und wenn ich essen würde, würde ich zunehmen. Das ist alles. Ich habe keinen besonderen Grund, nichts zu essen. Es ist eben ein Spiel, ein Experiment, das wieder Ordnung und Struktur in mein Leben gebracht hat. Ich fühle mich gut damit, und wenn ich wollte, könnte ich jederzeit wieder aufhören. Da ist nichts Geheimnisvolles oder Mystisches dran.

Genaugenommen habe ich rein gar keine Vorstellung davon, was genau eine «Therapie» sein könnte, wie sie abläuft oder funktioniert. Ich nehme an, man unterhält sich miteinander, also ich und der Therapeut in diesem Fall. Ich könnte schon ein paar Dinge erzählen, zum Beispiel wie schlimm es war, als ich gar keine Freundin in der Schule hatte oder als ein Junge zu mir sagte: «Hey Annika, wenn dein Vater Arzt ist, warum haben dich deine Eltern dann nicht abgetrieben?» Ich könnte erzählen, dass ich mich über zwei Jahre lang in jeder Pause auf dem Klo versteckt habe, weil ich nicht wollte, dass die anderen sehen, dass ich alleine herumlaufen muss. Und von der großen Leere könnte ich erzählen, von der brennenden, schmerzenden Leere, die kein Buch der Welt zu füllen vermochte, und die erst verschwunden ist, seit ich nichts mehr esse. Ich nehme an, dass man einem Therapeuten all die schlimmen und traurigen Dinge erzählt, die man sonst niemandem sagen kann und höchstens seinem Tagebuch anvertraut. Vielleicht wäre es also gar nicht schlecht, wenn jemand mal zuhören würde, obwohl – er wird ja dafür bezahlt. Im Grunde liegt ihm nichts an mir persönlich oder daran, mir zu helfen. Es ist sein Job, und wenn nicht ich vor ihm sitze, ist es ein anderer Mensch, der ihn mit seinen Problemen zutextet.

Und außerdem habe ich plötzlich panische Angst, ich könne das Hungern nicht mehr aushalten und würde freiwillig wieder zu essen anfangen. Dann würden ja alle sehen, dass ich nur so *tue,* als hätte ich eine Magersucht! Was für eine Blamage wäre das! Mein Gesicht brennt bei der Vorstellung, dem höhnischen Gelächter von Ärzten und Therapeuten hilflos ausgeliefert zu sein: «Was, diese **Tonne** soll magersüchtig sein? Sehen Sie sie doch mal an, das ganze Fett überall an ihr ...!!» Nein, ich will zu keinem Therapeuten rennen!

Und dann geht alles plötzlich sehr viel schneller, als ich es mir vorstelle.

Eben noch sitze ich mit 25 anderen in unserem Klassenzimmer, vor den Fenstern hängt ein trüber Mittwochvormittag und über unseren Köpfen wabern mathematische Denkblasen, als ich nach vorne kommen und in das Koordinatensystem an der Tafel eine schiefe Asymptote einzeichnen soll. Doch als ich aufstehe, ist mit einem Mal nicht die Asymptote, sondern der Fußboden sehr, sehr schief. Und dann rast er mir mit einem Affenzahn entgegen, mein Sichtfeld verengt sich bis auf einen kleinen schwarzen Punkt und – zack – weg bin ich. Wieder erwacht, befinde ich mich im Krankenzimmer der Schule und muss eine aufgeregte Sekretärin davon überzeugen, dass sie lediglich meine Eltern und nicht auch noch den Rettungsdienst anrufen soll. Schließlich gibt sie nach, und kurz darauf treffen meine besorgten Erziehungsberechtigten ein: «Jetzt ist der Spaß vorbei!» (meine Mutter) und: «Wir haben lange genug zugesehen!» (mein Vater). Also fahren sie mich nicht nach Hause, sondern kurzerhand in die Aufnahme der – Kinderklinik. Ich bin empört! Gut, dieses Blackout in aller Öffentlichkeit ist mir ebenso peinlich, wie dass es mich ein bisschen erschreckt hat, aber gleich ins Krankenhaus? Und dann auch noch in dasjenige für *Kinder* von null bis weißichnicht?! Mein 16-jähriges Ego fühlt sich gekränkt. *Ich bleib nicht hier, hier bleib ich nicht ...!*

Der Stationsarzt ist ein graubärtiger Zweimetermann, dessen letzter Friseurbesuch schon etwas zurückliegen muss. Er stellt sich uns als Dr. Warceck vor, schüttelt unsere Hände mit seinen Pranken, dass die Schultergelenke rasseln (unsere!), und schiebt meine Eltern dann aus dem Behandlungsraum. Er lässt sich neben mich auf die Untersuchungsliege plumpsen und mustert mich interessiert: «So, da bist du also hier gelandet!» Ja, das ist mir auch schon aufgefallen.

«Und ich gehe mal davon aus, dass du auch eine Weile hier bleiben wirst.»

«Oh, das glaube ich aber nicht!»

«Oh, das glaube ich aber doch! Was meinst du, warum du heute morgen umgefallen bist? Ich will dir sagen, warum: weil dein armer, halbverhungerter Körper nicht genug Glukose mobilisieren konnte, damit hier oben», er tippt mir gegen die Stirn, «alles nach Plan läuft! Und ich wette, es war auch nicht das erste Mal, oder?»

«Ja ... nein. Aber alles halb so schlimm! Wenn ich mich kurz hinlege und ausruhe, bin ich sofort wieder fit. Kein Grund, sich so aufzuregen, muss halt irgendwie mit dem Wachstum zusammenhängen oder so ...»

Er wedelt mit der Hand. «Nein, jetzt komm, Annika, so dumm bist du nicht! Wir wissen beide ganz gut, dass Du für deine Kreislaufprobleme schön selber verantwortlich bist! Und wenn du so weitermachst, reicht es das nächste Mal vielleicht nicht mehr, sich kurz auszuruhen, denn dann liegst du auf der Intensivstation mit jeder Menge Kanülen und Schläuchen in dir drin. Oder aber, deine Eltern können gleich deine Beerdigung organisieren!»

Ich betrachte meine Turnschuhe. Der linke hat ein kleines Loch an der Naht.

«Ich sage das nicht, um dich zu ärgern, sondern um dir klarzumachen, dass das hier kein Spiel ist, sondern im schlimmsten Fall tödlicher Ernst! Und ich glaube nicht, dass es das ist, was du willst, oder?»

Die Farbe ist auch schon völlig verblichen. Früher waren die mal dunkelrot.

Seufzen. «Na gut, wenn du nicht mit mir redest, ich rede weiter mit dir! Deine Eltern möchten, dass du hier bleibst, und da sie für dich verantwortlich sind, werden wir wohl oder übel das Vergnügen haben. Am besten stellen wir darum mal ein paar Regeln auf.» *Wir* vor allem! «Erstens: Du darfst dein Essen frei wählen und bestellen, eine Schwester erklärt dir nachher, wie das funktioniert. Zweitens: Was du davon isst und ob du hinterher aufs Klo gehst, das stelle ich in deine Verantwortung. Wir sind hier kein Gefängnis und wollen auch keines sein. Drittens möchte ich, dass du jeden Tag mindestens 500 Milliliter Fresubin trinkst, das ist eine Art Aufbaukost. Hattest du das schon mal?» «Nein.» «Na, wenigstens hörst du mir offenbar zu. Also, es gibt verschiedene Geschmacksrichtungen, Schoko, Vanille und noch mehr. Es schmeckt auch gar nicht so übel. Natürlich sind Kalorien drin, aber um die geht es mir nicht so sehr.» Klar. «Mir geht es vielmehr um die essentiellen Fettsäuren, die dein Körper so dringend benötigt.»

Fettsäuren? Er will, dass ich *flüssiges Fett* trinke? Was kommt als nächstes: Darf ich Salatöl schlürfen? Ich gebe ein unartikuliertes Schnauben von mir, das jedoch höflich überhört wird.

«Viertens darfst du dich im Klinikgelände und, von mir aus, auch im Klinikpark frei bewegen, sag nur vorher den Schwestern bitte Bescheid. Mit deinen Eltern darfst du das Klinikgelände auch verlassen. So – hast du noch Fragen an mich?»

«Darf ich mich wiegen?»

«Ach so, ja, natürlich.» Er kratzt sich an der linken Augenbraue. «Genaugenommen werden *wir* dich wiegen, und zwar jeden Morgen vor dem Frühstück. Wie viel du zunimmst, überlasse ich dir, aber da du ein cleveres Mädchen bist, ist dir eines bestimmt klar: Je rascher du zunimmst, desto schneller darfst du wieder nach Hause. Aber letztlich müssen das auch wieder deine Eltern entscheiden, wann sie dich wieder mitnehmen. Ach ja – solltest du unter … sagen wir 35 Kilogramm fallen, werden wir dich künstlich ernähren!» Er strahlt mich an, als hätte er mir soeben ein unwiderstehliches Angebot unterbreitet.

«Kopf hoch Annika, so schlimm ist es hier gar nicht! Die Schwestern sind nett, du hast erstmal ein Einzelzimmer, und im Keller gibt es einen Spiel- und Bastelraum – schau da ruhig mal rein!»

Und wenn sie Disneyland im Keller hätten! Mir ist jetzt schon übel, und ich will nur eins: heim! Aufbaunahrung und künstliche Ernährung – wohin bin ich da nur geraten? Das ganze Drama wegen eines kleinen Schwindelanfalls? Meine Güte, das kann doch mal *passieren!*

Übellaunig schleife ich meine in aller Eile gepackte Reisetasche hinter mir her, als eine Schwester meinen Eltern und mir «mein» Zimmer zeigt. Wenigstens hatte Dr. Warceck recht und ich liege allein – ein weiteres Bett in dieses Kämmerchen zu quetschen wäre allerdings auch eine Aufgabe für einen David Copperfield! Krankenbett, Nachttisch, Waschbecken und vier Wände: Willkommen im Club Med!

Am Ende werde ich acht Wochen in der Kinderklinik bleiben, von denen ich während der ersten Tage jede Sekunde nach Hause will. Ich schreie meinen Eltern am Telefon ins Ohr, weine heiße Tränen und würge sogar die Mahlzeiten – zumindest anteilig – hinunter, um guten Willen zu beweisen. Im vorwinterlich tristen Klinikgarten drehe ich Runde um Runde; ich fühle mich wie ein im Marmeladenglas gefangener Wirbelsturm. Ohnmächtig. Ausgeliefert. Das Pflegepersonal ignoriere ich, wenn ich es nicht gerade mit bitterbösen Blicken traktiere, als trüge es die alleinige Schuld für meine Misere. Selbst das Wiegen verschafft mir kein Vergnügen mehr – hier ist es plötzlich eine zweischneidige Sache: Wiege ich mehr, brennt mir der Selbsthass ein Loch in Bauch und Hirn, wiege ich weniger, rückt meine Entlassung weiter in die Ferne.

Dabei steht felsenfest: Ich *will nicht zunehmen!* Es gibt einfach keinen mir einleuchtenden Grund, warum ich das tun sollte! Außer, dass ich gezwungen werden soll. Und ich *lasse mich nicht zwingen!* Ich hasse alles und jeden. Alle sind gegen mich. Ich bin das unschuldige Opfer böser Umstände!

Schließlich tritt doch, begünstigt durch die tagtägliche Routine, eine Art Gewöhnung bei mir ein: Ich beginne, mich mit der neuen Situation zu arrangieren. Herausgerissen aus dem Alltag mit seinen Diskussionen um Essen und Gewicht und den quälend langen Schulstunden, spüre ich mit einem Mal, wie *müde* ich bin. Müde und erschöpft, ausgelaugt. Mein Leben hat mich zuletzt nur noch angestrengt, jeder Tag ein Kampf. Es ist, als sei mir ein dicker Brocken von den mageren Schultern genommen worden, und ich bin – dankbar. Endlich darf ich mich einfach nur ausruhen oder das tun, was ich möchte (innerhalb des Klinikkomplexes, aber immerhin). Die geistige Müdigkeit in meinem Kopf darf sich ausbreiten und hüllt mich ein. Ich muss mich nicht mehr verzweifelt anstrengen, irgendwelche Vokabeln oder Informationen in mein Gehirn zu pressen, während meine Konzentration gegen Null geht. Ich bin auf eine bizarre Art frei, kann im Bett liegen und lesen, schlafen, träumen oder auch, wenn Wetter und Kraft es zulassen, im Klinikgarten herumgehen, rennen, springen (es ist immer gut, ein paar Kalorien zu verbrennen!). Ich habe eine Auszeit bekommen, und erst jetzt spüre ich, dass ich mich genau danach schon sehr lange gesehnt habe. Raus aus der Tretmühle, dem Kampf um gute Noten, mit denen ich meinem eigenen Anspruch gerecht werden will, dem Kampf um Anerkennung und Freundschaft, wobei ich stets mehr Niederlagen als Erfolge erziele: Allzu oft bleibe ich außen vor, abgelehnt, nicht gewollt. Zu *falsch*.

Mit jedem Tag in der Klinik verschwimmt die Erinnerung an mein altes Leben ein bisschen mehr, verwischen sich die Konturen, bis ein hässliches Gespenst übrig bleibt. Ich will nicht mehr so weitermachen müssen! Nicht, dass ich mich in der Klinik *wohl*fühle – ich komme mir immer noch ungerecht behandelt vor –, sie ist nur momentan das kleinere Übel. So lange, bis ich (vielleicht) wieder weiß, was ich eigentlich will?

Jetzt gibt es kaum noch einen Grund für mich, zu essen oder zuzunehmen. Meine Essstörung passt sich wie ein Chamäleon den neuen Umständen an. Morgens ein paar Bissen Brot, mittags zwei Gabeln Kartoffelbrei und abends nichts, oder aber ich stopfe alles in mich hinein, schleiche in die Stationsküche und plündere dort die Reste von den Tellern der anderen Kinder, schaufle mit bloßen Händen Nudeln und Geschnetzeltes (kalt) vom Mittagessen in meinen Mund, ungeachtet der Soßenflecken auf meinen Kleidern oder dem Fußboden. Dann gehe ich *kotzen*.

Auf das Stationsklo, das alle Kinder benutzen, traue ich mich nicht, auch wenn ohnehin alle Schwestern ahnen, dass ich erbreche. Ich benutze abwechselnd verschiedene Besucherklos im ganzen Haus. Ich kenne sehr rasch alle. Die Kinderklinik selbst ist ein mehrstöckiges Gebäude, das durch unterirdische Gänge mit dem Hauptklinikum verbunden ist. Ich liebe diese Gänge, auch wenn sie eigentlich nicht für Patienten gedacht sind. Bald kenne ich mich überall aus, weiß, welcher Weg dieses Labyrinths zum Labor, zur Küche und zur physikalischen Abteilung führt. Die Luft dort ist schwer, warm und feucht und riecht immer etwas nach Menthol. Ein Gang führt zu den Schwesternwohnheimen, zwei hässlichen, hohen Blöcken. Ganz oben gibt es dort ein Fenster mit breiter Fensterbank, dorthin schleiche ich mich nach dem abendlichen Erbrechen. Ich sitze da und sehe auf die Lichter der nächtlichen Stadt hinunter, auf die feine Schneedecke, auf die entlaubten Winterbäume. Ich denke nach, mich erfüllt eine unbestimmte Wehmut und Trauer, ich weiß nicht genau, woher sie rühren. Sicher ist es das Erbrechen, das mich traurig macht, im Gegensatz zum Hungern halte ich es für schädlich, und doch habe ich mittlerweile das Gefühl, nicht mehr darauf verzichten zu können. Auf das abendliche Ritual des Essens und Erbrechens, obwohl ich hier doch genauso gut hungern könnte, es kontrolliert ja keiner. Ich spüre eine Abhängigkeit vom Essen, vom Geschmack, die mich beunruhigt. Und dann fühle ich mich auch noch allein, in diesen Momenten fehlen mir mein Zuhause, meine Familie, die Freunde. Ich frage mich, warum ich das alles tue, was ist da in mir, das mich so handeln lässt? Ich finde es nicht heraus. Ich glaube, in diesen Augenblicken weiß ich, dass ich krank bin.

So spät ist niemand mehr hier unterwegs, und ich durchstreife im Dunkeln die Gänge, taste mich vor, ich habe keine Angst, die Finsternis umhüllt mich und gibt mir das Gefühl, in ihr verschwinden zu können, und das ist gut. Manchmal gehe ich auch nach draußen, in den dunklen Garten. Ich ziehe die Schuhe aus und laufe barfuß durch den Schnee, bis es schmerzt. Ich halte meinen Kopf unter den Wasserhahn im Vorraum des Klos, in dem ich gerade gekotzt habe, renne mit nassen Haaren über die schneebedeckte Wiese, ziehe Schuhe und Pullover aus, werfe mich im T-Shirt auf den Boden und starre zu den Sternen empor. Ich will Gott, wenn es ihn gibt, herausfordern. Bin ich wirklich so krank und infektgefährdet wie alle sagen, dann bitte, dann muss ich jetzt wohl eine Lungenentzündung kriegen!

Im Nachhinein denke ich, dass ich das tue, um mich überhaupt noch zu spüren, in irgendeiner Form, weil ich vollkommen aufgehört habe, mich wahrzunehmen.

Ich liege dort, bis meine Haare gefroren sind und das T-Shirt nass und kalt ist vom Schnee. Krank werde ich nicht, nicht ein einziges Mal, nicht einmal einen Schnupfen bekomme ich. In mir ist ein Sehnen, eine immense Sehnsucht nach *etwas,* ich weiß nicht was, aber es ist so groß und stark, dass es weh tut.

Meine Eltern besuchen mich in dieser Zeit nahezu täglich. Entweder fährt mein Vater in seiner knappen Mittagspause her, oder meine Mutter kommt am späten Vormittag nach dem Einkaufen. Für mich sind diese Besuche wichtig, wir gehen in ein Café in der

Stadt, ich komme mal *raus* aus dem Krankenhaus, kann mit jemandem reden. Gleichzeitig nehme ich es als selbstverständlich hin, dass sie kommen, ja, ich glaube sogar, ein Recht darauf zu haben. Schließlich bin ich ihre Tochter, die angeblich ach so krank ist, und schließlich sind sie es, die mich überhaupt erst in eine Klinik abgeschoben haben. Ich bin reizbar, fordernd, ungerecht und gemein. Wenn sie sich verspäten, beginne ich zu toben und bin beleidigt, ich mache ihnen Vorwürfe, dass sie mich hier abstellen und allein lassen. Ich weiß, das trifft sie. Ich bestimme, in welches Café wir gehen und worüber ich reden will und worüber nicht. Kleinigkeiten bringen mich aus der Fassung, und ich terrorisiere sie, um meinen Willen zu bekommen.

Meine Eltern bringen mir einige Lebensmittel mit, die mir Sicherheit vermitteln und auf die ich nicht verzichten zu können glaube. Sie tun es widerwillig, aber sie tun es. Am wichtigsten sind mir dabei Äpfel. Sie stehen auf oberster Stelle meiner «Erlaubt-Liste». Mit Äpfeln fühle ich mich sicher. Wenn ich etwa vorhabe, das Mittagessen ganz ausfallen zu lassen, so kann ich das gut durchhalten, wenn ich mir immer wieder sage, dass ich später dafür einen wunderbaren, süßen Apfel essen darf. Dann kann ich aller Versuchung richtiger Nahrung widerstehen.

Einmal vergisst meine Mutter, mir neue Äpfel mitzubringen. Ich habe aber darauf gewartet und bin erschrocken und wütend. Ich verlange, dass sie sofort losfährt und mir welche kauft. Sie will nicht, ist müde und erschöpft. Sie möchte sich mit mir ins Klinikcafé setzen und etwas trinken. Ich schreie. Ich beschimpfe sie. Ich schweige. Sie setzt sich ins Auto und kauft mir ein Kilo Äpfel. Dann fährt sie nach Hause. Ich weiß, dass sie sauer ist, aber das nehme ich in Kauf. Hauptsache ich habe die Äpfel.

Ich glaube, ich habe nie wirklich begriffen, was diese Zeit für meine Familie bedeutete. Ich kam nicht auf den Gedanken, die Situation aus einer anderen Perspektive als meiner eigenen zu sehen: der des alleingelassenen, abgeschobenen Kindes. Ich war unglücklich im Krankenhaus und unglücklich mit mir selber. Von jetzt auf gleich hatte sich mein Leben komplett verändert, hatte man mir den Status «schwer krank» verpasst und mich in diese fremde, sterile Umgebung gesteckt. Was sich um mich herum und in mir abspielte, verwirrte und beunruhigte mich. Warum konnte ich nicht einfach aufhören mit dem, was doch nur ein Spiel sein sollte, und in die Welt zurückkehren, aus der ich vor sechs Monaten verschwunden war? Warum hielt ich so krampfhaft daran fest, auch jetzt noch, da ich zunehmend die negativen Konsequenzen zu spüren bekam? Warum war eine ausgelassene Mahlzeit für mich ein solcher Triumph, warum erniedrigte ich mich allabendlich durch das Erbrechen? Wieso hatten die Zahlen auf der Waage diese alles bestimmende Bedeutung? Ich verspürte in mir eine unglaubliche Sehnsucht, ohne zu wissen, wonach, denn gleichzeitig musste ich feststellen, dass ich das Gefühl für mich selber nahezu vollkommen verloren hatte. Ich wusste nicht, was ich wollte, wohin ich wollte, was mir guttat, was richtig oder falsch war. Und in all dieser Verwirrung hielt ich mich an dem fest, was mir noch am vertrautesten war: der Essstörung. Obwohl mir klar war, dass meine Eltern sich große Sorgen machten, glaubte ich dennoch, dass sie es besser hätten als ich, schließlich waren sie *zu Hause,* in ihrem gewohnten und vertrauten Umfeld. Ich ahnte nicht, dass ein Familienleben im eigentlichen Sinn zum damaligen Zeitpunkt gar nicht mehr stattfand.

Von dem Zeitpunkt an, da die Diagnose «Anorexia Nervosa vom purging type» offiziell war, begannen meine Eltern alles zu lesen, was sie über Essstörungen finden konnten, sie lasen Fachbücher und Romane, Ratgeber und Zeitungsartikel. Es war eine ihnen bis dato unbekannte Materie, in die sie sich nun Stück für Stück hineinzuarbeiten versuchten, um herauszufinden, was mit mir los war und wie man mir helfen konnte. Was sie in der Literatur fanden, erschreckte und verunsicherte sie, traf sie bis ins Mark und warf eine Frage auf, so groß und schwer, dass jeder Gedanke daran weh tut: die Frage nach der Schuld.

Immer wieder ist es die Familie, sind es die Eltern, besonders die Mütter, auf die dort der Zeigefinger anklagend gerichtet wird und die mit ihren essgestörten Kindern über einen Kamm geschoren werden: «*Die Mütter essgestörter Töchter sind gluckenhaft-dominant und die Väter sind leistungsbezogen und emotionskalt …*» Stereotype Behauptungen, die auch von zahlreichen Therapeuten weitergegeben werden. Ich frage mich, ob Ärzte und Therapeuten sich und ihrer Macht ihres Einflusses immer so bewusst sind, wie es ihrer Verantwortung obläge. Menschen, die lieben und die Angst um einen ihnen nahestehenden Menschen haben, sind stets empfänglich für Anschuldigungen und Kritik, weil es ein zutiefst menschlicher Zug ist, dann, wenn wir etwas nicht verstehen, auch unser eigenes Verhalten zu hinterfragen. Und niemand begreift, warum sein Kind aufhört zu essen oder warum es kotzt. Für Eltern ist es da nur naheliegend, sich zu fragen, was sie falsch gemacht haben, warum gerade ihr Kind krank geworden ist. Diese Bereitschaft auszunutzen und auf simpelste Art Schuld zuzuweisen ist nicht nur unfair, sondern sogar schädlich, und zwar für eine ganze Familie. Es besteht die Gefahr, alle Beteiligten in einem Prozess, den sie nicht durchschauen und der sie verunsichert, so sehr aus den vertrauten Mustern und Abläufen herauszureißen, dass erst recht pathologische und gestörte Familiensysteme das Resultat sind.

Ich leugne nicht, dass es krankmachende Familienstrukturen *gibt*, und dass es wichtig ist, diese zu erkennen und deren Opfer zu schützen. Jeder Mensch macht Fehler, auch Eltern, die nur das Beste für ihre Kinder wollen, auch Kinder, die ihre Eltern stolz machen wollen. Aber ich weigere mich zu glauben, dass bei all den magersüchtigen und bulimischen Kindern zu Hause identische oder nahezu identische Verhältnisse herrschen. Ich habe so viele Essgestörte kennengelernt, die jüngste war gerade einmal acht

Jahre alt, die älteste schon Mitte fünfzig, ich bin zahllosen Familien Betroffener begegnet, und sie alle waren so *verschieden*! Ich habe Mädchen getroffen, deren Eltern Alkoholiker oder gewalttätig waren, die misshandelt und missbraucht wurden, deren Eltern gestorben oder todkrank waren, kurz, Mädchen aus unleugbar «schwierigen Verhältnissen». Aber auch genauso viele Mädchen, deren Eltern liebevolle, geduldige und sehr reflektierte Menschen waren, und niemand hätte ihnen «dysfunktionale Familiendynamiken» unterstellt, hätten sie nicht ein krankes Kind. Manche Mädchen sind Einzelkinder, andere haben ein, zwei, vielleicht auch vier Geschwister. Manche haben junge Eltern, manche ältere, manche sind ausgesprochen wohlhabend, andere müssen aufs Geld schauen. Kann es sein, dass sich all diese Menschen im Grunde so sehr gleichen, dass auch ihre Familien sich gleichen? Geht das? Und wenn es wirklich die Familien sind, die maßgeblich zur Entstehung einer Essstörung beitragen: Wieso nimmt diese Erkrankung in den letzten Jahren ständig wachsende, ja fast epidemische Ausmaße an? Werden sich alle Familien immer ähnlicher, so schnell, innerhalb weniger Jahre? Und welche Rolle nehmen die Geschwister ein, Kinder, die in *derselben* Familie aufwachsen, mit *denselben* Eltern, und die *nicht* erkranken?

Die Beziehung zu meinen Eltern ist nicht perfekt. Sie war oft nicht einmal besonders gut. Es gibt ungefähr hundert Dinge, die mich an ihnen stören, und umgekehrt vermutlich genauso. Einiges davon hat sicherlich zur Entstehung meiner Essstörung beigetragen. Aber es sind eben nur Teilaspekte eines größeren Ganzen. Ebenso wie die Beziehung zu meiner Schwester, meine Freundschaft mit Jasmin und die bedrückende Angst, wieder verlassen zu werden, meine Krankheit mit favorisiert haben. Es muss viel geschehen, bis ein Mensch so verzweifelt ist, dass er sich nicht anders zu helfen weiß, als dass er glaubt und hofft, der Verzicht auf Nahrung sei eine tatsächliche Lösung und ein gangbarer Ausweg aus dem Dilemma seines Lebens, und dabei übersieht, dass dies eine lebensgefährliche Entscheidung ist.

Ich habe keine Ideallösung parat, auf welche Weise eine Therapie in und mit einer Familie, die ein essgestörtes Kind hat, ablaufen muss, um zum Ziel, zur Genesung zu führen. Wogegen ich mich verwehren möchte, sind Verallgemeinerungen, zu rasche Rückschlüsse, zu simple Zuweisungen von Verantwortlichkeiten, die sich *alle* teilen müssen. Wünschenswert wäre, dass jede einzelne Familie als das gesehen wird, was sie ist: ein einzigartiges System mit verschiedenen Mitspielern.

Natürlich zeigte sich auch das komplette Umfeld meiner Familie äußerst interessiert an meiner «Hungerkrankheit», die mich nun sogar bis ins Krankenhaus gebracht hatte. Meine ausgelaugten und erschöpften Eltern hatten nicht nur die Nachfragen unserer Verwandten und Freunde zu beantworten, sondern auch noch die Neugier sämtlicher flüchtiger Bekannter und Nachbarn zu stillen. Selbstverständlich waren ja alle nur *besorgt* – in der Provinz ist man eben froh über jede kleine Sensation …

Sehr schlimm muss diese Zeit auch für meine Schwester gewesen sein. Plötzlich war sie «überflüssig» und rangierte in ihrer Wichtigkeit innerhalb der Familie auf einem Platz weiter hinten. Meine Eltern sprachen ständig von mir, meiner Krankheit, der Vergangenheit und der Frage, was nun werden sollte. Auch wenn ich nicht anwesend war, bestimmte ich dennoch den Tagesablauf zuhause. Jeden zweiten Tag kam meine Schwester nach der Schule nun in ein leeres Haus zurück, weil meine Mutter bei mir war und mein Vater erst später kam. An den anderen Tagen war er es, der beim Mittagessen fehlte. Abends waren sie zwar alle beisammen, doch entweder sprach man nur über mich oder es herrschte bedrückendes Schweigen. Meine Eltern waren sich natürlich darüber im Klaren, dass auch ihre andere Tochter sie brauchte, und doch war sie die «Gesunde», die nun zugunsten der Kranken zurückstecken musste. Immerhin war meine Schwester schon zwölf als ich krank wurde – aber sie war auch *erst* zwölf. Wie ich war sie in einem warmen, hellen Zuhause aufgewachsen, in dem immer jemand für ihre Sorgen und Nöte da war, in dem der Alltag organisiert und gemeinschaftlich ablief. All das war nun erst einmal außer Funktion gesetzt.

Es gibt für ein Kind wohl kaum einen schlimmeren Schmerz als das Gefühl, den Gedanken, von den Menschen, die ihm am nächsten stehen und ihm am wichtigsten sind, nicht oder nicht mehr geliebt zu werden. Und meine Schwester fühlte sich jetzt ungeliebt. Für sie schien in der Familie plötzlich kein Platz mehr zu sein, ihre Sorgen und Probleme waren unwichtig im Vergleich zu mir und meiner Magersucht. Sie litt darunter, aber sie zeigte es nicht. Stattdessen panzerte sie sich mit übertriebener Coolness. Sie bekam Schwierigkeiten in der Schule, ihre Noten sackten ab, sie fehlte unentschuldigt, war unverschämt zu Lehrern und in Prügeleien verwickelt. Sie war wütend und empfand die Situation als extrem ungerecht, denn schließlich *konnte sie nichts dafür*, dass ich krank geworden war, aber sie musste genauso unter den Konsequenzen leiden!

Wir hatten nie ein inniges Verhältnis, aber in dieser Zeit wuchs in Nele eine Form des Zorns heran, der schließlich in Hass und Verachtung umschlug. Sie brachte diese Gefühle selten offen zum Ausdruck, sondern zog es vor, mir aus dem Weg zu gehen und mich zu ignorieren, aber dennoch war ihre Ablehnung in jedem der wenigen Worte und Blicke, die sie mir in den folgenden Jahren zukommen ließ, spürbar. Ich kann auch heute nicht mit Gewissheit sagen, ob alle Spuren davon mittlerweile verschwunden sind.

An Heiligabend werde ich auf eigenen Wunsch hin entlassen, ich habe den Klinikkoller! Entlassungsgewicht: 37,2 Kilogramm. Mein Vater holt mich am Vormittag ab, der Tannenbaum ist schon geschmückt, als wir ankommen. Es ist das erste Mal, dass ich nicht dabei geholfen habe. Dann sitzen wir vier am Tisch, trinken Tee und sind uns fremd. Meine Eltern wechseln sich damit ab, mir Plätzchen anzubieten: «Probier mal, die sind besonders lecker!»

«Das hier sind meine Favoriten.»

«Hier, diese Sorte habe ich dieses Jahr zum ersten Mal gebacken.»

Mein Mund wird ganz pappig vom vielen «Nein, danke»-Sagen. Eine merkwürdige Befangenheit und die Tatsache, dass Weihnachten ist, machen mich ungewohnt höflich.

In meinem eigenen Zimmer halte ich mich kaum auf, alles kommt mir so bedrückend und eng vor. Auf dem Schreibtisch liegen noch die Kochbücher, in denen ich zuletzt gelesen habe, und unter dem Bett steht die Waage.

Ich setze mich also ins Wohnzimmer und lasse mich vom emotionsgetränkten Feiertagsprogramm berieseln. Um 19 Uhr gibt es Essen, meine Mutter hat etwas gekocht, das «Russische Eier» heißt; ich schiebe das Arrangement mit der Gabel auf dem Teller hin und her und esse zwei Salatblätter. Dann gehen meine Mutter, Nele und ich nach oben, während mein Vater wie jedes Jahr die Bescherung herrichtet, die Kerzen am Baum anzündet und schließlich das Glöckchen läutet. Wir stehen im Wohnzimmer, singen mit weniger Inbrunst, aber genauso falsch wie sonst auch, Weihnachtslieder, Nele spielt Klavier. Dann umarmen wir uns und wünschen uns «Frohe Weihnachten!». Viele Päckchen liegen dieses Jahr für mich unter dem Tannenbaum, alles ist genau so, wie es sein soll: Die Kerzen brennen und verbreiten ein heimeliges, warmes Licht, es duftet leicht nach Tanne, der CD-Spieler spielt leise klassische Musik, und ich bin zu Hause bei meiner Familie. Alles ist so, wie ich es mir vorgestellt, wie ich es mir gewünscht habe. Und doch empfinde ich keine Freude. Genau dort, wo ein wohliges Glücksgefühl, Geborgenheit und Freude sitzen sollten, ist bei mir nur eine große, kalte Leere. Ich versuche mich zu freuen, versuche das Gefühl hervorzulocken, aber es gelingt mir nicht. Meine Mutter kommt zu mir, legt ihre Wange an meine.

«Freu dich doch, Annika!»

«Ich versuch's ja!!», sage ich leise, trotzig und sehr, sehr hilflos. Meine Weihnachtsgeschenke sind schön, sie gefallen mir, und ich kann sie gut gebrauchen, aber es ist keines darunter, das mir wirklich etwas bedeutet. Ich kann nicht sagen, was mir fehlt, aber mir ist klar geworden, dass ich etwas verloren habe. Und es ist ein Verlust, der schmerzt.

Es ist mehr als merkwürdig, wieder zu Hause zu sein. Das Haus und seine Bewohner scheinen mir fremd, und ich selber fühle mich eher wie ein Gast. Selbst an den Hund muss ich mich erst wieder gewöhnen, auch wenn er mich schwanzwedelnd und fröhlich hechelnd empfangen hat. In den ersten Tagen schleichen wir alle wie auf Glas umeinander herum, ein falsches Wort, und der dünne Boden unter unseren Füßen bekommt Sprünge. Mit meinen Eltern treffe ich Absprachen, wie es jetzt weitergehen soll. Nach einer Eingewöhnungszeit von einer Woche will ich wieder in die Schule gehen. Ich habe mich jedoch mittlerweile entschieden, die elfte Klasse auf jeden Fall zu wiederholen, so dass ich zwar eine Aufgabe habe, aber nicht den Druck, allen Stoff, den ich verpasst habe, aufzuholen. Ich werde alle vierzehn Tage zu einer Hausärztin gehen, die mich wiegen und mir Blut abnehmen wird. Nach einem Therapeuten werden wir gemeinsam suchen, ich kann in jedem Fall Probesitzungen arrangieren, um ihn kennenzulernen. Über das Essen sprechen wir nicht. Ich denke, meine Eltern hoffen vergleichsweise naiv, dass ich in meinem gewohnt-normalen Umfeld mit einer gewohnt-normalen Alltagsstruktur auch wieder zu (m)einem gewohnt-normalen Essverhalten zurückfinden werde. Denn: So schwer kann *essen* doch nicht sein!

Ich selbst vermeide es, über das Essen nachzudenken, was konkret bedeutet, dass ich mich weigere, mich damit auseinanderzusetzen, dass mein momentanes Essverhalten ein aktives Eingreifen meinerseits verlangt. Ich tue einfach so, als wäre es etwas, das sich ganz von allein abspielt und sich demzufolge auch von alleine ändern wird. *Jetzt hungere oder kotze ich, aber wenn ich eines Tages erwachen sollte und feststelle, dass das ganz und gar verkehrt ist, dann wird es wohl auch aufhören.* So oder so ähnlich stelle ich mir vor, dass meine Essstörung verschwindet. Ein typischer Denkfehler: «Erst müssen sich die Umstände ändern, erst muss es mir besser gehen, damit ich wieder anfangen kann zu essen!»

Bloß: Wie soll ich die Umstände verändern, wenn ich keine Kraft habe (und sie ändern sich niemals von ganz alleine!), und wie soll es mir besser gehen, wie soll ich wieder genug Energie für Freude und Lust haben, solange ich nicht esse?

Also scheint der Weg folgender zu sein: Wage das Risiko und iss, halte den Hass und den Ekel und die Übelkeit und die Wut, die Scham- und Schuldgefühle, das Vollsein und den dicken Bauch aus und erlebe, dass du wieder in der Lage bist zu *fühlen* und zu *agieren*, weil du *Kraft* hast!

Das ist ganz schön gemein, was? Man soll etwas Liebgewordenes, Vertrautes eintauschen gegen das große Grausen, nur weil am Ende *eventuell* eine Besserung in Aussicht steht!

Zu dem Zeitpunkt steht mir jedenfalls der Sinn nicht nach solchen Folterexperimenten, und darum bleibt auch vorerst alles, wie es ist. Ich beauftrage meine Mutter, mir alle möglichen Sorten von Diät- und Lightlebensmitteln zu kaufen und argumentiere damit, dass es mir leichter fällt, diese zu essen und auch bei mir zu behalten. Sie tut es, sie würde vermutlich alles tun, von dem ich behaupte, dass es mir hilft. Ich frühstücke jetzt also eine Scheibe «Knusperleicht» mit etwas Diät-Erdbeermarmelade und bin stolz auf mich: Solch ein ausgewogenes Frühstück zeugt doch von meinem Willen, wieder normal zu essen! Am gemeinsamen Mittagessen nehme ich nicht teil, stattdessen koche ich mir selber. Ich probiere Verschiedenstes aus, wobei es stets nur darum geht, so viel wie möglich essen zu dürfen und dabei so wenig wie möglich an Kalorien zu sich zu nehmen. Geschmack und Zusammensetzung sind vollkommen sekundär. Nach Streifzügen über Pilze, Rotkohl und Sauerkraut spezialisiere ich mich auf Salat. Mit Salat kann man nämlich sehr viel mehr anstellen, als der durchschnittliche Normalesser annimmt. Er lässt sich auf vielfältige und, zugegebenermaßen, auch ungewöhnliche Arten zubereiten: Man kann ihn in Streifen schneiden (ich bevorzuge den Eisbergsalat, der sehr fest ist) und in Ketchup oder Salz dippen. Man kann ihn, mehr oder weniger gewöhnlich, in eine Schüssel geben und mit Essig (kein Öl!!) und diversen Kräutern bestreuen. Und man kann ihn – kochen. In Wasser und nur etwas Brühe (enthält Fett) lässt man den kleingeschnittenen Kopf vor sich hin köcheln, bis aus dem erfrischenden Hellgrün ein stumpfes Braun geworden ist und die Blätter einem zähen Schleim ähneln. Dann ist er «gar», mit ungefähr acht verschiedenen Sorten Kräutern und Gewürzen bestreut, so dass auch wirklich jeder Geschmacksnerv betäubt wird, serviert man das Ergebnis auf einem Teller und ist überzeugt, selten ein so schmackhaftes Gericht mit so wenig **Kalorien** gegessen zu haben. Abends erbreche ich weiterhin, ich sitze mit den anderen am Tisch und esse Brotscheibe nach Brotscheibe und während wir später den Tisch gemeinsam abdecken, esse ich weiter. Meine Eltern oder auch Nele versuchen mich zu stoppen: «So, Schluss jetzt!» (mein Vater), «Meinst du nicht, dass es reicht?» (meine Mutter), «Jetzt hör auf zu fressen, verdammt noch mal!» (Nele). Ich schleiche mich in mein Zimmer, voll Scham und mit schlechtem Gewissen (*«Disziplinloses Schwein, du bist so widerwärtig, schau dich an, voller Krümel, du hässliche, fette Sau!!»*). Dort warten noch ein bis zwei Packungen Kekse auf meinen gierigen Mund, bevor ich mit einem zum Platzen vollen Magen aufs Klo wanke. Nach dem Erbrechen hasse ich mich mehr als zuvor und kneife und kratze mich, meistens am Bauch, lege mich vor den Fernseher und mache, bis ich ins Bett gehe, Gymnastik.

Irgendwann verliert ein hungernder Mensch den Bezug zur Realität. Er wird nicht wahnsinnig oder verrückt im klassischen Sinne, keiner von uns rennt bellend oder kreischend durch die Gegend und versucht, weiße Ratten zu fangen. Wir sind alle noch wunderbar in der Lage, uns im Alltag zurechtzufinden. Die meisten gehen, kurz bevor sie zusammenbrechen, noch zur Uni oder zur Arbeit, sie bringen hervorragende Leistungen, sie lächeln, es scheint ihnen gut zu gehen, sie kümmern sich um ihre Familien und den Haushalt, sie fliegen in Urlaub. Und unsere Umwelt nimmt uns das – aus Bequemlichkeitsgründen? Aus Unsicherheit? – ab. Sie glaubt uns in einer Welt, in der wir längst nicht mehr leben. Wir leben in unserer eigenen Welt, unserer Essstörungswelt. Wir versuchen, uns für dieselben Dinge zu interessieren wie die Menschen um uns herum, für Politik, Kultur, Partys, Reisen. Aber tatsächlich ist es uns *egal*, welchen Kinofilm man unbedingt gesehen haben muss! (Wir können uns unmöglich zwei Stunden am Stück konzentrieren, und wenn wir das Kino verlassen, erinnern wir uns schon nicht mehr an den Anfang des Films.) Unsere Gedanken drehen sich um viel schwerwiegendere Probleme: Wieso hatte ich heute auf der Waage 200 Gramm mehr als gestern, muss ich meine Kalorienration noch etwas heruntersetzen? Welchen Lightjoghurt esse ich in der Mittagspause: Banane (83 kcal), Kirsch (79 kcal) oder Erdbeere (85 kcal)? Was mache ich, wenn es im Supermarkt keinen frischen Salat mehr gibt?

Diese Fragen haben für uns die allergrößte Bedeutung. Um sie dreht sich unser Leben und unser langsames Sterben. Uns ist nicht einmal bewusst, dass unsere stundenlange Auseinandersetzung damit absurd sein könnte. So logisch wir in jedem anderen Bereich denken: Hier versagt unser Realitätssinn. So sind wir uns zum Beispiel relativ sicher, dass unser Körper der einzige ist, der keine oder kaum Nahrung braucht und der dennoch prima funktionieren kann und muss. Wir lesen auf der Waage, dass wir 38 Kilogramm wiegen, und wir wissen, dass Untergewicht ab einem

BMI von 18 beginnt. Unserer liegt bei 14,5, aber wir sind nicht krank – und erst recht nicht dünn. (Bei uns ist das anders ...!) Wir wissen, dass sich am Hintern für gewöhnlich *Fleisch* befindet und dass das Steißbein eigentlich nicht wie ein kleiner, knochiger Schwanz abstehen sollte. Wir müssen uns auf harten Stühlen ein Kissen unterlegen, aber wir sind uns sicher, dass wir ganz bestimmt nicht dünn sind! Und wir vergessen, wie es ist, nicht so zu denken.

Die meisten, wenn nicht alle Essgestörten, hören irgendwann einmal den Rat: **«ISS DOCH EINFACH GANZ NORMAL!»**

Das ist ein wunderbarer Vorschlag, nur hilft er uns nicht das Geringste. Wir haben keine Vorstellung mehr davon, was ein *gesunder Mensch* eigentlich so alles isst. Wir wissen es nicht! Bei gesunden Menschen reguliert sich der Hunger-Satt-Mechanismus von alleine. Sie essen tatsächlich dann, wenn sie Hunger verspüren oder zumindest Appetit. Sie hören auf, wenn ihr Magen signalisiert: «Ich bin voll, es reicht.» Manchmal essen sie auch noch ein bisschen mehr, vielleicht, weil es so gut schmeckt oder sie eingeladen sind. Aber in der Regel läuft die Nahrungsaufnahme nach diesem Prinzip ab. Natürlich gibt es auch bei Gesunden eine Vielzahl von Faktoren, die das Essen beeinflussen: Angebot (Farbe, Geruch, Aussehen), Stimmung (Traurigkeit, Müdigkeit, Ärger, Gereiztheit, Langeweile), Stress, Diätverhalten, Vegetarismus, Kultur (Verbote bestimmter Speisen aus religiösen Gründen, traditionelle Speisen in anderen Ländern). Aber im Idealfall isst der Mensch, wenn er Hunger hat, und hört auf, wenn er satt ist. Nahrung dient dazu, verbrauchte Energien wieder herzustellen und die Reserven des Körpers zu füllen. Wer viel verbraucht (Sportler, Schwangere, Schwerstarbeiter), muss viel essen. Wer mehr isst, als er verbraucht, nimmt zu. Der Körper speichert die überflüssige Energie für «Hungerzeiten», bloß, dass diese in den Industrienationen des 21. Jahrhunderts kaum noch auftreten dürften.

Es sei denn, man kreiert sie künstlich.

Wenn ein essgestörter Mensch sich dazu entschließt, etwas verändern zu wollen, die Krankheit aufgeben zu wollen, sieht er sich mit dem Problem konfrontiert, dass er buchstäblich verlernt hat, normal zu essen. Es ist wie bei anderen Süchten auch: Wir können nicht jederzeit damit aufhören, ganz und gar nicht. Unser Körper ist ebenso durcheinander wie unsere Psyche, wie unser Verhältnis zu Nahrung. Es ist nicht gelogen, wenn Magersüchtige argumentieren, sie könnten nicht so viel essen, weil ihr Magen «geschrumpft» sei. Wird der Magen über einen längeren Zeitraum an eine minimale Nahrungszufuhr gewöhnt, sinkt sein Aufnahmevolumen tatsächlich. Magersüchtige haben also nicht nur aus psychischen Gründen Schwierigkeiten, normal große Portionen zu sich zu nehmen. Nach Monaten oder Jahren des Hungerns bringt eine gesunde, vollwertige Ernährung den Körper zunächst einmal völlig durcheinander. Bauchschmerzen, Übelkeit, Verstopfung oder auch Durchfall sind die Folge. Bei Bulimikern ist das Magenvolumen dagegen gewachsen, der Magen hat sich ausgeweitet, um die immer größeren Nahrungsmengen aufnehmen zu können. Es gibt Bulimiker mit einem einigermaßen regelmäßigen Essverhalten, das von den unkontrollierten Essanfällen durchkreuzt wird; viele haben jedoch ebenso wie die Magersüchtigen jeglichen vernünftigen Bezug zu Nahrung und «gesunden» Mengen verloren. Unsere Mägen haben sich so sehr an das Erbrechen gewöhnt, dass es uns extrem schwerfällt, selbst kleine Mengen bei uns zu behalten. Wir leiden unter starkem Sodbrennen, Bauchkrämpfen, Verstopfung. Alle haben wir nach dem Essen ein schier unerträgliches Völlegefühl, weil weder die Anorektiker noch die Bulimiker es gewohnt sind, Nahrung im Magen zu haben und zu behalten. Diese körperlichen Folgeerscheinungen der Genesung tragen nicht gerade dazu bei, unsere Stimmung zu heben und uns diesen Weg leichten Herzens beschreiten zu lassen. *Wie, zum Teufel, soll es richtig sein zu* **essen**, *wenn ich davon Schmerzen bekomme? Als ich nichts gegessen bzw. erbrochen habe, ging es mir besser!* Und dann sind da noch unsere Psyche, unsere Einstellung zum Essen und zu uns selber, unsere immensen Ängste und Unsicherheiten, die uns mehr als zögern lassen, uns auf den Weg der Gesundung zu machen. Essgestörte sind schwierige PatientInnen. Sie boykottieren die Therapie, sie weigern sich, zuzunehmen und ihr krankhaftes Verhalten aufzugeben, sie tricksen und lügen, sie halten an ihrer Krankheit fest und verteidigen sie gegen Ärzte, Therapeuten und Familie. Es ist unglaublich ermüdend, mit erwachsenen Menschen, die so viel wiegen wie ein zehnjähriges Kind, über Atome von Brot, Butter, Fleisch zu diskutieren. Viele von uns sind überzeugt, nichts davon jemals gegessen, geschweige denn gemocht zu haben, ja, sie berichten, dass auch in ihrer Familie niemand «so etwas» isst: *«Ehrenwort! Ich habe noch* ***nie*** *Butter gegessen, bei uns zu Hause isst niemand Butter, ich kenne gar keinen Menschen, der* ***Butter*** *isst!» «Ich mag einfach keine Schokolade (Kekse, Eis, Kuchen, Zucker ...), habe ich noch nie gemocht, ehrlich!»*

Glaubt man uns, sind wir mit der Essstörung bzw. einem zügellosen Verlangen nach Salat und schwarzem Kaffee auf die Welt gekommen. Wir machen das nicht mit Absicht, nicht aus Bösartigkeit. Wir glauben selber daran! Wir sind überzeugt davon, dass uns trockenes Brot und Nudeln ohne Soße am besten schmecken. Wir glauben, dass ein Becher Joghurt eine vollständige Mahlzeit ist. Wir haben keine Ahnung, was oder wie viel wir essen sollten.

Daher ist es in einer Essstörungstherapie, ob ambulant oder stationär, unumgänglich, auch über das Essen zu sprechen! Man kann es nicht einfach ausklammern und darauf hoffen, dass, wenn die ursächlichen psychischen Blockaden behoben sind, sich das Essverhalten von ganz allein stabilisiert. Wie denn? Eine Essstörungstherapie ohne Regeln und Hilfen bezüglich des Essens ist einfach keine Essstörungstherapie.

Aber selbst wenn klar feststeht, wie das Essen laufen soll und muss, winden wir uns. Es leuchtet uns einfach nicht ein, warum sich unser Leben zum Positiven wenden soll, nur weil wir wieder essen (und fett werden …). Denn das Essen ist nicht unser eigentliches Problem (sofern wir uns überhaupt zu der Erkenntnis durchgerungen haben, dass es ein Problem gibt!). Unser Problem ist der Selbsthass, ist die permanente Traurigkeit, unser Gefühl der Unzulänglichkeit, unser übertriebener Leistungsanspruch. Und an all dem wird eine Mastkur ja wohl kaum etwas ändern! Am Ende sind wir hinterher nicht nur unglücklich, sondern richtig **fett** und unglücklich!

Natürlich ist Essen letztlich «nur» die Arbeit an einem Symptom. Aber ohne zu essen, kann es nicht funktionieren. Im besten Fall begleitet das eine das andere: Nahrung bedeutet Energie, und Energie ermöglicht Veränderung. Und Veränderung macht frei – frei für neue, andere Einstellungen, auch sich selbst gegenüber.

Dem ersten Schultag sehe ich mit gemischten Gefühlen entgegen. Zum einen fühle ich mich stolz und stark, da es keinem gelungen ist, mich zu mästen. Andererseits bin ich sehr unsicher, wie man mich nach so langer Zeit aufnehmen wird. Bescheid wissen sie alle, zumindest in meiner Klasse. Ich habe mich zur Offenheit durchgerungen, um Gerüchten zuvorzukommen, und so hat meine Klassenlehrerin gleich nach meinem «Verschwinden» ein paar Worte gesagt. Die Reaktionen waren meist freundlich, es kamen sogar einige Gute-Besserungs-Karten, dennoch bin ich unruhig und nervös. Mit Lina habe ich schon telefoniert, sie weiß, dass ich ab Montag wiederkomme. Wir haben uns während der ganzen letzten Wochen mehr oder weniger regelmäßig geschrieben, kurze Briefe über Bücher, Filme, gemeinsame Bekannte, sogar das Wetter. Beide scheinen wir nicht zu wissen, wie wir mit der Situation umgehen sollen.

Und so ist dieser erste Schultag für mich dann auch in vielerlei Hinsicht eine Enttäuschung. Nicht, dass ich einen roten Teppich und Blitzlichtgewitter erwartet hätte, aber dass *gar nichts* kommt, bestürzt und verwirrt mich dann doch.

Ich steige aus dem Bus. Ich gehe zu unserem gewohnten Treffpunkt, wo wir uns vor der Schule meist versammeln. Ich würge ein trockenes – betont lockeres – «Hallo» hervor.

Die Köpfe meiner «Freundinnen» heben sich. Überraschung? Erstaunen? Freude? Es lässt sich nicht bestimmen.

«Hallo.» So trocken wie meins, schlimmer als altes Knäckebrot.

Ihre Köpfe und ihre Aufmerksamkeit wenden sich dorthin zurück, wo sie vor meinem Erscheinen waren. Ende der Vorstellung. Was ist das – Unsicherheit?

Mag sein. Ich unterstelle ihnen ja auch gar keine Bösartigkeit. Aber die Situation war für mich kaum auszuhalten. Jeder kennt doch das Gefühl, nach einer langen Pause wieder irgendwohin zurückzukommen und auf eine eingeschworene Gruppe zu stoßen. Es ist das Gleiche an Schule, Uni oder Arbeitsplatz, bei Sportvereinen oder in Freundeskreisen, egal ob man aus Krankheits- oder anderen Gründen gefehlt hat. Es dauert eine Weile, bis sich das Gefühl des Fremdseins und Nichtdazugehörens legt, und bei mir legt es sich nicht. Ich bin und bleibe eine Fremde, mir selbst und den anderen gegenüber, in der Schule und zu Hause.

Das einzig wirklich Vertraute ist die Essstörung.

Mit der Zeit rutsche ich immer stärker von der Anorexie in die Bulimie. Habe ich anfangs nur das Abendessen erbrochen, erbreche ich bald auch das Mittagessen. Es ist schwer, sich mit matschigem Salat zu begnügen, während die Familie daneben Spaghetti Bolognese isst und der köstliche Duft um einen herum weht. Warum also nicht auch das Wohlschmeckendere essen und dann eben kotzen gehen? Bald steigern sich auch meine Mengen, ich belasse es nicht mehr bei einer normalen Portion, sobald ich in meinem Zimmer bin, stopfe ich noch so lange Kekse und Schokolade in mich hinein, bis ich mich kaum noch rühren kann und schwerfällig nach nebenan zum Klo torkele.

Es ist schwer, Außenstehenden das Wesen der Bulimie zu erklären. Für viele Menschen ist Erbrechen mit großem Ekel verbunden, mit Krankheit und Unwohlsein. Wir kennen es, wenn wir ein Magen-Darm-Virus haben, eine Lebensmittelvergiftung oder zuviel Alkohol getrunken. Diesen stechenden Druck auf dem Magen, den säuerlichen Geschmack im Mund, dann der plötzliche Ruck, die Kontraktion der Muskeln, man windet sich im Krampf, der Mageninhalt schießt in Speiseröhre und Mund, es brennt, man bricht und bricht und würgt, bis der Anfall vorüber ist. Zurück bleibt der abstoßende, spezifische Geschmack und Geruch von Erbrochenem.

Deshalb will ich eines klarstellen: Kotzen macht keinen Spaß! Niemandem. Auch nicht der Bulimikerin, die sich bis zu zehnmal täglich über die Kloschüssel hängt, und das schon seit Jahren.

Es ist der Preis, den wir zahlen müssen.

Denn entgegen der Annahme mancher Menschen geht es uns nicht um das Erbrechen, es geht uns um das *Essen.*

Die Bulimie ist in dieser Hinsicht das genaue Gegenteil der Magersucht. Wie diese Verzicht und Askese verkörpert, ist die Bulimie unstillbares Verlangen, grenzenlose Gier, Lust. Wo sich die Magersucht diszipliniert, bricht die Bulimie aus, überschreitet Grenzen und hebt Kontrollen auf.

Das Essen an sich nehmen wir zunächst als einen regelrecht ekstatischen Zustand wahr, es ist besser als Erfolg im Beruf, besser als ein Abend mit Freunden, besser als gute Musik und besser als Sex. Es ist alles. Wir nehmen uns, was wir uns sonst versagen, und wir nehmen es uns doppelt und dreifach. Mit jedem Bissen trösten und streicheln wir unser geknechtetes Selbst, vergelten Verletzungen und Enttäuschungen, Zurückweisung und Einsamkeit, wer braucht andere Menschen, wenn er *essen kann?*

Je voller jedoch unser Magen wird, je näher das unausweichliche Ende und der Gang aufs Klo rücken, desto mehr wandelt sich auch die Funktion des Essens. Unsere Bedürfnisse, unsere Triebe sind mehr als gestillt, jeder Bissen wird nun zur Strafe, zum Ausdruck von Wut und Selbsthass. *Ja, friss dich nur voll, du un-*

diszipliniertes Stück Scheiße, schau dich an, wie du aussiehst, vollgekrümelt und verschmiert, mit hochroten Wangen und hervorquellendem Bauch, das ist dein wahres Ich, disziplinlos, verrucht, abstoßend!!

Es gibt kein Entrinnen vor dem finalen Akt. Er ist entwürdigend, ekelerregend und unsagbar anstrengend. Aber wir tun es. Jedes Mal. Denn wir können es nicht ertragen, dass all die Hunderte von Kalorien in uns bleiben und das zerstören, was uns das Wichtigste ist: unsere Schlankheit.

Im Laufe der Zeit perfektionieren die meisten von uns ihre Erbrechenstechnik, so dass sie in der Lage sind, das Ganze rasch, leise und oft auch ohne Zuhilfenahme von Fingern oder anderen Gegenständen zu erledigen. Hinterher fühlen wir uns gedemütigt, hassenswert, wir sind Versager mit einem abscheulichen Geheimnis, wir tun das *Unsagbare*, wir sind gierig und unmäßig. Dabei geben wir uns alle Mühe, in der Öffentlichkeit ein anderes Bild von uns zu präsentieren. Solange andere Menschen um uns herum sind, reißen wir uns zusammen, wir sind unterhaltsame, toughe und erfolgsbewusste Frauen, die beim Mittagessen einen kleinen gemischten Salat und ein Evian mit Zitrone bestellen. Niemand ahnt den Abgrund, der sich in uns auftut, und wir tun gut daran, ihn nicht zu zeigen. Denn im Gegensatz zur Magersucht stößt die Bulimie nur selten auf Verständnis und weitaus häufiger auf offene Abscheu. *Sich mit Essen vollstopfen bis man erbrechen muss? Wie kann man nur!*

Viele Menschen haben Erfahrung mit Diäten und dem Wunsch abzunehmen, die Selbstdisziplin und das Durchhaltevermögen, das dieses Vorhaben erfordert, sind bekannt. Daher ist es kaum verwunderlich, dass Magersüchtige neben einer gewissen Unsicherheit und Verständnislosigkeit auch Bewunderung und Respekt hervorrufen. Sie haben es schließlich geschafft, haben alle Vorstellungen von Diäthalten noch übertroffen und ausgereizt. Ihre Fähigkeit, sich selbst nahezu alle Bedürfnisse zu versagen und den eigenen Körper aufs Übelste zu kasteien, wird somit zu etwas Positivem, Nachahmenswertem.

Dagegen gilt die Bulimikerin als ein Mensch, der sich nicht im Griff hat, der fleischlichen Bedürfnissen ungehemmt nachgeht, der zügellos und unstet ist. Wir neigen nun einmal dazu, andere Menschen in Schubladen zu stecken, damit unser eigenes Weltbild einfach und überschaubar bleibt.

Dabei ist die Bulimie nicht die Konsequenz von *zu wenig Kontrolle*, sie ist vielmehr die Konsequenz von *zu viel* Kontrolle. Eine Tatsache, die auch viele Bulimiker erst einmal begreifen müssen.

Ein bulimischer Mensch beschäftigt sich ebenso wie ein magersüchtiger den Großteil des Tages gedanklich mit dem Essen. Es geht darum, was, wann und in welcher Form gegessen werden darf. Auch bei der Bulimie steht der Aspekt einer kalorienarmen Ernährung im Vordergrund. Das Ziel ist ein schlanker, schöner und wohlgeformter Körper. Wenn die Bulimikerin auch nicht zwangsläufig so weit geht, sich unter das gängige Schlankheitsideal zu hungern, so hat auch sie eine verzerrte Wahrnehmung ihrer selbst und ihres Körpers. Die Körper essgestörter Frauen sind nie *richtig*, sie sind immer zu dick, zu unförmig, unproportional und hässlich. Jedenfalls in *unseren* Augen. Wir stimmen niemals, egal, was man uns sagt. «Reine» Bulimikerinnen sind in der Tat oft schlank, ihr Gewicht entspricht dem allgemeinen Ideal. Zufrieden sind auch sie jedoch nie. Sie fühlen sich unwohl und unattraktiv, versuchen, den vermeintlichen Makeln mit extrem viel Sport und kontrolliertem Essverhalten zu begegnen. Ein aussichtsloses Unterfangen für eine Essgestörte. Weil man ihrem Körper aber nicht so deutlich wie dem einer Magersüchtigen die Krankheit ansieht, ist die Bulimie ein Produkt der Heimlichkeit, sie entsteht im Verborgenen und wird im Verborgenen ausgelebt. Von der Umwelt werden bulimische Frauen häufig als erfolgreiche, intelligente und selbstbewusste Menschen erlebt – eine Wahrnehmung, die in krasser Diskrepanz zu deren eigenem Erleben steht. Viele dieser Frauen haben das Gefühl, eine Rolle spielen zu müssen, um ihre Ziele zu erreichen, und die Bulimie gibt ihnen die Möglichkeit, aus diesem engen Korsett kurzzeitig auszubrechen. Es verwundert nicht, dass Bulimikerinnen, die sich «outen», oft völlig verblüffte Reaktionen ernten: «Ausgerechnet *Du?* Von dir hätte ich das ja nie erwartet ..., du hast das doch gar nicht nötig!»

Wer hat eine Essstörung nötig?

Uns allen ist gemein, dass wir der absoluten Überzeugung sind, *nicht zu genügen.* Die Essstörung, in welcher Form sie auch auftreten mag, ist nur das Ergebnis unseres tiefverwurzelten Selbstzweifels. Wir projizieren diesen Zweifel auf unsere Körper, aber er geht weiter, noch viel, viel weiter. Wir halten uns für dumm, unzulänglich, unfähig, uninteressant, ungeschickt ..., die Liste ist lang. Indem wir unsere Körper kontrollieren, haben wir das Gefühl, nicht völlig hilflos zu sein, es gibt etwas in unserem Leben, das uns untersteht.

Magersucht und Bulimie sind beides Formen extremer Kontrolle, mit dem Unterschied, dass Bulimikerinnen diese Kontrolle weniger lang aufrecht erhalten können als Magersüchtige. Die ständigen Verbote und die andauernde Kasteiung der eigenen Bedürfnisse führen letztlich zu dem totalen *Verlust* der Kontrolle, was sich eben in einem Essanfall äußert. Wir unterdrücken aber nicht nur unsere Bedürfnisse nach Nahrung, wir unterdrücken auch unsere Ängste, die Hilflosigkeit, die Einsamkeit, die Sehnsucht nach Nähe, aus Furcht vor Abhängigkeit, den Wunsch, schwach sein zu dürfen und Fehler zu haben. Wir sind davon überzeugt, nur dann liebenswert zu sein, wenn wir *perfekt* sind.

Wie wird man perfekt?

Indem man alles unterdrückt, was unserer Meinung nach *unperfekt,* nicht liebenswürdig ist. Unsere vermeintliche Perfektion hat kaum noch etwas mit dem Menschen zu tun, der wir sind. Sie ist ein Produkt aus Konventionen, Normen und Ansprüchen.

Und sie ist so kalt, dass es uns bis ins Mark friert, und wir suchen die Lebendigkeit des Erlebens und finden sie in der Bulimie.

Rein physisch gesehen, sind Essanfälle die logische Konsequenz von Unter- oder Mangelernährung. Was wir uns verbieten, darauf bekommen wir besondere Lust.

Als psychische Komponente kommt hinzu, dass wir mit dem Essen negative Gefühle ausblenden und überdecken können und dass es eine hervorragende Methode ist, um Anspannung abzubauen – zumindest kurzfristig. So lange nämlich, bis wir uns mit überfülltem Magen in Richtung Toilette schieben, um dort unser flüchtiges Glück der letzten anderthalb Stunden hervorzuwürgen. Wir brechen und würgen, bis uns der Schweiß auf der Stirn steht, wir trinken immer wieder Wasser nach, bis es klar aus uns herausläuft. Das Erbrechen erfüllt in diesem Moment verschiedene Funktionen: Zum einen ist es der Versuch, den Essanfall ungeschehen zu machen, es ist eine Art Katharsis, innerer Reinigung, aber es ist zum anderen auch Bestrafung und Ausdruck unseres Selbsthasses. Hinterher sind wir zu Tode erschöpft und unglücklich, weil wir «es» wieder getan, weil wir wieder versagt haben.

Während sich eine Magersüchtige ganz gut selbst belügen kann, indem sie sagt, sie sei doch gar nicht krank und es seien die anderen, die eine verzerrte Wahrnehmung haben, ist der Bulimikerin spätestens in dem Augenblick, da sie wieder verkehrt herum über der Kloschüssel hängt, definitiv klar, dass etwas *ganz und gar schiefläuft!*

Eine vorherrschende Empfindung in der Bulimie ist die Scham. Wer möchte schon gerne zugeben, wie hemmungslos und triebhaft er in Wahrheit ist? Wir schämen uns für uns und unser Tun, da wir in unserer Selbstverachtung davon ausgehen, dass uns auch alle anderen Menschen, sollten sie von unserem Geheimnis erfahren, abstoßend und ekelerregend finden würden. Also schweigen wir und leiden hinter verschlossenen Türen.

Meine Mutter ist Meisterin darin, mir ihre Abscheu über mein «Treiben» spüren zu lassen. Sie tut es vornehmlich mit Blicken, die sie zu mir herüberschießt, während ich esse, Blicke, in denen ich Verachtung und Unverständnis lese. Sie lassen mich innerlich schrumpfen, Gesicht und Körper erglühen vor Verlegenheit.

«Wie kannst du nur *so viel* essen, Annika! Mir wird ja schon schlecht, wenn ich nur sehe, wie du dich vollstopfst! Mir tut es wirklich leid um die guten Lebensmittel!»

Meine Mutter ist eine schlanke, sehr schlanke Frau, die darauf besteht, sich zeitlebens immer nur «völlig normal» ernährt zu haben: «In meinem Bekanntenkreis bin ich tatsächlich die Einzige, die noch nie eine Diät gemacht hat!», «Ich war schon als Kind eine Bohnenstange!» usw.

Neben meiner schönen, überschlanken Mutter fühle ich mich immer wie ein dickes, fettes Trampeltier. Denn im Gegensatz zu ihr – «Wenn ich Stress habe, *vergesse* ich einfach zu essen!» – kann ich das Essen nicht vergessen. Ich denke in jeder wachen Minute daran, ich träume nachts davon. Und die Bulimie bringt nun mein wahres, verfressenes Ich zutage, das die Magersucht zu kaschieren versucht hat.

«Ich verstehe deine Bulimie einfach nicht, Annika. Das Hungern, gut, das konnte ich noch irgendwo nachvollziehen, genau wie den Wunsch, schlank zu sein. Aber so zu … zu *fressen*?» Während meine Mutter anfangs noch euphemistisch «spucken» oder wenigstens neutral «brechen» gesagt hat, benutzt sie jetzt «fressen» und «kotzen», zwei Worte, die sich voller Ekel förmlich ausspucken lassen. «Warum sollte ich es beschönigen? Es ist doch so: Du frisst und kotzt!»

Meine Scham ist bodenlos. Himmel, wie ich mich hasse!

Die Wochen vergehen. Meine Hausärztin ist eine nette Frau, die sich immer viel Zeit für mich nimmt. Meistens habe ich abends einen Termin und werde natürlich mit Kleidern gewogen. Mein

Gewicht bleibt in etwa stabil, ich nehme nicht ab, aber auch nicht zu.

Die Suche nach einem Therapeuten gestaltet sich schwierig, die allermeisten haben lange Wartelisten oder keine Erfahrung mit Essstörungen. Schließlich findet meine Mutter heraus, dass auch die psychosoziale Beratungsstelle für Kinder und Jugendliche therapeutische Gespräche mit Magersüchtigen und Bulimikern anbietet. Seither gehe ich einmal die Woche dorthin, die Therapeutin duze ich, insgesamt ist die Atmosphäre recht locker. Ich erzähle von der Schule oder meiner Familie, über das Essen reden wir nie.

Ständiges Erbrechen zehrt unglaublich an den Reserven, und mein Körper hat keine. Da ich außerhalb meiner Essanfälle nichts esse, nicht einmal ein zuckerfreies Hustenbonbon, als ich eine schlimme Erkältung habe, gibt es auch keine Möglichkeit, solche Reserven anzulegen. Meine Kräfte schwinden. Ich bin ständig müde und erschöpft. Dazu kommt die Kälte, obwohl es bereits Frühling ist.

Es gibt nichts Schlimmeres als das Frieren, wenn man untergewichtig ist. Vieles, sehr vieles ist schlimm, wenn man eine Essstörung hat, aber nichts reicht an das Frieren heran. Es lässt sich nicht mit normalem Frieren vergleichen, es ist ein Gefühl, das von innen heraus, aus den Knochen zu kommen scheint. Es lässt einen nicht los. Der Körper besitzt keinerlei Unterhautfettgewebe mehr, mit dessen Hilfe er Wärme speichern könnte. Das Ergebnis ist eine Kälte, die sich kaum beschreiben lässt. Wir tragen mehrere Schichten Kleidung, um ihr zu entkommen, was niemals gelingt. Jahrelang war meine ganz alltägliche Montur neben Unterwäsche eine Nylonstrumpfhose, darüber eine Leggins, dann eine Jeans. Obenrum trug ich zwei T-Shirts, ein langärmeliges Shirt und einen Wollpullover. An den Füßen hatte ich zwei bis drei Paar Wollsocken. Und das trug ich von Oktober bis Mai. Nicht, dass es außerordentlich viel genützt hätte: Die Kälte bahnt sich dennoch ihren Weg. Bei Minusgraden weinte ich bisweilen sogar deswegen. Ich stand in jeder freien Minute in der Schule an die Heizung geklammert, zu Hause trug ich dauernd eine Wärmflasche mit mir herum. Nachts schlief ich sogar mit zweien und unter zwei schweren Bettdecken. Meine Hände waren ständig dunkellila, meine Nase knallrot.

Auch das Kälte-Wärme-Empfinden ist bei Magersüchtigen deutlich gestört. So extrem wir die Kälte wahrnehmen, so verzögert reagieren wir auf Hitze. Wir trinken kochenden Tee, ohne zu realisieren, dass er uns den Gaumen verbrüht. Ich hatte mehrmals Brandblasen im Mund.

Wir lassen uns Badewasser in einer Temperatur ein, die unseren ausgekühlten Händen angenehm erscheint, und wenn wir dann mit dem ganzen Körper hineingleiten, halten wir die Luft an vor Schreck und Schmerz. Irgendwann habe ich mir aus diesem Grund ein Babythermometer gekauft und feststellen müssen, dass meine gefühlte «Idealtemperatur» zwischen 42 und 45 Grad lag. Ich habe Verbrennungen an den Oberschenkeln, die daher rühren, dass ich eine mit kochendem Wasser gefüllte Wärmflasche auf dem Schoß liegen hatte.

Im Juni geht es mir so schlecht, dass ich kaum noch zur Schule gehen kann. Ich liege während des Unterrichts auf meiner Bank, eingewickelt in einen übergroßen Wollpullover, und schlafe halb. Die Lehrer lassen mich in Ruhe, die Tatsache, dass ich nach wie vor deutlich sichtbar krank bin, verunsichert sie. Auch alle anderen lassen mich in Ruhe: meine Mitschüler, meine früheren Freunde und seit geraumer Zeit auch Lina.

Sie war mir ausgewichen, beinahe von Anfang an, da ich zurück war. Nein, sie habe keine Zeit, um mit mir in die Stadt oder ins Kino zu gehen. Nein, dieses Wochenende auch nicht.

Ich habe das akzeptiert, was sollte ich auch anderes tun?

Auf Menschen ist nie Verlass, sie kommen und gehen, wie es ihnen passt, und am Ende bist du der Idiot, weil du gehofft und vertraut hast.

Auch Jasmin meldet sich nicht, aber damit habe ich auch nicht gerechnet. Meine beste Freundin bleibt die Bulimarexie.

Irgendwann müssen meine Eltern einsehen, dass es so nicht weitergehen kann. Sie haben gehofft und gewartet, dass ich doch noch von alleine «die Kurve kriege», aber allmählich wird deutlich, dass das nicht der Fall ist. Ich bin nur noch ein dünnes, unglückliches Häufchen Elend. All ihre Versuche, zu mir durchzudringen, blocke ich ab: «*Lasst mich in Ruhe!*»

Sie schlagen mir vor, ein Instrument zu erlernen oder einen Kurs an der Volkshochschule zu belegen, sie «zwingen» mich, an Familienausflügen teilzunehmen, damit ich nicht nur zu Hause rumsitze. Aber ich bin müde und schwach und habe kein Interesse an irgendetwas, das nicht mit Essen zu tun hat.

Mein Gewicht nähert sich wieder 36 Kilogramm.

Etwa um diese Zeit hält eine Ärztin an einer Universität in unserer Nähe einen Vortrag über Anorexia Nervosa. Frau Dr. Czech ist eigentlich Oberärztin der nephrologischen Abteilung der Uni-Kinderklinik, behandelt dort jedoch seit Jahren auch immer wieder magersüchtige Mädchen. Meine Eltern fahren zu diesem Vortrag und sprechen anschließend mit ihr. Sie bietet ihnen an, ein Gespräch mit mir zu führen – jedoch nur, wenn ich das auch will.

Natürlich will ich nicht! Aber ich gehe trotzdem hin, meinen Eltern und dem Familienfrieden zuliebe. Die momentane Situation reibt uns alle auf. Nele bekommt in schöner Regelmäßigkeit Wutanfälle, weil kein Müsli, Nutella oder Toastbrot mehr da ist. Meine Mutter beschwert sich, dass sie Lebensmittel wie für einen Trupp Bauarbeiter heranschleppen muss: «Im Ernst, Annika: Du frisst uns noch mal arm!» Sie kann nicht mehr genau planen, weil sie nie weiß, welche Lebensmittel überhaupt noch vorhanden sind. «Wenn du deine Fressorgien schon abhalten musst, dann finanzier' sie dir gefälligst von deinem Taschengeld! Oder noch besser: Lass es gleich bleiben!»

Mein Vater, der Harmoniemensch, leidet unter der ständigen Spannung in der Familie: «Hör doch einfach auf zu brechen, Annika! So schwer kann das doch nicht sein! Jetzt setz dich mit uns an den Tisch, iss zwei Scheiben Brot mit Butter und Käse und sag dir: Das lass ich jetzt einfach mal drin!»

Die Hilflosigkeit und zunehmende Wut meiner Eltern auf der einen Seite, mein krankhaftes Zwangsverhalten auf der anderen führen immer öfter zu offenen und lautstarken Auseinandersetzungen. «Weißt du, dass es mich *unglaublich aggressiv macht,* dir beim Essen zuzusehen?», fragt meine Mutter mit bebender Stimme. «Oder wenn du gerade aus dem Bad kommst und ich ganz genau weiß, was du darin gemacht hast, oder wenn ich beim Putzen Spritzer finde oder wenn es nach Erbrochenem riecht! Ich habe es einfach satt, verstehst du, satt, dass andauernd Lebensmittel verschwinden, satt, dass wir niemanden mehr zum Essen einladen können, weil es eine Zumutung ist, mit dir am Tisch zu sitzen, ich habe es satt, dich dauernd damit zu entschuldigen, dass du krank bist! Hast du verstanden? Hörst du mir *überhaupt zu?*»

«Ja ...»

«Ja, ja, du sagst immer *ja*, aber du änderst nie etwas, es geht dir zum einen Ohr rein und zum anderen heraus, habe ich recht? In Wahrheit ist es dir doch *scheißegal,* wie es uns geht, was wir fühlen oder denken *interessiert* dich überhaupt nicht!! Die ganze Familie leidet unter dir, Nele, dein Vater und ich, aber das kümmert dich nicht! Ist es nicht so?! So ist es doch!! Hauptsache, du kannst ungestört weiter deine Fresserei praktizieren, alles andere ignorierst du völlig, sollen wir doch sehen, wo wir bleiben!!»

Nein, Mama, nein! Nein, so ist es nicht, ich weiß, was ich euch antue, dass ihr alle unter mir und meiner Essstörung leiden müsst, und bitte glaub mir: Es tut mir unendlich leid! Ich will das nicht, es reicht doch vollkommen, wenn *ich* leide, ich würde das alles so gerne von euch fernhalten! Meine Scham ist so unsagbar groß, ich schäme mich, weil ich so gefräßig bin und nicht damit aufhören kann, ich schäme mich, weil ich euch die Lebensmittel wegesse, und am meisten schäme ich mich, weil ich «es» tue, weil ich mich selber zum Erbrechen bringe! Ich bin ein schlechter Mensch, ich hasse mich dafür! Ich weiß, du kannst nicht verstehen, wie man so etwas tun kann, Erbrechen ist dir absolut zuwider, und es macht dich rasend, dass ich es tue. Mama, liebe, kleine Mama, es tut mir so unendlich leid! Bitte verzeih mir, ich will, dass es euch gut geht, dir und Papa und Nele, ich habe euch doch so lieb, ihr seid meine Familie, ich brauche euch doch! Bitte Mama, hass mich nicht, ich könnte es nicht ertragen, wenn du mich hasst!

«Nein ...»

«Nein? *Warum änderst du dann nichts?*»

Egal ob Magersucht oder Bulimie, ob Hungern oder Kotzen, ob eine viertel Scheibe Brot oder eine Alpenlandschaft Schokolade: Essstörungen verursachen im Zusammenleben mit anderen Menschen immer Konflikte, und je näher sich alle Beteiligten stehen, wie etwa innerhalb einer Familie, desto emotionsgeladener laufen diese ab. Unser Verhalten löst bei der Umwelt gleichermaßen Hilflosigkeit, Unverständnis, Angst und Sorge aus, aber auch Wut, Enttäuschung, Ärger und Ungeduld. Wir wissen das, wir *spüren und erleben* es, aber fühlen uns dennoch nicht im Stande, die Essstörung aufzugeben. Wir schämen uns für unsere doppelte Schwäche: die Schwäche, krank zu sein, und die Schwäche, nicht so zu funktionieren, dass das Familienleben wieder ins Lot kommt. Wir haben unglaubliche Schuldgefühle unserer Familie gegenüber, weil wir den Menschen, die uns am wichtigsten sind, Schmerz und Kummer zufügen. Wir halten uns für rücksichtslose Monster und hassen uns dafür umso mehr. Wir haben Angst, dass man sich von uns abwenden, uns nicht mehr lieben könnte, und betteln um Zuneigung. Auf den Gebieten, die die

Essstörung nicht betrifft, sind wir deshalb übereifrig und zuvorkommend, pflichtbewusst und umsichtig. Wir übernehmen unliebsame Aufgaben und Pflichten, um die anderen zu entlasten, wir machen Geschenke, als könnten wir uns so von unserer Schuld freikaufen. Vor nichts fürchten wir uns mehr als davor, verlassen zu werden.

Ich treffe Frau Dr. Czech in ihrem Arbeitszimmer, sie ist eine kleine Frau mittleren Alters mit rotbraunen Haaren, ihr Lächeln ist sympathisch.

«Hallo Annika, du bist also gekommen», stellt sie fest, nachdem sie mir die Hand gegeben hat.

«Ja, natürlich.»

«Na, so natürlich nun auch wieder nicht.»

«Ich hatte wohl kaum eine echte Wahl.»

«Oh doch, die hattest du schon. Und ich gehe mal davon aus, dass du freiwillig hier bist, und zwar, weil du dir etwas davon versprichst – wenn auch vielleicht etwas anderes als deine Eltern. Habt ihr einen Deal?»

«Wie meinen Sie das?»

«Eine Art Abmachung, einen Tauschhandel. Etwas, das du bekommst, wenn du dich auf ein Gespräch mit mir einlässt.»

«Etwa so was wie: Dann darfst du länger aufbleiben und noch fernsehen?» Ich lache verächtlich. «Aus dem Alter bin ich ja wohl raus.»

Frau Dr. Czech bleibt ernst. «Nein, eher so etwas wie: Wenn ich mit der Ärztin rede, lasst ihr mich mit eurem Gemecker über das Essen in Ruhe», sagt sie mit geneigtem Kopf und betrachtet mich ruhig.

«Pfff ....» Ich zucke die Achseln.

«Wie auch immer, Annika, ich will dich zu nichts zwingen oder überreden, davon haben wir beide nichts. Ich bin hier, weil mich deine Eltern um Rat gebeten haben und weil ich den Eindruck habe, dass sie sehr verzweifelt sind und nicht mehr weiterwissen. Und warum bist du hier?»

«Meine Eltern wollten es so.»

«Aha.»

Schweigen.

«Wie sieht dein Tag aus, Annika, was machst du so?»

«Zur Schule gehen, nach Hause kommen, lesen, fernsehen, schlafen.»

«Und was isst du?»

Ich sehe ihr direkt in die Augen. «Ich stopf mich voll und gehe anschließend aufs Klo.»

Sie verzieht keine Miene. «Behältst du gar nichts bei dir?»

«Nein.»

«Wie viel wiegst du?»

«Auf der Waage von meiner Ärztin 38,4 Kilogramm.»

«Und was wiegst du tatsächlich?»

Achselzucken.

«Stell dich mal hin. Hm, ich würde sagen, etwa 36 Kilogramm. Kannst du dich auf ein Bein stellen? Und ein paar Schritte hüpfen? Eine Kniebeuge machen, aber langsam und jetzt auch langsam wieder hoch kommen. Hmm. Du kannst dich wieder setzen.» Sie sieht mich an, ernst, aber nach wie vor freundlich.

«Du hast bereits motorische Störungen, hast du das selber schon gemerkt? Das ist eine Folge vom Untergewicht, und es gibt noch zahlreiche andere: Herzprobleme, niedriger Blutdruck, dadurch häufiger Schwindel, ständiges Frieren, Magenschmerzen und Sodbrennen vom Erbrechen, Stimmungsschwankungen, Lebensmüdigkeit ....»

«Ich weiß schon, das steht ja in jedem Ratgeber.»

«Ich will dir nur klarmachen, dass es kein Spiel ist, was du da treibst, sondern aus medizinischer Sicht sogar hochgefährlich. Vielleicht denkst du einfach mal darüber nach, genau wie über das Angebot, das ich dir jetzt mache: Ich könnte dir helfen. Auf meiner Station oder in einer anderen Klinik hier in der Stadt. Aber das setzt voraus, dass du es auch willst. Denk darüber nach, und wenn du magst, reden wir heute in einer Woche nochmal. Dann erzähle ich dir mehr, falls du das möchtest.»

Ich bin einigermaßen verwirrt nach dem Gespräch und froh, dass meine Eltern nicht nachbohren, wie es gelaufen ist.

Obwohl ich felsenfest beschlossen habe, in keine Klinik mehr zu gehen, sitze ich in der Woche darauf wieder bei Frau Dr. Czech. Ich weiß selber nicht so genau, warum. Natürlich hat sie recht, dass meine Eltern dadurch etwas besänftigt werden, aber sie selbst hat mich auch irgendwie beeindruckt.

«Hallo Annika.» Sie will wissen wie mein Tag war («Was hast du heute gegessen?»), dann sieht sie mich interessiert an.

«Du willst also, dass ich dir von meiner Station erzähle? Okay, es ist eigentlich eine nephrologische Abteilung, also für Nierenkranke. Weißt du, wir haben oft Kinder, die *richtig* schwer krank sind. Schon ganz Kleine müssen manchmal zu uns kommen. Aber es kommen eben auch immer wieder magersüchtige Mädchen, solche wie du, bei denen es zu Hause nicht mehr geht und die hier zunehmen und wieder essen lernen müssen. Manche bekommen eine Magensonde, aber in der Regel darf jede versuchen, ob sie es allein mit normalem Essen schafft. Ein Psychotherapeut betreut die Mädchen, er führt Gespräche – meist einmal täglich – und trifft mit ihnen Absprachen, was das Essen betrifft. Die Schwestern halten sich dann daran. Wenn wir den Eindruck haben, es geht aufwärts, dürfen die Mädchen auch mal ein Wochenende nach Hause, um auszuprobieren, wie es dort klappt. Wenn es gut läuft, entlassen wir sie bald, wenn es schiefgeht, bleiben sie noch eine Weile bei uns.»

Sie sieht mich an. «Nichts wird über deinen Kopf hinweg entschieden, Annika, wir treffen Abmachungen und halten uns dann daran, das Gleiche erwarten wir von den Patientinnen. Die Station ist auch sehr nett, und es gibt einen kleinen Balkon, auf dem man sitzen und lesen oder Karten spielen kann. Bloß, Annika – wir haben kaum die Möglichkeit, dich vom Erbrechen abzuhalten, wenn du es partout *willst!* Die Schwestern haben sehr viel zu tun, und wir können und wollen dich nicht dauernd kontrollieren. Das ist auch der Grund, warum ich dir eine andere Klinik vorschlagen möchte. Es ist eine Einrichtung speziell für junge Menschen, und das Personal dort hat sehr viel Erfahrung auf dem Gebiet der Essstörungen.» Sie sieht mich an. «Es handelt sich um die Kinder- und Jugendpsychiatrie.»

Sofort verliert sie sämtliche Sympathiepunkte. Okay, das war's, Gespräch beendet. Ich sage es ja, die Welt der Psychologen und Psychiater funktioniert nach eigenen Gesetzen, dort mögen Begriffe wie «Psychiatrie» so alltäglich sein wie E-mail oder Haustür, nicht aber da, wo ich herkomme. Da bedeutet das verrückt, irre, bekloppt.

Frau Dr. Czech bemerkt meine entsetzte Miene und fügt hinzu: «Es ist lang nicht so schlimm, wie es klingt. Im Allgemeinen haben die Menschen ein völlig falsches Bild von der Psychiatrie. Sie glauben, dass dort völlig verwahrloste Irre herumlaufen, die keinen einzigen klaren Gedanken fassen können, dass man ihnen Elektroschocks verpasst und sie einsperrt, um die Welt vor ihnen zu schützen. Die Wahrheit ist sehr viel harmloser: Die Psychiatrie ist nichts anderes als ein Krankenhaus, ein Teil der Universitätsklinik. Man versucht dort, Menschen zu helfen, die aus dem Gleichgewicht geraten sind und mit ihrem Leben nicht mehr zurechtkommen. Menschen, die vielleicht sehr Schlimmes erlebt haben und nicht mehr aufhören können, traurig zu sein, oder Menschen, die mit ihrem Alltag überfordert sind. Diese Menschen sind ebenso krank wie die Patienten, deren gebrochene Beine wir zusammenflicken. Es ist nur eine andere Art von Krankheit, aber noch lange nichts, weswegen man sich schämen müsste. Es ist im Gegenteil vollkommen normal und sogar ein Zeichen von Stärke, zu erkennen, dass man ein Problem hat, und sich dann Hilfe zu holen.»

Applaus, das war ja jetzt druckreif: «Wie überzeuge ich jemanden davon, dass er freiwillig in die Klapse geht – Handbuch für Psychologen.»

«Ich werde ganz sicher *nicht* in die Psychiatrie gehen.»

«Natürlich, Annika, zwingen kann dich niemand. Und wie gesagt – ich biete dir auch an, dich auf meiner Station aufzunehmen. Bloß halte ich das in deinem Fall nur für die zweitbeste Lösung. Ich denke, es würde dir guttun, unter Gleichaltrigen zu sein, in Kontakt zu kommen und auch deine sozialen Fertigkeiten zu trainieren. Das kann ich dir hier nicht bieten. Und die Ärzte und Betreuer dort kennen sich wirklich gut mit Essstörungen aus. Wahrscheinlich wärst du auch nicht die einzige Magersüchtige. Ich mache dir einen Vorschlag: Heute morgen habe ich mit der Oberärztin der einen Station dort gesprochen, sie hat für dieses Wochenende noch ein Bett frei. Ruf sie doch heute Abend einfach mal an, sie kann dir mehr erzählen und auch auf deine Ängste und Fragen eingehen. Dann kannst du dich ja immer noch entscheiden.» Sie reicht mir einen Zettel mit einem Namen und einer Telefonnummer. «Sie weiß, dass du eventuell anrufen wirst. Probier es einfach ab 18 Uhr mal.»

Hört hier eigentlich jemand, dass ich NEIN sage? Ich meine, Psychiatrie, was muss ich da noch groß überlegen?

Auch meine Eltern wirken zwiegespalten, als ich ihnen auf dem Weg zum Auto von dem Gespräch erzähle.

«Wir können ja mal vorbeifahren und uns das Haus wenigstens von außen ansehen», schlägt mein Vater vor.

Es ist ein schlankes, weißes Haus mit breiter Einfahrt und zu kleinen Fenstern. Wilder Wein rankt bis in den ersten Stock. Neben der Eingangstür aus Glas ist ein unauffälliges Schild angebracht: «Universitätsklinik, Abteilung für Psychiatrie und Psychotherapie im Kindes- und Jugendalter. Tagesklinik. Ambulanz. Stationen G1 und G2.»

Es ist unmöglich zu sagen, was hinter der Fassade vor sich geht oder nicht vor sich geht, ebenso wie ich von den umliegenden Häusern nicht sagen kann, ob deren Bewohner glücklich oder unglücklich sind.

Natürlich rufe ich am Abend die Nummer an. Die Ärztin heißt Frau Dr. Rehbein und hat eine heisere, rauchige Stimme. Sowie ich meinen Namen genannt habe, fängt sie an zu reden und ist auch nicht mehr zu bremsen. Sie erzählt mir, wie *nett* Ärzte und Therapeuten und natürlich die Betreuer sind, wie *schön gelegen* das Klinikum ist («Beste Wohnlage, viel Natur und verkehrsberuhigt»), wie *toll* die Stimmung und wie *herzlich* die Atmosphäre auf den Stationen ist, wie *vielen* Kindern sie schon helfen konnte, *besonders* Magersüchtigen, was für einen *traumhaften* Garten, nein, *Park* das Gebäude besitzt ... Frau Dr. Czech muss sich geirrt und mir eine falsche Telefonnummer gegeben haben: Hier handelt es sich ganz offenbar um die Leiterin eines Ferienlagers für glückliche Kinder.

«Weißt du was, du kommst morgen einfach mal mit deinen Eltern vorbei und siehst dir alles selber an. Und dann kannst du auch gleich hier bleiben, denn es *wird* dir gefallen!»

Also, entweder habe ich ein völlig falsches Bild von der Psychiatrie – vielleicht ist bei der Kinder- und Jugendpsychiatrie auch alles noch mal anders –, oder aber, die gute Frau bemüht sich angestrengt um gute PR. Ich tippe auf Letzteres, dennoch sitze ich am nächsten Morgen mit gepackter Reisetasche hinter meinen Eltern im Auto.

«Euch ist aber schon klar, dass ich definitiv nicht wieder in eine Klinik gehe – und schon gar nicht dorthin!»

«Jetzt warte doch mal ab, Annika, du sollst es dir doch nur einmal ansehen!»

«Dafür hätte ich die Tasche nicht packen müssen.»

«Jetzt sieh es doch einmal so: Vielleicht überzeugt es dich ja wider Erwarten doch, und dann hast du gleich einen freien Platz. Das ist doch ein Glück, dass gerade einer frei ist.»

Oh ja.

Die Stationen G1 und G2 liegen im Erdgeschoss über Eck zueinander. Sie haben große, mit Fingerfarben bemalte Glastüren, neben denen jeweils eine Klingel und der Hinweis «Bitte läuten» angebracht sind. Auf unser Signal hin nähert sich eine junge Frau auf dem Gang hinter der Tür, und dann kommt der erste, aber tiefe Schock: Sie zieht einen Schlüsselbund hervor und schließt die Eingangstür auf. Die Station ist verschlossen, es kommt niemand so leicht hinein, aber was noch viel schlimmer ist: Es kommt auch niemand so leicht heraus. Ein Gefängnis. Ein Alptraum. Ich bin nie in meinem Leben eingesperrt gewesen. Ich bin in einem Haus aufgewachsen, in dem Vertrauen die Basis ist, in dem es keine verschlossenen Türen gibt, weder in der Küche noch im Wohnzimmer oder im Schlafzimmer meiner Eltern. Wer allein und ungestört sein will, schließt eine Tür hinter sich, sei es im Bad oder dem eigenen Zimmer, das genügt, um den übrigen Familienmitgliedern zu signalisieren: «Stopp, bitte erst anklopfen!»

Und nun soll ich – eingesperrt werden? Einfach so? Falls ich Zweifel an meinem NEIN bezüglich der Kinder- und Jugendpsychiatrie gehabt habe, sind diese mit sofortiger Wirkung außer Kraft gesetzt.

«Hallo, ich bin Martina, eine Betreuerin.» Die junge, hochgewachsene Frau mit den kurzen, dunklen Haaren lächelt uns an.

«Und ich bin Elvira, Elvira Schuster», tönt eine tiefe, beinahe maskuline Stimme vom hinteren Teil des Ganges her. Eine Frau um die fünfzig nähert sich mit raschen, energischen Schritten. Sie ist klein und rundlich, trägt eine quietschorangene Leggins aus Polyester und darüber einen wildgemusterten Baumwollpullover. An einer dünnen Goldkette baumelt eine Brille auf ihren gewaltigen Busen herab.

Sie reicht uns nacheinander die Hand (mir zuerst), dann: «Ich mach mal die Schlossführung», und sie reißt die erste Zimmertür auf. «Hier wohnen unsere Hübschen, kein Luxusappartement, aber mit etwas Phantasie und Tesafilm kann man es sich hier drin gemütlich machen.»

Der Raum ist schmal und länglich, links und rechts stehen jeweils ein Bett, ein Regal, ein Tisch und ein Schrank. Funktional und anonym. Das rechte Bett ist offenbar belegt, eine karierte Tagesdecke liegt darüber, auf dem Regal stehen Bücher, und an der Wand hängen Postkarten.

«Und hier ist dein Reich!» Elvira strahlt. «Hast du schon den herrlichen Blick auf den Garten gesehen?»

Vor allem habe ich die Gitterstäbe vor dem Fenster gesehen, zwischen denen es in der Tat grün hindurchleuchtet.

«Lass dich nicht durch das Gitter irritieren, ich sage immer: Das ist nicht, damit niemand hinauskommt, sondern damit niemand hineinkommt! Schließlich sind wir hier im Erdgeschoss.» Ach so, klar.

Sie scheint fest davon auszugehen, dass ich bleibe. Und je mehr ich sehe, desto weniger will ich das. Trotzdem frage ich: «Wie lange bleibt man denn hier so im Durchschnitt?»

«Das ist ganz unterschiedlich, aber wenn ich dich so ansehe,» ihr Blick hat etwas Trauriges, als sie den Arm um mich legt, «ein halbes Jahr würde ich da schon rechnen. Und du hast es auch dringend nötig, Herzchen.»

Sie zeigt uns die restliche Station: das Bastelzimmer mit farbbeklecksten Tischen und Stühlen, den Aufenthaltsraum mit Sofa, Fernseher und einem Regal voller Gesellschaftsspiele, die Küche mit Essbereich und großer Tür zum Garten und die zwei Waschräume mit Toiletten für Jungen und Mädchen. Außerdem gibt es einen Pflegestützpunkt, in dem Medikamente und Verbandsmaterial verwahrt werden, ein Arztzimmer und einen Aufenthaltsraum für die Betreuer. Während sie uns durch die Räume führt, erzählt

Elvira vom Stationsleben. Momentan sind fünf Jugendliche – zufälligerweise alles Mädchen – im Alter zwischen elf und fünfzehn Jahren auf G 1. Jeder Jugendliche bekommt gleich zu Beginn einen «Bezugsbetreuer» zugeteilt, mit dem er alles bespricht, was ihm auf dem Herzen liegt. Aber natürlich kann man sich «auch immer an die anderen Betreuer wenden». Vormittags ist Schule, der Unterricht findet in der eigenen Klinikschule, die in einem Nebengebäude untergebracht ist, statt. Nachmittags gibt es dann verschiedene Aktivitäten, Trommelgruppe, Werken, Zirkus oder Sport. Donnerstagnachmittag und Sonntag ist den ganzen Tag über Besuchszeit, am Samstag ist «Markttag», da werden Ausflüge unternommen, etwa ins Kino gehen oder Minigolf spielen. Gegessen wird morgens, mittags und abends gemeinsam.

«Und zwar gibt es bei uns nicht diese Krankenhaustabletts für jeden, sondern wir stellen alles auf den Tisch und jeder nimmt sich, was er möchte, morgens gibt es Brot und Marmelade und Müsli und abends Aufschnitt. Mittags bekommen wir das Essen aus der Großküche, es kommt in Thermoswägen und wir füllen es dann in Schüsseln.» Sie wirft meinen Eltern einen Blick zu. «Wir wollen das Essen hier so unkompliziert und familiennah wie möglich gestalten.»

Es gibt alles, wie in einem ganz normalen Haushalt, auch für zwischendurch sind Obst, Joghurt und sogar Kekse und Schokolade vorhanden. Da *bin* ich aber froh.

Therapiestunden hat man natürlich auch, meistens einmal am Tag bei seinem Bezugstherapeuten.

«Herr Kruse ist sehr nett, du wirst ihn ja gleich kennenlernen, wenn er mit Frau Dr. Rehbein auf die Station kommt.»

Herr Kruse? Wenn es etwas gibt, was ich von Anfang an immer klargestellt habe, dann, dass ich nicht und auf keinen Fall mit einem männlichen Therapeuten arbeiten will. Ich kann mir einfach nicht vorstellen, einem Mann von meinen intimen Ängsten, Sorgen und Nöten zu erzählen, das will und werde ich nicht!

Meine Eltern kennen und respektieren diese Haltung, wenn mein Vater auch immer wieder einwendet: «Du kannst im Vorfeld doch gar nicht sagen, ob es funktioniert oder nicht, Annika, wenn du es nicht einmal ausprobiert hast. Es kommt doch auf den jeweiligen Menschen an!» Trotzdem.

Es sieht also sehr danach aus, dass ich in einer Stunde wieder mit meinen Eltern im Auto sitzen werde, auf dem Weg nach Hause. Was für eine Zeitverschwendung.

Elvira wirft einen Blick auf ihre Armbanduhr. «Gleich fünfzehn Uhr, sie müssten demnächst kommen. Am besten warten wir einfach vor dem Arztzimmer.»

Nach etwa zehn Minuten, verbracht in verlegenem Schweigen, wird vorne die Eingangstüre aufgeschlossen. Das Paar, das uns entgegen kommt, könnte gegensätzlicher kaum sein. Frau Dr. Rehbein ist eine sehr große und sehr dünne, beinahe hagere Person. In ihrem Gesicht sitzt eine enorme Hakennase, und ihre hartgeschnittenen Züge verleihen ihr etwas Verbissenes. Sie eilt mit weit ausholenden Schritten auf uns zu, während ihr capeartiges Oberteil und eine weite Stoffhose sie umflattern.

Herr Kruse ist klein und rund, bis auf einen schmalen Haarkranz hat er eine Glatze, dafür wächst ihm im Gesicht ein mächtiger grauer Vollbart. Er hat eindeutig Mühe, sich nicht abhängen zu lassen, und muss deshalb förmlich rennen. Zu einer dunkelgrünen Kordhose trägt er einen Wollpullover, der verdächtig nach selbstgestrickt aussieht. Vermutlich schmerzt es ihn, dass er bei der Arbeit keine Birkenstocksandalen tragen kann.

«Ahhhhh, Familie F.!» Frau Rehbein streckt uns ihre langfingrige, schmale Hand wie einen zum Kampf gezückten Dolch entgegen. Ihr Griff ist kurz und fast schmerzhaft fest.

«Dann wollen wir doch mal hineingehen», sie schließt die Türe auf und deutet auf eine bunt zusammengewürfelte Sitzgruppe in der Mitte des Raumes. «Bitte, setzen Sie sich, wohin sie wollen!»

Tja, da sind wir nun: meine Eltern, ich, Elvira, Herr Kruse und Frau Dr. Rehbein. Es besteht kein Zweifel daran, wer das Gespräch führen wird. Sie legt auch gleich los: «Eine *sehr gute* Entscheidung, dass sie sich an uns gewandt haben. Wie ich bereits von Frau Dr. Czech weiß, geht es um ihre Tochter hier, aber das ist ja ohnehin nicht zu übersehen.»

Was, dass ich in die Psychiatrie gehöre?

«Wir arbeiten hier auf G1 schon seit Jahren und sehr erfolgreich mit magersüchtigen oder kotzenden Kindern. Leider ist es ja oftmals so, dass die Familien sehr lange brauchen, ehe sie zu uns kommen, und stattdessen *zu Hause* in Eigenregie an der Erkrankung herumdoktern. Das kann natürlich nur schiefgehen! Schließlich sind die Eltern keine *Experten,* und bei einer Blinddarmentzündung geht man schließlich auch zum Arzt. Aber sobald es ich um etwas *Psychisches* handelt», sie verzieht missbilligend die schmalen Lippen, «haben die Leute eine Scheu oder bilden sich ein, es ebenso gut selber in den Griff zu kriegen. Vermutlich steckt da die Angst dahinter, wir Psychologen hätten Röntgenaugen und könnten in jeden Menschen hineinschauen.» Sie kichert kurz. Dann fixiert sie meine Eltern. «Oder aber die Eltern befürchten, dass *unangenehme Dinge* zutage kommen könnten und verhindern deshalb eine Therapie ihres Kindes!»

Ihr Tonfall hat etwas derart Theatralisches an sich, dass ich mir vorkomme wie in einer Nachmittagstalkshow. Meine Eltern fühlen sich ebenfalls unbehaglich.

«Aber wir sind ja nun hier», verweist meine Mutter, «und wir würden gerne etwas über Ihr Konzept erfahren, wie Sie beispielsweise die Ernährung handhaben und was geschieht, sollte Annika weiter abnehmen.»

«Konzept», Frau Dr. Rehbein schnaubt kurz. «Das ist auch wieder so eine weitverbreitete Ansicht der meisten Menschen: dass es für alles immer das gleiche *Konzept* geben muss, als ob man alles über einen Kamm scheren könne! Nein, wir arbeiten hier *individuell* und patienten- bzw. *familien*orientiert!»

«Aber es muss doch Richtlinien geben, an denen Sie sich orientieren?»

«Ja, selbstverständlich gibt es die», mischt sich nun Elvira ein. «Und Annika ist ja auch nicht unsere einzige Patientin mit Magersucht, augenblicklich sind noch zwei weitere Kandidatinnen hier.» Sie zwinkert mir zu. «Wir treffen mit den Mädchen Absprachen über ihre Essensmengen, und es ist auch bei jeder Mahlzeit ein Betreuer anwesend. Gewogen wird täglich, morgens nach dem Aufstehen, natürlich in Unterwäsche. Eine Gewichtszunahme von 500 bis 1000 Gramm pro Woche wird angestrebt.»

«Und wenn eine Patientin nun einfach nicht zunimmt?»

«Dann bekommt sie weniger Ausgang oder im schlimmsten Fall auch mal Bettruhe. Ja, und die Essensmenge wird natürlich erhöht. Außerdem geben wir hochkalorische Aufbaunahrung zu trinken, manchen Mädchen fällt das leichter als zu essen.»

«Legen Sie auch Magensonden zur künstlichen Ernährung?»

Jetzt mischt sich Frau Dr. Rehbein energisch wieder ein.

«Das ist in der Regel nicht nötig, wir haben da schon unsere eigenen Methoden, machen Sie sich keine Sorgen, ihre Tochter ist hier in den besten Händen. Sie haben ja gerade selber gehört, was Frau Schuster Ihnen erläutert hat.» Warum habe ich nur den Eindruck, dass die gute Frau gar nicht genau weiß, wie der Alltag auf G1 aussieht?

Jetzt wendet sie sich an mich: «Hast du schon ausgepackt?»

Wozu? «Nein.»

«Ah ja?»

«Nein, denn ich werde nicht hierbleiben.»

«Aha.» Sie ist kein bisschen aus dem Konzept gebracht.

«Nein, denn ich habe mit meinen Eltern vereinbart, dass ich mir die Station lediglich *ansehen* werde, nicht aber, dass ich hierbleibe. Was ich auch definitiv nicht vorhabe.»

«Und was *gefällt* dir nicht an unserer Station?»

«Die Tür ist abgeschlossen, es ist wie in einem Gefängnis! Für jeden Schritt müsste ich einen der Betreuer um Erlaubnis bitten, mein Tagesablauf wird total fremdbestimmt, und vor allem arbeite ich nicht mit einem Mann!»

«Iiiiiich bin das Problem?» Herr Kruse sieht mich aus wasserblauen Augen an wie ein verletztes Kind.

«Nun, Annika, ich denke, du hast etwas Entscheidendes übersehen.» Frau Dr. Rehbeins Stimme ist kühl und glatt. «Deine Eltern sind sorgeberechtigt und können darüber verfügen, wo du untergebracht wirst. Und ich kann mir nicht vorstellen, dass Eltern, denen ihr Kind *wirklich am Herzen liegt,* sich gegen das einzig Richtige, nämlich einen Klinikaufenthalt, entscheiden! Nicht, wenn ihnen bewusst ist», ihr Blick wandert zu meinen Eltern und saugt sich dort fest. «Nicht, wenn ihnen bewusst ist, dass ihr Kind *schwer krank* ist und dass jede weitere Verzögerung einer Behandlung *tödlich* sein kann! *Verantwortungsvolle* Eltern entscheiden sich deshalb für den richtigen Schritt, denn sie haben erkannt, dass *sie selbst* ihrem Kind *nicht* helfen können!» Du liebes bisschen.

Das Gespräch gerät nun mehr und mehr zu einem Schlagabtausch, ich beharre auf meiner Position, meine Eltern und Elvira reden auf mich ein, locken, trösten, argumentieren und schreien bisweilen, Frau Dr. Rehbein sitzt mit selbstzufriedener Miene auf ihrem Stuhl und verfolgt das Geschehen, während Herr Kruse völlig in sich versunken scheint und schweigt. Irgendwann breche ich in Tränen aus, ich bin müde und erschöpft, das alles hier überfordert mich allmählich. Schließlich gibt meine Mutter auf: «Gut. Ich habe Annika versprochen, wenn sie einen triftigen Grund hat, nicht hierbleiben zu wollen, nehmen wir sie wieder mit. Und ich weiß, dass sie von Anfang an immer gesagt hat, dass sie nicht mit einem Mann arbeiten will. Ich respektiere diesen Wunsch, und da Sie offensichtlich hier nur männliche Therapeuten auf G1 haben …» Sie zuckt die Achseln. «Nehmen wir dich wieder mit, wenn du darauf bestehst.»

Ihre Stimme klingt unsagbar müde und sie sieht auch so aus. Beide sehen sie so aus, meine Mutter und mein Vater, erschöpft und traurig vor Sorge, Angst und dem Bemühen, fair zu bleiben.

«Sieh deine Eltern doch mal an!», sagt Elvira leise. «Ich glaube, es würde euch allen guttun, wenn du erst einmal hierbleiben würdest. Du kannst ja erst einmal eine Art Probezeit vereinbaren, sagen wir, vierzehn Tage. Und wenn du dann immer noch denkst, es geht auf keinen Fall, na gut, aber dann hast du es wenigstens versucht.»

Ich bin müde. Mein Hals tut weh vom vielen Weinen, mein Gesicht ist verschwollen, mein Kopf pocht unangenehm, und ich bin hungrig. Es schmerzt mich, meine Eltern so abgekämpft zu erleben. Natürlich will ich, dass sie sich ausruhen und erholen können!

«Okay. Ich bleibe.»

Irgendwo ist auch alles egal. Psychiatrie oder nicht, ich will nur noch meine Ruhe.

Dann geht alles recht schnell, meine Eltern verabschieden sich, Frau Dr. Rehbein und der wieder erwachte Herr Kruse entschwinden von der Station, und ich bleibe einigermaßen verwirrt mit Elvira zurück. Sie nimmt mich in die Arme. «Kopf hoch, so furchtbar sind wir hier gar nicht, versprochen!»

Die anderen Jugendlichen kommen gegen siebzehn Uhr zurück, ich höre ihre Stimmen und Schritte auf dem Gang, Türen schlagen zu. Mich zieht es nicht nach draußen, ein Kennenlernen wird sich ohnehin nicht umgehen lassen. Immer noch weiß ich nicht so recht, was mich dann erwartet – und das beunruhigt mich.

Meine Kleider sind nun in den Schrank geräumt, auf dem Tisch liegen Block und Federmäppchen, und im Regal stehen meine Bücher, der Walkman und der Wecker, trotzdem sieht meine

Zimmerhälfte kahl und unpersönlich aus. Daran ändert auch die hellgelbe Tagesdecke nichts, die so auf dem Bett liegt, dass das eingenähte Etikett «Universitätsklinikum» deutlich sichtbar ist. Ich setze mich darauf, mit dem Rücken an die Wand, ziehe die Beine an den Körper und lege das Gesicht auf die Knie. Zum Glück lässt sich auch meine Zimmernachbarin noch nicht blicken.

Um 18 Uhr klopft es, und Elvira steckt den Kopf herein. «Kommst du, Annika, wir wollen essen.» Essen, ach ja.

Der Abendbrottisch ist draußen auf der überdachten Terrasse gedeckt. Die Luft ist warm und riecht nach Gras und Sommer. Fünf Jugendliche sitzen auf ihren Plätzen, dazwischen Martina und Elvira. Es könnte tatsächlich der Tisch einer ganz normalen Großfamilie sein: Teller mit Wurst und Käse, Butter, Margarine, Frischkäse, ein Brotkorb, eine Schale mit Karotten und Tomaten, zwei Flaschen Mineralwasser und eine Kanne kalter Früchtetee. Ich gebe fünfmal die Hand und höre fünf verschiedene Namen, die ich mir so rasch nicht merken kann. Beim Essen nimmt sich jeder was und so viel er will, es wird geredet, über den Nachmittag, die Schule, das bevorstehende Wochenende. Alles wirkt sehr friedlich und nicht im mindesten unnormal. Ich bin froh, dass mich niemand bedrängt, eine Scheibe Brot zu essen, und seziere stattdessen lieber eine Tomate in ihre Einzelteile. Anschließend steht ein Mädchen auf und beginnt, die Teller abzuräumen.

«Wir haben wechselnden Küchendienst», erklärt Martina. «Jede Woche ist ein anderer Jugendlicher an der Reihe. Drinnen neben dem Kühlschrank hängt eine Magnettafel mit den Namen. Außerdem gibt es noch den Blumendienst für die Pflanzen in den Gruppenräumen und den Bücherdienst, wenn sich jemand etwas zu lesen ausleihen möchte.»

Die anderen Mädchen verteilen sich im Garten und spielen Federball oder Tischtennis. Ich bleibe am Rand der Terrasse stehen, unsicher, ob ich sie überhaupt verlassen darf. Der Garten ist wunderschön. Eine weiche, sattgrüne Wiesenfläche wird von mehreren hohen Hecken umrahmt, links liegt ein großer Sandkasten, weiter unten stehen eine steinerne Tischtennisplatte und ein Basketballkorb. Am Ende der Wiese schließt sich ein kleiner Wald aus hohen, schlanken Laubbäumen und einigen gewaltigen Tannen an, so dass man die genaue Größe des Gartens nur erahnen kann. Es sind keine Motorengeräusche zu hören, und auch vor Blicken von außen ist man geschützt.

«Hier stand früher einmal das Diakonissenkrankenhaus», sagt Elvira, die neben mich getreten ist und sich eine Zigarette anzündet. «Aber im Zweiten Weltkrieg wurde das Gebäude so stark zerstört, dass die Schwestern der Diakonie umgezogen sind und hier ganz neu gebaut wurde. Später ist dann die Kinder- und Jugendpsychiatrie eingezogen, die zuvor neben der Kinderklinik war. Es ist alles funkelnagelneu, jedenfalls war es das vor vier Jahren, nur der Garten, das ist unser verwunschener Park, der stammt noch aus der Zeit um die Jahrhundertwende.» Sie inhaliert und stößt den Rauch aus. «Wir verbringen bei gutem Wetter so viel Zeit wie möglich hier draußen, es kann uns ja auch niemand zugucken. Wir sind also ganz unter uns. Ich könnte mir vorstellen, dass das auch was für dich ist, sich mit Liegestuhl, Decke und einem Buch hier in die Sonne zu legen und nur mal auszuspannen. Obwohl –», sie sieht mich forschend an, «es fällt dir wahrscheinlich schwer, dir etwas Gutes zu tun, was!»

Ich antworte nicht und starre in den Garten. Bei jedem anderen wäre ich wohl wütend geworden, hätte mich angegriffen gefühlt und etwas Heftiges entgegnet. Aber Elviras direkte Art hat, neben ihrer Burschikosität, eine so ehrliche Herzlichkeit, dass ich sie nicht vor den Kopf stoßen will.

«Ach Mädchen.» Sie murmelt mehr, als dass sie direkt zu mir spricht, während sie an ihrer Zigarette saugt. «Ach Mädchen. Ihr seid alles so liebe, tolle Menschen, was tut ihr euch nur an.»

Ich schweige weiter und beobachte das Federballspiel etwa fünf Meter vor uns.

«Ich bin morgen nicht da, aber übermorgen habe ich Mittagsdienst. Und da wir heute schon das Vergnügen miteinander hatten, gehe ich mal davon aus, dass ich auch deine Bezugsbetreuerin werde. Es sei denn, du hast jetzt was dagegen, nachdem ich heute Mittag so an dich hingeredet habe!»

«Nein. Nein, schon okay.»

Sie drückt ihre Kippe im Aschenbecher aus und mustert mich mit ihren dunklen, wachen Augen. «Mir ist schon klar, dass du heute nur deinen Eltern zuliebe hiergeblieben bist, aber, Kind, gib dir diese vierzehn Tage, wenigstens die. Nicht für uns oder für Frau Dr. Rehbein oder deine Eltern. Für dich. Ich glaube, es würde dir verdammt guttun, mal wieder etwas nur für dich zu tun. Ihr Mädels tut so viel für andere oder weil man es von euch erwartet, tu endlich mal etwas nur für dich!»

Der nächste Morgen beginnt mit dem Wiegen, schon um 6 Uhr weckt mich eine kleine, grauhaarige Frau.

«Ich bin der Nachtdienst, du kannst gleich noch weiterschlafen.»

35,2 Kilogramm. Auf meiner eigenen Waage hatte ich gestern Morgen noch 36 Kilogramm, das ist doch schon mal etwas!

Ich krieche wieder in mein Bett, höre das leise Atmen des Mädchens neben mir, ich kenne immer noch nicht ihren Namen. Sie ist nach mir schlafen gegangen, ich war gestern Abend unglaublich müde. Dann schlafe ich wieder ein, und es ist schon nach acht als ich in die Küche tappe. Der Tisch ist noch gedeckt, aber nur Martina sitzt, hinter einer Tageszeitung verschanzt, dort.

«Morgen.»

«Morgen, Annika, setz dich. Die anderen sind in der Schule. Ist egal, wo du sitzt, es gibt hier keine festen Plätze. Was trinkst du, Kakao, Tee oder Kaffee? Du bist ja schon über sechzehn, da dürfen unsere Jugendlichen auch Kaffee trinken.»

«Nee, lieber Tee bitte.»

Sie steht auf. «Früchte-, Fenchel- oder Schwarztee?»

«Früchte, bitte.»

Sie befüllt den Wasserkocher.

«Wie hast du geschlafen, die erste Nacht? Noch etwas ungewohnt das alles, was! Aber du lebst dich sicher schnell ein.» Sie stellt mir eine Tasse hin. «Iss jetzt einfach mal, was du magst und was du dir zutraust ...» Dann greift sie wieder nach der Zeitung, im Hintergrund dudelt ein kleines Radio. Das scheint ja ein toller Job zu sein, die Patienten sind weg, und die Betreuer trinken Kaffee und lesen Zeitung. Ich esse eine Scheibe Knäckebrot mit Marmelade und einen halben Apfel und bin begeistert von meinen Fortschritten.

Den restlichen Vormittag lese ich, schreibe zwei Briefe (an meine Cousine und meine Großeltern) und höre ein bisschen Musik. Irgendwann kommt Martina herein, in der Hand ein Glas und eine Flasche mit heller Flüssigkeit. «Zeit für deine Zwischenmahlzeit.» Sie stellt beides vor mich auf den Tisch.

«Was ist das?»

«Meritene, eine Aufbaukost.»

«Das trinke ich nicht.»

«Das kriegen bei uns alle Magersüchtigen.»

«Ich mag's nicht.»

«Jetzt komm schon, die anderen sagen, es schmeckt ganz lecker, wie ein Milchshake.»

«Ich kenne das aus dem Krankenhaus und ich *mag es nicht!*»

«Schluss jetzt, Annika, ich diskutiere mit dir nicht herum, ich stelle das nun hier ab, und wenn ich nachher wieder komme, ist die Flasche ausgetrunken!»

Sie geht tatsächlich, und sobald ich ihre Schritte nicht mehr höre, schenke ich das Glas halbvoll und lasse den Inhalt kreisen. Es riecht künstlich nach Banane. Dann begebe ich mich mit Glas und Flasche ins Bad und sehe belustigt zu, wie das dickflüssige Zeug im Ausguss des Waschbeckens verschwindet.

«Na bitte, geht doch.» Martina ist zufrieden, als sie wieder kommt und das Glas und die leere Flasche mitnimmt. «Jetzt können wir noch eine Runde Mau-Mau spielen, bis die anderen von der Schule kommen.»

Mittagessen gibt es um zwölf, kurz vorher stürzen die Mädchen zur Tür herein. Der Tisch wird gedeckt, das Essen aus einem großen Metallwagen in Schüsseln gefüllt und auf dem Tisch verteilt. Kartoffeln, Erbsen, Geschnetzeltes, Reis und Salat. Wieder bedient sich jeder nach Lust und Laune, ich quäle mich mit einem Esslöffel Erbsen ab. Es ist gar nicht so einfach, immer nur genau *eine* auf die Gabel zu pieksen.

Dann ist Mittagsruhe. Sandra, meine Zimmernachbarin, macht Hausaufgaben, und ich liege auf dem Bett und höre Musik. Genaugenommen habe ich mir nur die Kopfhörer des Walkman aufgesetzt, ihn aber nicht angeschaltet. Ich möchte meine Ruhe.

Sandra ist vierzehn, ein großes, hübsches Mädchen mit leicht asiatischem Aussehen: Ihre Mutter ist Thailänderin. Sandra ist seit vier Wochen hier, weil sie versucht hat, sich mit Schlaftabletten umzubringen. Warum, erzählt sie nicht, nur, dass sie hofft, bald entlassen zu werden.

Um 14 Uhr ist «Mittagskonferenz», und jetzt lerne ich endlich meine Mitpatientinnen besser kennen. Melanie und Tina haben ebenfalls Magersucht, sind aber schon auf dem Weg der Besserung. Melanie ist dreizehn, Tina fünfzehn, und beide wohnen in einem Zimmer. Carla ist fast sechzehn, wirkt aber wie dreizehn, so klein und kindlich sieht sie aus. Sie ist hier wegen verschiedener Zwänge, unter anderem einem Waschzwang, ihre Hände sind rot und aufgescheuert. Samantha ist das Nesthäkchen, elf Jahre alt, aber sehr hochgewachsen. Ihre blonde Mähne ist ungekämmt und strohig, ihr Gesichtsausdruck hat etwas Wildes, und ihre Stimme ist immer einen Tick zu laut. Sie will nicht sagen, weshalb sie hier ist, weil das «verdammte Scheiße nochmal, niemanden was angeht, ihr Arschlöcher!». Der Betreuer, der sich als Sven vorgestellt hat, weist sie zurecht, Samantha zuckt nur die Achseln und zieht lautstark die Nase hoch. Der Rotz gurgelt in ihrem Rachen.

«Ihgitt!» Tina schüttelt sich, «musst du immer so eklig sein, Sam!»

Die fährt herum: «Wer ist hier eklig?! Du dumme Fotze, ich …»

«Es reicht jetzt!» Sven wirkt entnervt. «Sam, wenn du ein Problem mit deinen Gefühlen gegenüber Tina oder der Gruppe hast, kannst du das mit Frau Dr. Rehbein besprechen, jetzt haben wir Mittagskonferenz, klar?» Sam wird tatsächlich ruhig.

Der Nachmittag wird geplant, die Zirkusgruppe steht an.

«Wenn ich das richtig sehe …» Sven blättert in einem Haufen Papiere auf seinem Schoß, «dann können alle rüber in die Halle gehen außer Annika. Wir zwei machen es uns hier auf der Station gemütlich, was?» Er strahlt mich an. Während die anderen sich fertig machen, um mit dem zweiten Betreuer Heinz und dem Zivi Sascha in die Sporthalle zu gehen, baut Sven ein Monopolyspiel auf dem Tisch im Gruppenraum auf. Wir spielen eine Runde, obwohl ich Monopoly hasse, und als ich fast pleite bin, stehe ich auf und sage, dass ich ein bisschen lesen will.

«Warte!» Sven läuft mir nach. «Deine Zwischenmahlzeit!» Eine Flasche Meritene, dieses Mal hellrosa.

«Ach ja, danke.» Ich nehme das Zeug und gehe damit in mein Zimmer. Kurz darauf riecht es im Bad nach Erdbeeraroma.

Die Tage sind unspektakulär. Ich darf die Station nicht verlassen, ich darf nicht zur Schule gehen, ich darf keinen Sport machen (schon Tischtennis fällt darunter), darf nicht in den Garten, darf niemanden anrufen oder tagsüber fernsehen. Überhaupt darf jeder Patient sich nur eine Sendung pro Woche aussuchen. Ich spiele unzählige Runden Mau-Mau mit Elvira, Martina, Sven, Heinz, Sascha und den anderen Betreuern, ich lese, höre Musik, zeichne und langweile mich. Mein Essverhalten der ersten Tage ändert sich nicht. Ich esse so wenig und kalorienarm wie möglich und schütte die Aufbaunahrung ins Klo oder Waschbecken. Alle ein bis zwei Tage schleiche ich mich jedoch in die Küche und stopfe Brot oder Joghurt in mich hinein, um anschließend alles zu erbrechen. Mein Gewicht bleibt nahezu gleich. Ab und an versucht ein Betreuer, mich zu größeren Essensmengen zu überreden, worauf ich mich jedoch nie einlasse. Dann drohen sie mir damit, dass ich eine Magensonde bekomme, um mich zwangszuernähren, aber weiter kümmert sich niemand um mein Essverhalten.

Ich weiß nicht genau, wann ich anfange, in meinem Zimmer spazieren zu gehen. Irgendwann, als die Langeweile und das Gefühl, eingesperrt zu sein, überhand nehmen, stehe ich von meinem Bett auf und gehe zwischen Tür und Fenster auf und ab. Ich gehörte nie zu den Magersüchtigen, die durch extremen Sport ihre Gewichtsabnahme unterstützt haben. Aber jetzt erscheint es mir nur sinnvoll, meine viele, viele Zeit mit etwas Bewegung zu füllen, da ich ja ohnehin ansonsten die meiste Zeit nur herumsitze. Also laufe ich. Die Spanne ist nicht groß, vielleicht drei Meter, die ich hin und her und hin und her wandle. Meistens habe ich dabei meinen Walkman (warum heißt der schließlich so!) auf und höre Musik. Immer dieselbe Kassette (Kuschelrock 11), immer derselbe Weg. Hin und her und hin … … bald verzichte ich auf alle Mau-Mau-Runden, stattdessen marschiere ich auf und ab oder hüpfe zur Abwechslung auf einem Bein. Links, rechts, links, rechts … Ich zähle, wie oft ich am Tag das Zimmer auf diese Weise durchquere, 358 Mal im Durchschnitt. Ich habe viel Zeit. Der Gedanke, etwas für meine «Fitness» zu tun, bestärkt mich, und da Sandra ohnehin oft weg ist – Schule, Aktivitäten oder Besuch, außerdem darf sie alleine in die Stadt gehen –, muss es mir nicht peinlich sein, dass ich wie eine Irre hin und her rase. Hey, ich bin in der Klapse, nicht wahr? Die Betreuer durchschauen mich ziemlich bald («Wir wissen, dass du in deinem Zimmer Sport machst, Annika!»), hindern mich aber nie an meinem Walkingprogramm. Frage ich aber, ob ich nicht doch vielleicht mal eine Runde Tischtennis spielen darf, ein Zeitvertreib, dem sich Patienten und Betreuer ständig widmen, und von dem ich mich ausgeschlossen fühle, heißt es immer: «Nein, Annika, kein Sport, du bist zu dünn.» Na gut, dann verziehe ich mich wieder auf mein Zimmer, höre zum zigsten Mal «Father and Son» von Cat Stevens und drehe Runde 408.

Über meinen Schreibtisch habe ich ein großes Blatt Papier geheftet, auf das ich das Gedicht «Der Panther» von Rainer Maria Rilke geschrieben habe.

Der Panther
Sein Blick ist vom Vorübergehn der Stäbe
so müd geworden, daß er nichts mehr hält.
Ihm ist, als ob es tausend Stäbe gäbe
und hinter tausend Stäben keine Welt.

Der weiche Gang geschmeidig starker Schritte,
der sich im allerkleinsten Kreise dreht,
ist wie ein Tanz von Kraft um eine Mitte,
in der betäubt ein großer Wille steht.

Nur manchmal schiebt der Vorhang der Pupille
sich lautlos auf –. Dann geht ein Bild hinein,
geht durch der Glieder angespannte Stille –
und hört im Herzen auf zu sein.

Ich fühle mich sehr allein, da ich von allen Gemeinschaftsaktivitäten ausgeschlossen bin – außer der Mittagskonferenz und eben den Mahlzeiten. Meine Eltern rufen jeden Abend an, und als sie mich am Wochenende das erste Mal besuchen, springe ich ihnen entgegen wie ein eingesperrtes Tier, dessen Käfigtür man geöffnet hat. Sie sind mein Schlüssel zur Freiheit, wenn auch nur für exakt eine Stunde. So lange nämlich dürfen wir uns in das Café an der Ecke setzen. Es ist ein Alte-Oma-Café mit plüschigen Sitzen und schweren Leuchtern. Wir sitzen dort und fühlen uns unbehaglich. Ich erzähle ihnen, dass ich einsam und unglücklich auf G1 bin und wieder fort will. Sie zucken hilflos-traurig mit den Achseln und sagen Sachen wie: «Jetzt warte doch erst einmal ab, Annika.» Und: «Was wäre denn die Alternative?»

«Die Alternative ist, dass ich wieder nach Hause komme!!»

Resigniertes Kopfschütteln: «Und dann? Das ist keine Alternative, das weißt du genau. Du machst zu Hause doch genauso weiter wie früher.»

Ja, das würde ich wohl. Aber viel anderes tue ich hier auch nicht. Dann ist unsere Zeit abgelaufen und sie bringen mich zurück auf die Station. Es ist ihnen unangenehm, dort zu sein, sie wollen fort, das spüre ich; hier ist eben doch «Psychiatrie»! Ich gebe ihnen meine Wäsche mit, sie umarmen mich flüchtig, dann dreht Wärter Sven den Schlüssel hinter ihnen im Schloss. Ich weiß, dass ich in einer Woche, wenn die versprochenen vierzehn Tage vorüber sind, wieder genau so vor ihnen sitzen werde, in ihre müden, traurigen und vorwurfsvollen Mienen schauen und hören werde, dass sie sagen: «Wir nehmen dich mit, wenn du unbedingt willst, weil wir es dir versprochen haben.» Und ich werde heraushören, dass sie meinen: «Aber du solltest hier bleiben, es ist uns zu viel, dich tagtäglich um uns zu haben, wenn du so krank bist. Wir ertragen deine Essstörung nicht, sie zermürbt uns alle, nimmt uns alle Kraft und Luft zum Atmen. Wenn du also wieder mitkommst, trägst du die Verantwortung, dass es auch gut geht, dass wir unser Leben wie früher zurückbekommen und nicht mehr vor Sorge an nichts anderes als an dich und deine Krankheit denken können.»

Und ich weiß, dass ich diese Verantwortung nicht übernehmen kann und dass ich aus diesem Grund weiter auf G1 bleiben werde.

Der einzige Grund, der es mir erlaubt, die Station zu verlassen, ist ausgerechnet Herr Kruse bzw. die täglichen Sitzungen bei ihm. Sein Arbeitszimmer liegt ein Stockwerk höher, direkt neben der Ambulanz. Es ist ein kleiner, hellgelb gestrichener Raum, in dem ein obligatorischer Schreibtisch steht (ein Stuhl davor, einer dahinter), eine Yukkapalme und ein schmales Regal, auf dem außer einigen wenigen Büchern allerlei merkwürdige Gegenstände drapiert sind: eine Muschel, eine Glaskugel, feiner Sand, einige getrocknete Blüten, mehrere gebrannte Tonklumpen undefinierbarer Form. An der Wand neben dem Fenster hängt ein riesiges gerahmtes Portrait von Sigmund Freud. Da ich bereits nach einer Woche genug Zeit gehabt habe, dieses Bild eingehend zu betrachten, ist mir nicht entgangen, dass Herr Kruse ganz offensichtlich eifrig bemüht ist, seinen Bart ebenso zu frisieren, wie sein Vorbild es tat. Auch krault er sich während des Gesprächs mit Vorliebe die grauen Backenhaare, was vermutlich sinnlich-inspirierend wirken soll. Er bezeichnet sich selbst als «Psychoanalytiker» und bedauert es ausdrücklich, dass die Universitätsklinik ihm keine Couch zur Verfügung stellt, auf der sich seine Patienten ganz ihren «inneren Konflikten» widmen könnten.

Im Gegensatz zu den Psychotherapeuten, die ich bisher kennengelernt habe, redet Herr Kruse ausgesprochen gerne selbst, und zwar von seiner eigenen Person. In den ersten Stunden erzählt er mir zunächst von seiner Kindheit, die er in einem kleinen Dorf in der Nähe von Bochum verlebte. Er war das vierte von sechs Kindern, sein Vater war ein hart arbeitender Schreiner, und seine Mutter ging putzen, damit das Geld für die Familie reichte. Trotzdem war es an allen Enden knapp, und der kleine «Hermann» lernte sehr früh, was es bedeutet, sich alles buchstäblich «vom Munde absparen zu müssen». Er war als Kind durchaus auch «an der Grenze zur Unterernährung», aber gleichzeitig war es für ihn «das Größte, wenn mir die Mutter eine Wurstschnitte zubereitete». Er «verstehe also durchaus», was es heißt, zu hungern, aber er wisse eben auch, dass «gerade aus dem Verzicht der größte Genuss erwachsen kann».

Hin- und hergerissen zwischen Ungläubigkeit und heimlichem Lachen, lausche ich seinen Ausführungen, betrachte seine melancholisch in weite Ferne gerichteten Augen unter den spärlichen Brauen und die dicken Finger, die den Bart kraulen. Bald komme ich zu dem Schluss, dass es außerordentlich praktisch ist, nicht selber sprechen zu müssen, da ich ohnehin nicht vorhabe, Herrn Kruse irgendetwas Persönliches zu erzählen. Warum also nicht einmal so herum? Ich komme, setze mich vor seinen Schreibtisch, er redet 50 Minuten lang, und ich gehe wieder.

Nachdem er mir seine Kinder- und Jugendjahre bis hin zu seiner «Eingebung», Psychologie studieren zu müssen, im Detail geschildert hat, wird es ein wenig still während unserer Sitzungen, bis Herr Kruse schließlich einige weiße Blätter und einen Bleistift hervorkramt.

«Mal doch mal, was für ein Baum du bist, Annika.»

«??»

«Na, wie sieht dein aktueller Lebensbaum aus, welche Wurzeln hast du, trägst du Blätter oder sogar Früchte, wie groß bist du?»

In der Stunde darauf muss ich den Baum, der ich vor der Essstörung gewesen bin, malen und danach, Überraschung, meinen Wunschbaum für die Zukunft. Ich habe ja einiges vor, aber daran, ein Baum werden zu wollen, kann ich mich nicht erinnern. Außerdem macht es nun einmal keinen Spaß, lediglich mit einem Bleistift, ganz ohne Farben, «malen» zu müssen.

«Erzähl mir von der Schule, Annika, was hast du für Fächer?»

«Ganz normal, Mathe, Deutsch, Englisch, Französisch, Latein, Sport, Bio, Chemie, Musik ...»

«Keinen Religionsunterricht?»

«Nein.»

«Du hast keinen Religionsunterricht? Warum denn?»

«Ich bin nicht getauft, aber ich kann ab nächstem Schuljahr in Ethik ...»

«Du bist *nicht getauft?*» Sein Blick ist so verstört, dass ich beinahe das Bedürfnis habe, ihn zu trösten.

«Ja, aber – woran *glaubst* du denn dann? Woran glaubt *eure Familie*? Was hält euch *zusammen*, was gibt deinem, eurem Leben einen *Sinn*?»

Er schweigt einen Augenblick, und seine Verstörung wandelt sich nun zunehmend in Begeisterung, er beginnt zu strahlen, und ich kann förmlich die Gedanken hinter seiner glatten Stirn vorbeirasen sehen: «Dieses arme Kind wuchs auf ohne einen Halt und Sinn in seinem Dasein, kein Wunder, dass es magersüchtig wurde! Unverantwortlich ist das, aber nun wird alles gut, nun werde ich sie unter meine Obhut nehmen.»

Von jetzt an werden unsere gemeinsamen Sitzungen noch unterhaltsamer.

«Annika, hast du schon einmal vom Buddhismus gehört?»

Er beginnt, mir glühende Vorträge über den Buddhismus als «Lebensphilosophie» zu halten, über Sinn und Unsinn modernen «Götzentums», über «wahre Inhalte» und «erfüllende» Lebensweisen. Musste ich früher wenigstens gelegentlich auf eine Frage antworten, habe ich nun ausschließlich nur noch zuhörende Funktion.

«Wir alle sind *Lichtwesen*, Annika, und das Licht, das wir in uns hineinlassen, *strömt* auch wieder aus uns heraus und verbindet uns mit den anderen Menschen um uns herum.»

Diese Theorie erhalte ich auch noch schriftlich, es ist eine von vielen Kopien, die er mir am Ende jeder Stunde in die Hand drückt.

«Lies das, Annika, ich bin überzeugt, du wirst dich darin wiederfinden.» Oh ja.

Er überspielt mir Kassetten mit Meditationsmusik und erzählt mir, dass es sein größter Wunsch ist, einmal nach Tibet zu reisen. «Den ganzen Tag im Lotussitz zu verbringen und zu meditieren, was glaubst du, wie anstrengend das ist, da brauchst du gar nicht mehr in deinem Zimmer herumzurennen.» (Ich sag's ja: Alle wissen davon, keiner hält mich – zu meinem Glück – davon ab.)

«Manchen Mönchen gelingt es sogar, die Schwerkraft zu überwinden und über dem Boden *zu schweben*, weil sie allen irdischen, seelischen Ballast abgeworfen haben und sich nun in einer reineren, höheren Entwicklungsstufe befinden.»

Mit der Zeit beginne ich, mir ernsthaft Sorgen zu machen. Nicht meinetwegen – ich kann über Herrn Kruse lachen oder traurig den Kopf schütteln –, aber ich bin ja nicht seine einzige Patientin. Was passiert, wenn er an einen wirklich hilflosen Menschen gerät, einen *sehr jungen* Menschen noch dazu, der ihm diesen ganzen Mist abnimmt und den er damit erst recht völlig verwirrt? Ich finde es grob fahrlässig, diesen Menschen auf Kinder und Jugendliche, ja überhaupt auf Menschen mit seelischen Problemen loszulassen. Aber: Ich befinde mich, nicht zu vergessen, in der Psychiatrie.

Dass die Mädchen auf G1 in die «Klapse» gehören, merkt man im Alltag so gut wie nie. Es sind ganz normale Mädchen, Mädchen, die gewiss einige Probleme haben, aber deswegen nicht «verrückt» sind. Unser Alltag ist wesentlich unspektakulärer, als Außenstehende sich dies vermutlich vorstellen. Nur wenn Sam einen ihrer berüchtigten Wutanfälle kriegt, legt sich ein Gefühl der Bedrohung über uns alle, wenn sie schreit und tobt und um sich schlägt und tritt und heult und anfängt, Gegenstände durch die Luft zu werfen. Aber sobald Betreuer und mindestens ein Arzt herbeigestürmt sind und ihr eine Beruhigungsspritze verpasst haben, kehrt auch wieder Ruhe ein, und wir lesen weiter oder basteln oder hören Musik.

Fragwürdig sind dahingehend schon eher unsere Ärzte.

Frau Dr. Rehbein hat mir gleich zu Beginn einen Taschenkalender (von 1983) gegeben, in den ich Tag für Tag meine Mahlzeiten mit Uhrzeit eintragen soll. Außerdem aber soll ich jeden Morgen als Erstes auf das Kalenderblatt schreiben: «Heute ist ein guter Tag! Ich will gesund werden! Ich esse gern! Dünnsein ist hässlich!» Ich finde das schwachsinnig, denn erstens sind meine Tage hier auf G1 niemals «gut», sie sind allenfalls erträglich, zweitens habe ich nie bestritten, *gerne* zu essen, und drittens, und das ganz besonders: *finde ich Dünnsein schön!!* Trotzdem muss ich auf ihre Anweisung hin jeden Tag mein Buch bei den Betreuern vorzeigen. Als ich nach zweieinhalb Wochen (der Stichtag nach vierzehn Tagen ist unkommentiert verstrichen!) immer noch nicht zugenommen habe, genauer gesagt sogar 300 Gramm unter meinem Aufnahmegewicht liege, bestellt sie mich zu sich.

«Ach Annika, hallo, setz dich.» Ihr Zimmer ist vollgestopft bis in den letzten Winkel mit Büchern, Akten, vertrockneten Topfpflanzen, leeren Wasserflaschen, einem überdimensionalen Puppenhaus, einem Kasten mit Bauklötzen und zwei vollgepfropften Regalen. An den Wänden hängen zahllose Kinderzeichnungen und -malereien übereinander.

Sie mustert mich mit ihren kleinen, stechenden grünen Augen. «Wie lange bist du nun hier, Annika?»

«Etwas über zwei Wochen.» (Nach denen ich eigentlich nach Hause gewollt hätte!)

«Aha, hmh, soso. Und du hast noch immer nichts zugenommen, wie ich gehört habe?! Führst du denn regelmäßig dein Buch, das ich dir gegeben habe?»

«Ja.» (Jeden Mittag steht ein Betreuer auf der Matte und will es sehen, um sein Kürzel darunter zu setzen!)

«Aha. Und da steht doch drin: Ich will gesund werden! Oder?»

«Jaaa ...»

«Aber, Annika, so geht das nicht! Du kannst nicht einfach diese Worte da hineinschreiben und gleich wieder vergessen! Du musst sie ***leben!*** Verstehst du das? Ich will, dass du sie ***jeden*** Morgen gleich nach dem Aufstehen schreibst, und dass du sie auch so ***meinst!*** Am besten sagst du sie dir jeden Tag noch einige Male vor, so lange, bis du es auch verstanden hast und glaubst! Wusstest du, dass sich Dinge nur einprägen, wenn man sie oft genug wiederholt? Sag es, sag: Ich will gesund werden!»

«Aber …»

«Sag es!»

«Ich will gesund werden.»

Ihr Blick wird beinahe bösartig. «Nicht in *diesem Ton!* Du glaubst wohl, ich merke nicht, was für ein Spiel du spielst?! Aber ich durchschaue dich, ich habe bisher noch *jeden* durchschaut, merk dir das! Also: *Ich will gesund werden!*»

«Ich will *gesund* werden.»

«Lauter!»

Ich brülle ihr zuliebe.»Ich will *gesund* werden!!»

«Ahhhhhh.» Sie strahlt. «Ich wusste, es geht.» *Ja, du dämliche Hexe, und ich hätte dich auch liebend gerne noch angespuckt!!*

«So, Annika, und in Zukunft sagst du dir nach dem Aufstehen mindestens zehnmal: ‹Heute ist ein guter Tag und ich will gesund werden!› Außerdem möchte ich, dass du nach jeder Mahlzeit aufschreibst: ‹Hmmmm, lecker, das hat mir gut geschmeckt, hoffentlich nehme ich davon zu!› »

Das meint sie jetzt nicht im Ernst?

Sie tut es.

«Okay, mache ich.» Natürlich werde ich weiterhin bei jeder Mahlzeit denken: «Hoffentlich, hoffentlich war das nicht zu viel und hoffentlich nehme ich davon nicht zu! Bitte, bitte!»

«Dann darfst du jetzt wieder nach unten gehen.» Ermattet sinkt sie in ihrem Stuhl zurück, erschöpft von der unsäglichen Mühe, die sie sich in ihrer aufopferungsvollen Art und Weise mit mir gegeben hat.

Drei Tage später stehe ich mit dem Kalender in der Hand wieder vor ihr – sie will sich von dem durchschlagenden Erfolg ihrer Strategie überzeugen.

Sie liest, blättert, liest. Dann hebt sie ihren kalten Blick, und ich habe unwillkürlich das Gefühl, etwas falsch gemacht zu haben.

«Annika, dieser Plan ist *scheiße*!» *Das* war zwar nicht sehr konkret, aber deutlich.

«Wie oft erbrichst du hier noch?»

«Etwa alle drei Tage.»

«Hmh, das hätte ich dir gleich sagen können, mit diesem Plan! Du ernährst dich völlig *falsch*!» Sie ist durchaus nicht die Erste, die das beanstandet.

«Hier und hier und … hier: Du isst einfach zu viel Zucker!»

Das ist nun doch neu. Zu viel Zucker?!

«Zucker ist das *gefährlichste Lebensmittel überhaupt*! Es löst Heißhunger aus, und dann kannst du nicht mehr aufhören zu essen! Ich sage den Leuten immer wieder: Esst keinen *Zucker!* Sieh dir die ganzen Dicken an, die alle abnehmen wollen, aber was tun sie? Essen löffelweise Zucker! Solange du keinen Zucker isst, brauchst du dir *überhaupt keine Sorgen* zu machen, dass du dick werden könntest! Nur Zucker macht *dick!* Der Körper schüttet Insulin aus und fordert Kohlenhydrate nach, und was sind Kohlenhydrate? Zucker! Und was geschieht, wenn du noch mehr Zucker isst? Du bekommst *noch mehr* Hunger!» Sie redet sich in Rage, fuchtelt mit ihrem spitzen Zeigefinger vor meinem Gesicht herum und verteilt feine Spucketropfen im Raum.

«Zucker und Kiffen, das sind die wahren Übeltäter unserer Übergewichtsgesellschaft, denn Hasch macht, genau wie Zucker, *Fressflashs!* Da jammern diese pubertären Teenager rum, dass sie zu dick seien, und ziehen sich in aller Ruhe ihre Joints rein! Ich sage denen immer: Hört auf zu kiffen, dann nehmt ihr nicht weiter zu. Oder kifft und werdet *dick!* Zum Glück kiffst du ja nicht auch noch, Annika, aber *Zucker,* ich sage dir, ist ebenso gefährlich! Sieh mich an!» Sie weist mit ausholender Geste auf ihren dürren Körper, der heute in einem giftgrünen, viel zu weiten Hosenanzug steckt. «Ich praktiziere das jetzt *seit Jahren,* und seither kann ich essen, *was ich will!* Und wenn ich dann merke, oh, die Hose sitzt wieder etwas lockerer, dann muss ich mir halt 'ne Pizza reinziehn. Ich esse so viel ich will und was ich will, ohne ein Gramm zuzunehmen, nur eben keinen Zucker.» Sie sinniert einen Augenblick kopfschüttelnd. «Die Leute sind ja so unglaublich blöd mit ihren tausend Diäten. Kein Zucker! Das ist die simple Lösung! Ich glaube, ich sollte wirklich einmal ein Buch schreiben!»

Ich bin verwirrt und verunsichert. Was sie da sagt, scheint mir widersinnig: Wie soll ich «alles» essen können, wenn ich bei jedem Nahrungsmittel darauf achten soll, ob Zucker drin ist? In welchen Nahrungsmitteln ist denn bitteschön *kein* Zucker? Andererseits ist sie die Ärztin und hat sicher Ahnung, wovon sie da spricht, und wenn sie nun recht hat und normale Ernährung unweigerlich zum *Dicksein* führt, weil man *Zucker* isst und dadurch viel zu viel zu sich nimmt ...? Ich bin so weit von einem normalen Essverhalten und einem normalen, gesunden Umgang mit Nahrung entfernt, dass ich mich auf mein eigenes Gespür nicht mehr verlassen kann: Ich habe es verloren.

«Was ist mit ... Obst?» *Mit all den vielen Äpfeln ...?*

Energisches Kopfschütteln: «Zu viel Fruchtzucker, der ist kaum besser als Industriezucker!»

«Und ...» In meinem Kopf ziehen diejenigen Lebensmittel vorbei, an die ich mich hier mittlerweile gewöhnt habe und die mir sicher schienen. «Und was ist mit Marmelade oder Müsli?»

«Auf keinen Fall, da steckt jede Menge Zucker drin! Viel zu riskant!»

«Aber ... was esse ich denn dann zum Frühstück?» Ich habe mich nicht nur an mein Marmeladenbrötchen gewöhnt, ich habe es *liebgewonnen* und würde es nur sehr ungern wieder hergeben.

«Och, da gibt es viele leckere Alternativen, zum Beispiel Quark, ein, zwei Teelöffel Quark auf das Brot mit Kräutersalz ... hmmmmm!»

Mir fällt etwas anderes ein. «Was ist mit dem Meritene, da ist doch auch Zucker drin, kann ich das nun auch weglassen?»

Sie verzieht ärgerlich ihr Gesicht. «Ich persönlich halte ja nicht viel von dieser Aufbaunahrung, damit macht man es euch ganz schön leicht!»

Leicht? Mit 250 kcal pro Glas?

«Aber, ich weiß, auf den Stationen ist das so Usus, und da will ich mich nun auch nicht so einmischen. Aber wenn du mich fragst: Iss so schnell wie möglich richtige Nahrung, damit du selber entscheiden kannst, *was* du isst!»

Als ich zurück auf die Station komme, bin ich in Tränen aufgelöst und vollkommen verwirrt. Ich habe entsetzliche Angst, nicht wieder gut zu machende Fehler begangen zu haben, indem ich bislang Marmelade, Müsli und natürlich Obst zu mir genommen habe, gleichzeitig will mir nicht in den Kopf, dass ich mein ganzes weiteres Leben vollständig auf Zucker verzichten soll. Ist das dann etwa «normales Essverhalten»? Aber was, wenn nun genau dies der einzige Weg ist, nicht dick zu werden?

Im Gemeinschaftsraum laufe ich Elvira in die Arme, die mich erst einmal wortlos an ihren großen Busen drückt. «Na, na, Mädchen, was ist denn, hm, was ist los?»

«Frau Dr. Rehbein hat gesagt ich soll kein Zucker mehr essen weil ich sonst dick werde und ich darf nie mehr etwas mit Zucker drin essen aber Elvira was soll ich denn dann noch essen und ich habe mich doch gerade an Marmelade zum Frühstück gewöhnt ist das jetzt alles falsch gewesen und werde ich jetzt dick aber wenn man ganz auf Zucker verzichtet ist das dann normal ich weiß jetzt gar nichts mehr.»

Elviras Griff wird fester, und sie streichelt mir tröstend über die Haare, während sie brummt: «Diese Doktors, wissen alles besser und haben doch keine Ahnung. Wer ist denn tagtäglich mit euch hier auf Station, hm? Wer bekommt euren Kampf um jedes Fitzelchen Essen hautnah mit? Aber dann schneien die da oben mal so eben rein und setzen euch Flausen in den Kopf. Die haben ja keine Ahnung, was sie damit bei euereins anrichten! Nee, nee, mein Schatz, du hast ***nichts falsch*** gemacht! Sei ganz unbesorgt, das war nur Unsinn, den die gute Frau Doktor dir da erzählt hat, das vergiss mal schnell wieder, Herzchen!»

Ich bin einigermaßen beruhigt und lasse mich auch nicht mehr von Martina aus dem Gleichgewicht bringen, die einen Tag später, die Hände in die Hüfte gestemmt, bei mir im Zimmer steht. «Hattest du heute nach dem Abendessen einen Essanfall?»

«Ja.» Ich lüge nie, was das betrifft, auch wenn mir vor Scham, Elend und schlechtem Gewissen die Wangen glühen. Das betrachte ich als Strafe für meine Maßlosigkeit.

«Und du hast dir auch zwei Balisto-Riegel aus dem Schrank genommen?»

«Ja.» *Ich bin ein verfressenes, gieriges **Schwein**!!*

Martina betrachtet mich entrüstet: «Du weißt doch genau, dass du keine Schokolade essen sollst! Man hat dir ausdrücklich erklärt, was geschieht, wenn du Zucker isst, dass du dann nämlich einen Essanfall bekommst! Das heißt, du hast es *absichtlich* provoziert!»

Ich bin zu entnervt, um ihr zu erklären, dass es genau anders herum war: Ich hatte nicht einen Essanfall, weil ich die Balisto-Riegel gegessen habe, ich habe die Balisto-Riegel gegessen, weil ich *ohnehin schon wusste,* dass ich erbrechen würde. Aber es ist ein wunderbares Beispiel, wie auf der Station so lange an Aussagen gedreht wurde, bis alles zugunsten der Betreuer und Ärzte ausfiel. Wir waren die Kranken und sie die gutmütigen Helfer, deren Bemühungen nicht genug geschätzt wurden.

Und dann sind plötzlich meine Blutwerte so schlecht, dass die Stationsärzte sich ernsthaft Sorgen machen und überlegen, mich in die Kinderklinik zu verlegen. Mein Immunsystem ist extrem geschwächt, schon ein einfacher Schnupfen oder Infekt könnte zu einer lebensbedrohlichen Lungenentzündung führen.

«Du musst jetzt einfach zunehmen!», erklären sie mir. «Und wenn du es über das normale Essen nicht schaffst, müssen wir dir eine Magensonde legen!»

Ich bekomme «strenge Bettruhe» verordnet, was aber, wie sich herausstellt, nur bedeutet, dass ich jetzt auch die Mahlzeiten in meinem Zimmer einnehmen muss. Morgens, mittags und abends trägt ein Betreuer ein Tablett herein, stellt es vor mir ab, dann geht er wieder. Ob ich tatsächlich im Bett liege oder weiter wie gewohnt meine Runden drehe, das kontrolliert niemand. Und so sehe ich auch keinen überzeugenden Grund, es *nicht* zu tun.

«Du machst doch nicht heimlich im Bett Gymnastik?», fragt mich Martina argwöhnisch, als ich nach drei Tagen noch nicht zugenommen habe. Nein, mache ich nicht, aber ich finde, das ist gar keine schlechte Idee, und so liege ich abends, während die anderen im Gruppenraum fernsehen oder Kniffel spielen, auf dem Bett und strample mit den Beinen oder mache Sit-ups. *Und eins und zwei und eins …*

Jeder spricht nun nur noch von «der Sonde», so dass es mir dann doch unheimlich wird. Wohlgemerkt erläutert mir niemand genau, was denn «die Sonde» eigentlich ist, ganz so, als gehöre es zur guten Allgemeinbildung, dies zu wissen. Ich weiß es nicht, habe aber die zwingende Vermutung, auch nicht am eigenen Leibe erfahren zu wollen, was «die Sonde» ausmacht. Also esse ich Tablett für Tablett leer und zwischendurch trinke ich sogar das Meritenezeug, das – zugegebenermaßen – schlimmer schmecken könnte. Es ist sehr süß und sehr dickflüssig, und ich kann zwischen Schokoladen-, Apfel- und Erdbeergeschmack wählen. Wenn man die Flasche eine Stunde in den Kühlschrank stellt und beim Trinken die Augen schließt, kann man sich tatsächlich einbilden, es handele sich um ein Milchmixgetränk. Leider behauptet Frau Dr. Rehbein dann, dass Kaltes meinen Magenwänden schade, und fortan muss ich das Zeug lauwarm trinken, was auch schon das Ende meiner kurzen Zuneigung dazu ist.

Morgens holt mich der Nachtdienst nun immer schon um kurz nach fünf Uhr zum Wiegen, damit ich ja nicht heimlich aufstehen und Wasser trinken kann! Ich muss in einen Styroporbecher pinkeln, sie untersuchen meinen Urin auf Auffälligkeiten, außerdem wollen sie so sichergehen, dass ich meine Blase vor dem Gang zur

Waage entleert habe. Ich tröpfle aus lauter Panik, nicht genug zu wiegen, nur wenige Milliliter in den Becher und reiche ihn dann der Nachtschwester, die wie ein indiskreter Leibwächter neben mir steht, während ich pinkeln soll.

«Das ist zu wenig, du hast dich nicht richtig entleert!»

«Doch! Ich muss nicht mehr!»

«Lüg mich nicht an, die paar Tropfen, du machst jetzt sofort den Rest hier hinein!»

«Ich *muss nicht* mehr, ehrlich!!»

«Du setzt dich jetzt wieder hin, und ich bleibe so lange hier neben dir stehen, *bis du pinkelst!»*

«Das können Sie gerne, aber ich muss absolut nicht mehr, und außerdem könnte ich schon gleich dreimal nicht, wenn Sie mir dabei zuschauen!»

Es ist ein Machtkampf, den wir da austragen, sie lässt mich auf der Kloschüssel sitzen, bis ich in meinem dünnen T-Shirt zu frieren beginne und sie daran erinnere, wie infektgefährdet ich bin. Dann starrt sie mich mit bösen Augen durchdringend an, bis sie nachgibt und mich ruckartig am Arm packt und vom Klo hochreißt. «Wie du meinst, aber ich schreib das in deine Akte!»

Ich nehme tatsächlich zu, jedes Gramm ist für mich ein heftiger Schlag, eine Demütigung und Schmach, ich verfluche die Waage, mich, das Essen. Nach einer Woche verschwindet «die Sonde» aus dem Basisvokabular der Betreuer und Ärzte, und ich darf morgens auch wieder bis halb sieben schlafen, bevor man mich wiegt. Ich bin ebenfalls ganz der Meinung, dass es jetzt erst einmal reicht mit Zunehmen, wo kämen wir denn da sonst hin. Das Meritene wird wieder an die Kanalisation verfüttert, meine Butterbrote bleiben unberührt, und mittags stochere ich höchstens im Salat herum. Wie viel Öl da wohl im Dressing ist? Martina macht eine bekümmerte Miene, wenn sie das fast volle Tablett fortträgt, ich habe immer noch «Bettruhe».

Nach exakt drei Tagen habe ich gut die Hälfte meiner mühsam angegessenen Gramm wieder verloren, und «die Sonde» geistert erneut über die Station. Die Betreuer durchforsten mein Zimmer auf der Suche nach Gefäßen, mit denen ich Wasser bunkern könnte. Es ist erniedrigend. Ich muss in der Türe stehen bleiben, während Sven und Heinz meine Bücher durchblättern, in meinem Schrank kramen und schließlich meine Schmutzwäsche durchwühlen. Wieder werde ich früh morgens aufs Klo und danach zum Wiegen abkommandiert. Ich bin müde. Es ist anstrengend, wie eine Schwerverbrecherin behandelt zu werden, und es ist auch anstrengend, jeden Morgen mit Angst im Magen aufzuwachen und sich zu fragen: «Wiege ich genug? Bin ich heute ‹dran›?» Inzwischen wache ich sogar vor dem Wecken auf, ich schlafe kaum noch durch. Ich will nicht mehr, ich mag nicht mehr. Dann sollen sie halt ihren Willen kriegen, aber dieses Auf und Ab zermürbt mich. Dann lieber – wie heißt es so schön? – «ein Ende mit Schrecken»!

Ich frage Martina, ob sie einen Moment Zeit für mich hat, und sie setzt sich zu mir ins Zimmer.

«Martina, hast du viele Magersüchtige gekannt, die eine Magensonde hatten?»

Sie überlegt einen Moment. «Ja, schon einige.»

«Und wie waren die so?»

«Die meisten waren sehr, sehr untergewichtig – so wie du – und haben es einfach nicht fertiggebracht, etwas zu essen. Wir haben es auch immer zuerst mit Meritene versucht, manchen fällt es ja leichter, nur etwas trinken zu müssen, aber bei manchen hilft auch das nicht. Und dann haben wir sie eben anders ernähren müssen.»

«Waren die Mädchen damit einverstanden, oder habt ihr sie gezwungen?»

«Manche haben sich sogar freiwillig gemeldet, wenn sie gemerkt haben, dass es anders nicht geht. Die Magensonde kann nämlich auch eine Hilfe sein, weißt du.»

«Wieso denn?»

«Schau, du gibst in dem Moment die Verantwortung einmal ab. Solange du selber isst, befindest du dich ja in einem permanenten Widerstreit mit der Magersucht. Du isst einen Bissen, und sie klagt dich dafür an. So ist es doch, oder?»

«Ja, schon.»

«Jeden Bissen musst du vor der Magersucht rechtfertigen, und jeder Bissen ist eine Niederlage, für die du dich schämst, weil du so ‹schwach› gewesen bist. Wenn man dir eine Magensonde legt, hast jedoch nicht mehr du die Verantwortung, sondern wir. Wir bestimmen quasi, was und wie viel du an Nahrung bekommst, und wir sind dann auch ‹schuld›, wenn du zunimmst, und nicht du. So kann man die Magersucht kurze Zeit austricksen. Aber irgendwann musst du natürlich selber entscheiden und auch wieder die Verantwortung übernehmen.»

«Hm. Tut es weh, so eine Sonde?»

«Ich hatte noch nie eine, aber nein, ich glaube nicht.»

«Hm.» Pause.

«Du, Martina?»

«Ja?»

«Ich glaube, es wäre vielleicht auch gut, wenn ich … ich meine …»

«Wenn du dir freiwillig eine Sonde legen lässt?»

«… ja.»

Sie sieht mich an und streicht dann spontan über meine Hand. «Das finde ich jetzt sehr mutig von dir, Annika! Und ich bin mir sicher, du tust das Richtige. Ich werde mit dem Stationsarzt reden, und der wird dann deine Eltern anrufen. Weil du noch minderjährig bist, brauchen wir ihre Einwilligung. Und dann muss ich auch noch Frau Dr. Rehbein Bescheid sagen.»

Sie verlässt das Zimmer, und ich habe ein mehr als unbehagliches Gefühl im Bauch …

Etwa zwanzig Minuten später fliegt meine Zimmertür auf, und Frau Dr. Rehbein, dieses Mal in einem zimtbraunen Kostüm, auf dem sich ohne erkennbares Muster zartviolette Dreiecke verteilen, stürmt herein. Mitten im Raum bleibt sie mit vor der Brust verschränkten Armen stehen und beschießt mich mit Blicken.

«Aha», zischt sie. «Aha.»

Aha? Da mir vollkommen rätselhaft ist, was sie damit meint, bleibe ich erst einmal stumm.

«Ich habe gehört, *du willst, dass man dir eine Magensonde legt?*»

Nun, «wollen» ist ein recht dehnbarer Begriff, aber da ich nicht annehmen darf, dass eine genauere Ausführung davon, was mich zu dieser Entscheidung bewogen hat, etwas nützen würde, nicke ich nur. «Ja.»

«Aha. Soso.» Sie presst die Lippen aufeinander. «Ist dir eigentlich klar, was du da *verlangst?*» Das ist nun doch etwas zu forte.

«Ich verlange gar nichts, ich ...»

«Ruhe! Jetzt rede ich, und du hörst mir zu! Eine Magensonde! Weißt du, wie ich das nenne?» Sie kommt einige Schritte auf mich zu und bohrt mir ihren spitzen Zeigefinger in die Brust. «Feige nenne ich das! Feige, feige, feige! Sich aus der Verantwortung stehlen wollen, so nenne ich das! Denn darum geht es dir doch, oder? Wir sollen dich ernähren, damit *du* nicht die Verantwortung übernehmen musst. Aber, meine Liebe, *so geht das nicht!* Weißt du überhaupt, wie genau das abläuft, das Legen einer Sonde? Ich verrate es dir: Man schiebt dir einen langen Schlauch *durch die Nase in den Magen!* Und glaubst du vielleicht, das sei *ungefährlich*? Der Arzt, der die Sonde legt, muss sich nur vertun, und dann landet der Schlauch, statt in deinem Magen, *in deiner Lunge*! Und was glaubst du, was dann passiert? Wenn die Sondennahrung in deine Lunge kommt, hast du in Null Komma nichts eine herrliche Lungenentzündung und kannst froh sein, wenn du mit dem *Leben* davonkommst! Aber selbst *wenn* die Magensonde richtig liegt, du denkst doch nicht etwa, dass das *angenehm* ist? Ha, *unangenehm* ist es, nein, mehr noch: Es ist außerordentlich *schmerzhaft*! Ganz genau: *Es tut weh!* Und nicht zuletzt die Sondennahrung: Was glaubst du, ist das? Hochkonzentrierte Kalorien sind es! Viel mehr als normale Nahrung hat! Ich denke, du hast solche Angst davor, dick zu werden?! Nun, ich sage dir was: Mit der Magensonde *wirst du viel schneller dick* als mit Essen!»

Sie lässt ihre Worte einen Moment wirken, dann marschiert sie zur Tür. «Und jetzt rufe ich deine Eltern an, damit sie die Einverständniserklärung wieder zurücknehmen.»

Die Tür fällt krachend zu, und ich breche in Tränen aus. Für gewöhnlich weine ich kaum, besonders nicht mehr, seit ich krank geworden bin, aber Frau Dr. Rehbein schafft es jedes Mal mit bemerkenswerter Präzision, mich dazu zu bringen.

Man legt mir an diesem Nachmittag auf der G1 keine Magensonde und auch an keinem anderen Tag. Frau Dr. Rehbein rief meine Mutter an und warnte auch sie eindringlich vor den Gefahren einer Magensonde. Meine Mutter war dank dieses brillanten Auftritts so verunsichert, dass sie glaubte, die irreparablen Schäden, die mir eine Sondenernährung zufügen würde, stünden in keinem Verhältnis zu einem eventuellen Nutzen.

Die Situation auf der Station spitzt sich immer weiter zu. Das Behandlungsteam ist nicht in der Lage, miteinander zusammenzuarbeiten, weil jeder einen eigenen Standpunkt vertritt und verteidigt. Die Betreuer stehen ganz und gar nicht hinter der Entscheidung, mir nur im alleräußersten medizinischen Notfall (über den Frau Dr. Rehbein befindet) eine Magensonde zu legen, und beobachten mit wachsender Sorge, dass ich immer häufiger erbreche und mein Gewicht sinkt. Elvira ist es schließlich, die es wagt, ihrer Oberärztin die Stirn zu bieten, indem sie meine Betreuung abgibt, da sie diese unter derartigen Umständen nicht weiter verantworten kann.

Aber das erfahre ich erst sehr, sehr viel später. Für den Augenblick werde ich vor die vollendete Tatsache gestellt, dass das Team entschieden hat, mich sofort, d. h. noch heute Abend, auf die Nachbarstation G2 zu verlegen. Frau Dr. Rehbein schweigt und starrt an die Wand.

«Pack deine Sachen zusammen, Annika, brauchst du Hilfe?»

Obwohl die beiden Stationen G1 und G2 praktisch nebeneinanderliegen, gibt es nahezu keine Berührungspunkte. Selten sieht man einmal einen fremden Betreuer über unsere Gänge laufen, aber sie sprechen uns niemals an. Von den anderen Patienten wissen wir gar nichts, außer, dass es heißt, die «schwereren Fälle» kämen auf G2, diejenigen, die «eigen- oder fremdgefährdend» seien, die «besondere Beobachtung» bräuchten. In unseren Augen ist G2 die wahre Psychiatrie, der Ort, wohin man Durchgeknallte und Irre bringt. Ich will dort nicht hin, und das sage ich auch sehr deutlich.

«Jetzt pack erst einmal deine Sachen, Annika, wir haben das nun so entschieden.»

«Ich will meine Eltern anrufen.»

«Nicht jetzt, jetzt gehst du erst einmal rüber ...»

Ich bin nicht verrückt. Aber ich bin wütend. Und ich hasse es, wenn andere Menschen über mich bestimmen wollen oder wenn man mich wie ein kleines Kind behandelt. Ich weiß durchaus, dass ich zwar *in der Psychiatrie* bin, aber letztlich freiwillig, und dass kein Betreuer oder Arzt das Recht hat, mir meine persönlichen Freiheiten zu beschneiden.

«Ich *will jetzt sofort meine Eltern anrufen,* und wenn ich das nicht darf, wird es verdammt noch mal *Ärger* geben: Noch sind meine Eltern die Sorgeberechtigten und haben das Recht, *sofort* zu erfahren, was hier abläuft! Also will ich jetzt *telefonieren!*»

Sie geben nach, natürlich tun sie das.

Ich weine. Ich heule und stammle ins Telefon, und meine Eltern fahren ohne zu zögern los. Ich weiß nicht, ob sie an diesem Abend schon etwas anderes vorhatten. Ich weiß nicht, wo Nele die ganze Zeit war, vermutlich allein zu Hause.

Ich war in Not, und sie waren für mich da.

Es wird ein langer Abend. Die Ärzte reden auf meine Eltern ein, meine Eltern reden auf die Ärzte ein (Frau Dr. Rehbein und Herr Kruse sind im Übrigen verschwunden, nur die diensthabenden Ärzte sind noch da: der von G1 und der von G2, außerdem noch der Oberarzt und die Therapeutin von G2), ich heule, und alle reden auf mich ein. Am Ende fahren meine verwirrten und zornigen Eltern wieder nach Hause, und ich bleibe – vorerst – in der Obhut der G2.

Das Konzept auf dieser Station ist anders als auf G1. Die Therapeutin und eine Betreuerin setzen mich am nächsten Morgen hierüber in Kenntnis:

1. Ich bekomme täglich fünf von einer Diätassistentin fertig portionierte Mahlzeiten auf einem Tablett.
2. Ich muss jede Woche mindestens 700 Gramm zunehmen. Erreiche ich die wöchentliche Zielvorgabe nicht, werde ich sondiert.
3. Bis auf weiteres darf ich die Station nicht verlassen.

Ich muss all diese Punkte auf einen Bogen Papier schreiben, der dann von mir, der Therapeutin und der Betreuerin unterschrieben und für meine Akte kopiert wird.

G2 ist größer und moderner eingerichtet als G1, die Räume sind hoch und hell, und alles wirkt noch recht neu. Ansonsten ist der Tagesablauf fast identisch: Essen, Schule, Mittagskonferenz, Aktivitäten. Augenblicklich sind nur drei Patienten da, obwohl die Station Betten für acht hat. Zwei Jungen und ein Mädchen: Charlie ist manisch-depressiv, und Felix und Örgül machen einen Drogenentzug. Sie bekommen so starke Medikamente, dass sie eigentlich den ganzen Tag nur schlafen und man ihnen nur bei den Mahlzeiten und der Mittagskonferenz begegnet. Die Betreuer sind, entgegen der Gerüchte von G1, nett, manche mehr, manche weniger, eben genau wie drüben.

Mein Essen ist jetzt meistens abgepackt: winzige Müslischachteln, Joghurt, eine Banane, ein eingeschweißter Keks. Auch Marmelade, Butter und Streichkäse kommen in kleinen Döschen an. Fürs Erste sind es 1300 kcal. Die Therapeutin Frau Dr. Jacoby sehe ich nur zweimal in der ersten Woche und kann mir nicht so recht eine Meinung bilden. Sie ist jung, hübsch und sehr energisch; ich fange schließlich an, sie nett zu finden, allerdings unter Vorbehalt.

Mein Gewicht hüpft ein bisschen hin und her ohne nennenswerte Veränderungen. Am Stichtag – es ist ein Freitag – wiege ich exakt 100 Gramm zu wenig.

«Vielleicht ist es ja gut so», sagt meine Therapeutin.

Ich sehe das anders. Ich sehe das sogar *ganz und gar anders*! Ich denke nicht daran, mir stillschweigend eine Magensonde legen zu lassen, wenn diese *weh tut* und vor allem *schnell dick* macht!

«Der Oberarzt wird gleich kommen, er legt sie dir persönlich», teilt mir Frau Dr. Jacoby mit. «Soll ich dir noch ein bisschen was darüber erzählen, was da genau auf dich zukommt?»

«Nein, nein», ich lache unbefangen. «Das hat Frau Dr. Rehbein drüben schon mal gemacht. Alles klar.»

«Na gut», sie steht auf. «Dann warten wir mal. Ich bin in meinem Zimmer, falls noch etwas ist.»

Mein Gehirn produziert so rasch Gedanken, dass meine Wangen glühen. Ich muss hier weg, und die Zeit drängt. Wenn der Arzt gegen neun Uhr kommt, bleiben mir noch etwa 40 Minuten. Die Station zu verlassen ist an sich kein Problem: Anders als auf G1 steht hier nämlich ständig die Terrassentür weit offen, während die *Eingangstür* verschlossen ist. Aber da keiner der momentan anwesenden Jugendlichen weglaufgefährdet ist, steht die Tür zum Garten eben offen. Und es ist weit und breit niemand zu sehen. Charlie ist in der Schule, und Felix und Örgül liegen im Bett. Die Betreuer sind, ich weiß nicht wo, und der Zivi hat erst mittags Dienst.

Ich gehe in mein Zimmer, was brauche ich? Geldbeutel, meinen Wecker, da ich keine Armbanduhr habe, einen Stift und zwei Zettel (für den Fall, dass ich etwas schreiben muss), zum Glück ist es draußen recht warm, es ist ja Juli, ich brauche also keine Jacke, aber das kleine Plüschschwein, das mir meine Mutter einmal geschenkt hat, stopfe ich noch in meine Hosentasche. Dann öffne ich vorsichtig und leise meine Zimmertür. Überflüssig, es ist niemand zu sehen. Ich gehe den Gang entlang.

Gleich kommt jemand, um nach mir zu sehen!

Da vorne ist die Gartentür, kühle Morgenluft strömt herein, die Sonne scheint bereits auf das Gras. *Sie müssen sich doch denken, dass ich zumindest durcheinander bin?!* Es ist vollkommen ruhig auf der Station. Ich gehe durch die Tür hindurch – das erste Mal ganz allein ... *denken die, nur weil ich so einen Wisch unterschrieben habe, lass ich mir jetzt brav eine Sonde legen und mich mästen?*

Ich gehe durch den Garten, es ist ruhig, auch drüben auf der Station G1, deren Fenster ich sehe. Ich gehe um das Gebäude herum, durch das Tor und bin – draußen. Erst jetzt fange ich an zu rennen. Ich will zum Bahnhof – nur weg von hier –, und ich habe keine Ahnung, wo er liegt. Zum Glück ist der Weg gut ausgeschildert, und ich komme ohne Umwege dort an. Am Automaten löse ich ein Ticket, und zwar ganz automatisch in meine Heimatstadt. Nicht, dass ich vorhabe, *nach Hause* zu gehen, zu meinen Eltern, da ich ja befürchten muss, dass sie mich postwendend wieder zurückbringen werden. Aber dort, in dieser Stadt, kenne ich mich aus und finde mich zurecht. Vor allem aber finde ich dort am ehesten einen Unterschlupf für die Nacht, denn ich habe vor, mich nicht so schnell einfangen zu lassen. Jetzt, da ich richtig weggelaufen bin, bekommt das Ganze etwas von Abenteuer und Risiko. Und ich war seit Wochen nicht mehr alleine draußen: Ich finde, es duftet nach Sommer und Freiheit, auch wenn mir klar ist, dass man Freiheit nicht riechen kann und ich äußerst kitschig klinge. Aber in gewissem Sinn bin ich nun eben doch frei, und das will ich genießen. Keine Betreuer und Ärzte und Therapeuten mehr, die über mich verfügen wie sie wollen, bis mir nichts anderes übrig bleibt, als mich stillschweigend zu fügen. Und damit das Ganze nach Freiwilligkeit aussieht, lässt man mich das alles abpinseln und unterschreiben – Methoden wie in der DDR ...

Der Zug fährt stündlich, so dass ich schnell aufbrechen kann. Im Zugklo ziehe ich mir den Pullover aus und löse meinen Pferdeschwanz: Ich fürchte, dass man schon nach mir sucht und gleich ein Schaffner neben mir steht und meinen Ausweis sehen will. Jetzt bin ich wenigstens ein bisschen «inkognito»... Aber es taucht ohnehin niemand auf – nicht einmal zur Fahrscheinkontrolle –, und ich erreiche unbehelligt meinen Heimatbahnhof. Es ist ein sehr seltsames Gefühl, hier auszusteigen, obgleich ich ja eigentlich gar nicht da bin! Ich laufe durch die vertrauten Straßen, zunächst ohne Ziel, ich muss meine weiteren Schritte gut planen. Die wichtigste Frage ist: Wo werde ich schlafen? Ich habe beschlossen, auf jeden Fall die ganze Nacht wegzubleiben, zum einen will ich den Betreuern und meinen Eltern einen Schreck einjagen und ihnen dadurch deutlich machen, dass es mir ernst ist, zum anderen finde ich den Gedanken aufregend, man könne polizeilich nach mir suchen lassen. Aus diversen Fernsehkrimis weiß ich allerdings, dass frühestens nach 24 Stunden eine Vermisstenanzeige aufgegeben werden kann – das heißt, so lange muss ich mindestens abwarten.

Mir kommt nicht eine Sekunde in den Sinn, dass die Kriminalpolizei keine 24 Stunden mit einer Suchmeldung wartet, wenn ein siebzehnjähriges Mädchen aus einer psychiatrischen Klinik weggelaufen ist.

Im Kopf gehe ich die Übernachtungsmöglichkeiten durch: Ich könnte mich in meine alte Schule schmuggeln und mich dort einschließen lassen. Das Gebäude ist so groß, dass der Hausmeister kaum alle Ecken und Winkel durchsuchen wird. Im Grunde gefällt mir die Idee ganz gut, das Problem ist nur, dass das Wochenende bevorsteht, und ich habe keine Lust, gleich *drei* Tage lang eingesperrt zu sein.

Ich setze mich im Stadtgarten auf eine abseits gelegene Bank und denke nach. Mein Ausflug ist zu einem Spiel, einem Abenteuerunternehmen geworden, und ich finde es so spannend, dass ich kaum darüber nachdenke, ob sich meine Eltern Sorgen machen könnten. Neben dem Stadtgarten liegt das Stadion, in dem wir im Sommer unseren Sportunterricht absolvieren müssen: 100-Meter-Lauf, Weit- und Hochsprung, Kugelstoßen. Bei den Sprunganlagen, die etwas separat liegen, befindet sich ein kleiner Geräteschuppen, in dem Messbänder, Hochsprunglatten und ein Verbandskasten aufbewahrt werden. Der Schlüssel hängt an einem Nagel an der linken Wand – vermutlich bricht niemand in einen Geräteschuppen ein.

Es sei denn, man braucht dringend eine abgelegene, überdachte Übernachtungsmöglichkeit. Natürlich könnte ich auch – ganz klassisch – unter freiem Himmel auf einer Bank schlafen, aber das finde ich dann doch zu gruselig. Der Schuppen ist eine sehr viel bessere Lösung. Tja, Ideen muss man haben!

Ich gehe den Mittag über in die Bücherei und blättere in Büchern und Zeitschriften, es ist wenig los, so dass ich mich im Notfall zwischen den Regalen verstecken könnte. Im Supermarkt kaufe ich mir eine Flasche Wasser und schlendere dann langsam Richtung Stadion. Es sind keine Sportler dort, und auch sonst ist niemand zu sehen. Der Schlüssel hängt noch an seinem Platz, und ich schließe die Tür zu meinem muffigen Schlafplatz auf. Es ist eng, düster und stickig, aber ein Steppenwolf schläft eben nicht in Samt und Seide!

Gegen 23 Uhr beginnt es zu gewittern, ein heftiges Sommergewitter. Der Donner dröhnt in den Ohren, und der Regen prasselt auf das Schuppendach. Ich muss an meine Eltern denken, die sich jetzt sicher große Sorgen machen, sie wissen ja nicht, dass ich wohlbehalten und einigermaßen geschützt das Unwetter überstehe. Andererseits: Ist es nicht logisch, dass ich bei solchen Regengüssen nach einem trockenen Unterschlupf suche?

Ich bin davon überzeugt, in dieser Nacht keine Sekunde lang schlafen zu können, aber gegen zwei Uhr früh überwältigt die Müdigkeit alles andere. Ich liege in eine alte, graue Wolldecke gewickelt, die ich unter den Hochsprungstäben entdeckt habe, auf dem Boden, wegen Platzmangel und Kälte zusammengekrümmt wie ein Embryo.

Es ist sechs Uhr morgens, als ich wach werde. Draußen scheint die Sonne in einen neuen Sommertag hinein, der Regen der Nacht ist vergessen. Ich verlasse meine «Höhle» und laufe mit der Wolldecke um den Körper geschlungen durch den Park, denn noch ist die Luft frisch und kühl. Zum Glück begegnet mir niemand – würde man mich für eine Pennerin halten? Schmutzig, verschwitzt und eingehüllt in einen alten Fetzen. Ich beschließe weiterzufahren, die Gefahr, dass ich doch noch einem Bekannten in die Arme laufe, ist mir zu groß. Mindestens 30 Stunden will ich warten, bis ich mich rühre, so lange, bis ich offiziell als vermisst gelte. Warum mir das so wichtig ist? Ich kann es nicht genau sagen. Natürlich will ich eine Art Exempel statuieren, beweisen, dass man mir nicht so einfach eine Magensonde legt, dass immer noch ICH bestimme, was mit mir passiert. Aber es ist eben auch das Außergewöhnliche, das Abenteuerliche, Spannende, das mich lockt. Es ist für mich kaum mehr als ein Spiel, ich habe zu keinem Zeitpunkt vor, nicht mehr nach Hause zurückzukehren und stattdessen mein weiteres Dasein auf den Straßen Deutschlands zu fristen – unter Brücken schlafen, sich in Kaufhausklos waschen, bei der Bahnhofsmission Tee trinken – niemals! Aber ich will einmal erleben, wie ein solches Leben sein *könnte*, es ist nicht viel anders, als herausfinden zu wollen, wie es ist, wenn man magersüchtig ist. Jetzt bin ich eben magersüchtig *und* weggelaufen! Ich kann mir zwar vorstellen, dass sich meine Familie Sorgen macht, aber ich realisiere keinen Moment, dass mein «Spiel» für sie bedrohlicher Ernst ist.

Ich weiß, dass es mir gut geht und ich auf mich aufpasse – meine Eltern haben zu diesem Zeitpunkt keine Ahnung, wie es mir geht und wo ich bin. Als sie am frühen Morgen den Anruf aus der Kinder- und Jugendpsychiatrie erhielten, der sie über mein Verschwinden informierte, sind sie sofort losgefahren. Die Kriminalpolizei war bereits verständigt, trotzdem mussten sie noch diverse Formulare ausfüllen und ein Foto abgeben, damit stündlich in den Fernseh- und Rundfunknachrichten nach mir gesucht werden konnte. Sie irrten verzweifelt durch die Straßen, in der Hoffnung, mich dort irgendwo aufzufinden. Sie stritten mit dem Team von G2 herum, verlangten eine Erklärung, wie es möglich sein konnte, dass ich aus einer angeblich *geschlossenen jugendpsychiatrischen Abteilung* fortlaufen konnte und man mein Verschwinden erst gut eine halbe Stunde später überhaupt festgestellt hatte! Die Betreuer verteidigten sich, die Station sei nicht «richtig» geschlossen gewesen, da bislang keiner der Jugendlichen weglaufgefährdet gewesen sei. Und meine Therapeutin, Frau Dr. Jacoby, ist ohnehin ganz ratlos, was mich veranlasst haben könnte, einfach die Station zu verlassen.

«Das können sie sich nicht *denken?*» Meine Mutter hat nicht mehr genug Kraft, sich über die Arglosigkeit dieser Menschen, die sich «Profis» nennen, zu wundern. «Sie wollten ihr *eine Magensonde legen!* Meine Tochter ist hochgradig *magersüchtig,* Sie glauben doch nicht allen Ernstes, dass sie sich *freiwillig* zwangsernähren lässt, besonders, nachdem Frau Dr. Rehbein ihr eingeimpft hat, Sondenernährung mache *dick?*»

«Nun, das hat Frau Dr. Rehbein ganz sicher nicht genau so ausgedrückt, ihre Tochter hat da etwas …» Wie war noch das Sprichwort mit den Krähen und den Augen?

«Nein, meine Tochter hat *nichts* missverstanden, denn ich hatte *persönlich* das Vergnügen, mit dieser Frau zu sprechen, aber das ist momentan auch völlig irrelevant: Finden Sie meine Tochter!»

«Aber ja, Frau F., die Polizei ist ja bereits eingeschaltet, nun beruhigen Sie sich erst einmal. Es ist durchaus nicht die Schuld des

Teams, dass Annika weglaufen konnte, niemand konnte ihre Tochter im Vorfeld als derart impulsgesteuert einschätzen.»

«Natürlich.» Meine Mutter ist erschöpft. «Es ist nie die Schuld von irgendjemandem.»

Sie fahren wieder nach Hause und telefonieren mein Adressbuch durch, jede Nummer, ob sie ihnen bekannt ist oder nicht, wählen sie, fragen, ob ich mich vielleicht gemeldet habe. Teilweise habe ich schon seit Jahren keinen Kontakt mehr zu den Betreffenden, und so ist die Reaktion immer die gleiche: überrascht, ahnungslos und verwundert.

Sie telefonieren mit sämtlichen Onkeln, Tanten, mit unseren Großeltern, mit Freunden der Familie, ohne Erfolg. Dann wieder belauern sie den Apparat, vielleicht rufe ich ja an. Bei jedem Klingeln schrecken sie hoch, aber es sind immer nur Menschen, die sich nach dem Stand der Dinge erkundigen wollen. Sie starren in den Regen hinaus, und sie weinen.

«Wegen dir hat Papa geweint, das war das erste Mal, dass ich ihn habe *weinen* sehen!», schreit Nele mich Tage später an. «Weißt du eigentlich, was das für ein Gefühl ist, wenn man seinen Vater *weinen* sieht?! Du machst einfach *alles kaputt*, du zerstörst unsere Familie, ich kann dich nicht mehr ertragen!»

Während meine Eltern kaum noch glauben, mich lebend wiederzusehen, steige ich in einen Zug nach Konstanz. Mir ist kalt, die Decke habe ich in einen Mülleimer gestopft, jetzt ziehe ich die Ärmel des Pullovers über die Hände und versuche, meine Beine warm zu reiben. Das Abteil ist leer, und das Fahrgeräusch schläfert mich ein. In Singen hält der InterRegio fünf Minuten, der Bahnhof steht in strahlendem Sonnenschein, und ohne weiter nachzudenken steige ich aus. Sonne! Wärme! Ich bin so furchtbar müde, dass ich mich einfach nur etwas ausruhen will. Hinter dem Bahnhof befinden sich die Maggi-Werke, samstäglich verlassen. Ich klettere auf eine breite Steinmauer, die mitten in der Sonne steht, lege mich auf den Rücken und schlafe ein. Niemand stört mich, bis ich zwei Stunden später, einigermaßen wiederhergestellt, aufwache. Ich schlendere durch die Innenstadt, Singen ist hübsch überschaubar und hat eine nette Geschäftszeile. Ich brauche neue Sommerschuhe und gehe auch in verschiedene Schuhläden hinein, wage aber nicht, mir wirklich welche zu kaufen. Meinen unerlaubten Ausflug zum Shoppen zu nutzen, erscheint mir dann doch zu dreist.

Ich werde wieder müde. Seit eineinhalb Tagen habe ich nichts gegessen, ich bin gereizt und erschöpft. Langsam habe ich genug von meinem Abenteuer, ich will nach Hause, ich will ein Bett, eine Dusche und, wenn wir schon dabei sind, einen Essanfall will ich auch! Die 24 Stunden sind ohnehin um, und weiter hatte ich noch nicht geplant. Der nächste logische Schritt erscheint mir, zur Polizei zu gehen, da ich annehme, dass man bereits nach mir fahndet. Auch weiß ich nicht so recht, was ich sonst tun sollte: Ich kann ja schlecht einfach so und als sei nichts gewesen wieder zu Hause auftauchen. Ein Hauch von Dramatik muss schon noch sein – auch, damit meine Eltern in erster Linie froh sind, mich wieder zu bekommen, und nicht gleich ausrasten. Denn je mehr ich daran denke, wieder aufzutauchen, desto unbehaglicher wird mir zumute. Ich mache mir allmählich klar, dass meine Familie sich sicher ernsthafte Sorgen um mich macht und dass meine «kleine Demonstration» ein bisschen heftig gewesen sein könnte für einen Denkzettel. Ja, ich fühle mich elend, ich schäme mich und habe ein schlechtes Gewissen. Mein Trotz: *Sie sind schließlich schuld, dass ich überhaupt in der Psychiatrie gelandet bin*! wird deutlich kleinlauter und schwächer.

Das Polizeipräsidium Singen ist ein großes, zentral gelegenes Gebäude. Direkt hinter der Eingangstür ist Schluss, und um weiterzukommen, muss man sich mit seinem Anliegen an einen jungen Uniformierten wenden, der hinter einer Glasluke sitzt und liest.

«Hallo.»

«Ja?» Er schaut freundlich-neugierig zu mir hoch. Um meine Unsicherheit zu überspielen, gebe ich mich betont unbefangen und forsch. «Ich glaube, nach mir wird gesucht!»

Er begreift nicht. «Äh … was?»

«Nach mir wird gesucht, ich glaube, ich gelte als vermisst.»

«Aha … äh, und wie heißt du?» Ich nenne ihm meinen Namen und Geburtsdatum.

«Warte hier mal, ja? Nicht weggehen!» Er verschwindet aus seinem Glasloch, und etwas später taucht ein älterer, dickerer Polizist auf.

«Also, was genau ist mit dir?»

«Ich bin weggelaufen, und meine Eltern suchen bestimmt nach mir.»

«Aha, hmhmhm.» Er runzelt die Stirn und macht kein sonderlich schlaues Gesicht. «Na, dann komm erst einmal rein.»

Eine Tür geht automatisch auf, und der Polizist nimmt mich in Empfang. Wir gehen in einen kleinen, überfüllten Raum, in dem mehrere Schreibtische mit Telefonen und Computern stehen. Es ist ziemlich laut und hektisch, überall sitzen und stehen Polizisten und telefonieren oder rufen etwas. Besonders beeindruckend wirkt es aber nicht, eher wie ein ganz gewöhnliches Großraumbüro, und ich bin enttäuscht.

«Also noch mal, dein Name?» Der Dicke tippt meine Daten in seinen PC ein. «Ja, da haben wir es … hier, eine Vermisstenanzeige aus der … aus der Kinder- und Jugendpsychiatrie. Hm. Warst du da?»

«Ja.»

«Und von dort bist du weggelaufen?»

«Ja.»

«Und warum?»

«Weil sie mir eine Magensonde legen wollten, um mich künstlich zu ernähren.»

«Hm. Und warum wollten sie das?»

«Weil ich zu dünn bin.»

«Und du wolltest das nicht?»

«Nein.»

«Warum nicht?»

«Weil ich nicht zunehmen will.»

«Aha, hm. Und die dort, also die Ärzte, die denken, dass du zu dünn bist und zunehmen musst?»

«Ja.»

«Und weil du das nicht willst, bist du weggelaufen.»

«Ja, genau.»

«Hm.» Er dreht sich auf seinem Schreibtischstuhl, starrt einen Augenblick auf seinen Bildschirm, dann wendet er sich wieder mir zu.

«Und jetzt bist du hier.»

«Ja.»

«Und warum?»

Gute Frage. In der fünften Klasse hatten wir einmal Besuch von zwei Polizeibeamten, die uns vor Alkohol und Drogen warnten, und zum Schluss bekamen wir alle lauter Wimpel, Aufkleber und Poster, auf denen stand: «Die Polizei – dein Freund und Helfer!» Aber dieser Mensch hier sieht mich reichlich verwirrt und auch nicht besonders interessiert an. Ich hatte nicht damit gerechnet, dass die Polizei mich fragt, *was sie* tun soll, immerhin habe ich ihnen ja schon die Sucharbeit abgenommen, indem ich einfach zur Tür hereinspaziert bin. Ich habe doch auch keine Ahnung, wie es jetzt weitergeht, aber man sollte meinen, die hier wüssten das!

«Also, ich meine, sollen wir jetzt deine Eltern anrufen oder was?»

Tja, was hatte ich mir vorgestellt? Vielleicht, dass man mich im Streifenwagen bis nach Hause fahren würde: «Hier, wir haben ihre vermisste Tochter wohlbehalten gefunden.» Stattdessen greift der Dicke jetzt nach seinem Telefon. «Nummer?»

«Was?»

«Die Telefonnummer von deinen Eltern. Oder willst du sie selber anrufen?»

Lieber nicht. «Nein, nein.»

«Okay.» Er wählt, dreht sich auf seinem Stuhl wieder ein bisschen zur Seite. Ich höre ihn sprechen, versuche nicht hinzuhören, ich will das Gespräch nicht verfolgen und mir ausmalen, wie meine Eltern reagieren.

«He du!» Er winkt mich zu sich heran. «Deine Mutter will dich sprechen.»

Der Hörer glüht in meiner Hand und an meinem Gesicht. «Ja?»

«Annika! Annika. Bleib dort, wir kommen und holen dich, bleib dort, hörst du! Lauf nicht weg!»

Ich reiche den Hörer zurück, der Polizist sagt noch ein paar Worte, dann legt er auf. «Du kannst dich draußen im Vorraum auf die Bank setzen und warten.» Er wedelt mit der Hand in Richtung Tür. «Deine Eltern kommen dann wohl.» Ohne ein weiteres Wort dreht er mir seinen breiten Rücken zu und hämmert auf seine Tastatur ein.

Im Fernsehen kriegt man bei der Polizei immer etwas angeboten, Kaffee oder Tee oder sogar Saft und auch etwas zu essen. Aber das gilt vielleicht nur für Verdächtige.

Also setze ich mich auf die Holzbank, die gegenüber dem Glasloch, mit dem jungen Polizisten dahinter, steht und starre auf die große Uhr an der Wand. Es ist jetzt fast 18 Uhr, man fährt sicher 40 Minuten bis nach Singen von uns zu Hause.

Dreißig, wenn man schnell fährt.

Dreißig Minuten, um mich vorzubereiten. Was soll ich sagen? Was werden meine Eltern sagen? Ich fühle mich schlecht und weiß auch, dass ich dazu allen Grund habe.

Sie sagen kein Wort. Sie schreien nicht und sie machen mir keine Vorwürfe und sie stellen auch keine Fragen. Sie sagen überhaupt nichts. Sie nehmen mich nur in den Arm und halten mich fest, alle beide. Ich spüre die Wärme und Erschöpfung dieser beiden Menschen, die ich so lieb habe, und wünschte mir, sie hätten mich lieber durchgeschüttelt oder angebrüllt. Mein Kopf ist schwer und taub vor Scham und schlechtem Gewissen.

«Hmprrrrh!» Der dicke Polizist räuspert sich hinter uns. «Dann brauche ich wohl nicht überprüfen, ob das deine Eltern sind? Sie müssen aber hier noch unterschreiben, da. Und – na ja, dann: Alles Gute, ne!»

Schweigend gehen wir zum Auto. Schweigend fahren wir los.

«Ich habe genau nach dem Plan gegessen, den die mir gegeben haben, es war nicht meine Schuld, dass es nicht gereicht hat», sage ich in das Schweigen hinein. Niemand antwortet etwas.

Tim drängt sich durch die Haustür, kaum dass mein Vater sie aufschließt. Er springt um mich herum und gibt freudige Grunzlaute von sich, sein Schwanz dreht sich beinahe im Kreis. Ich streichle ihn, rede mit leiser Stimme unsinnige Worte auf ihn ein, froh, niemanden sonst ansehen zu müssen.

«Ich gehe jetzt ins Bett. Gute Nacht.» Die Stimme meiner Mutter hat keinen Klang mehr, es ist nur ein Ton, in Worte gepresst. Während beide nach oben gehen, bleibe ich noch im dunklen Flur stehen. Alles ist wie immer. Es riecht wie immer, es sieht aus wie immer. In der Küche steht ein Topf mit Linseneintopf neben dem Herd. In der Obstschale liegen drei nicht mehr ganz frische Äpfel.

Ich setze mich ins Wohnzimmer, die Wanduhr tickt in der Stille. Es ist ein Erbstück aus dem Elternhaus meines Urgroßvaters. Zur vollen Stunde schlägt sie dunkel und altmodisch. Tim schiebt die Tür mit der Schnauze auf und drückt sich an mich. Er darf hier nicht herein, er weiß das, ich weiß das, aber heute Abend ist das unwichtig. Seine Gesellschaft ist unkompliziert und tröstlich. Er riecht nach Hund. Speichel tropft von den Lefzen auf meine Hand. «Guter Hund. Brav. Ich hab dich lieb.» Ich lege mein Gesicht an sein Fell, es riecht tröstlich vertraut. Ich bin unfassbar traurig und kenne den genauen Grund nicht.

Mein Zimmer sieht genauso aus, wie ich es verlassen habe. Die Luft ist stickig, es ist ein Dachzimmer, und die Fenster sind geschlossen. Ich bin furchtbar müde und sehne mich danach, mich in den Schlaf zu flüchten, auch wenn mir nun klar wird, dass ich nachdenken sollte, mich mit den letzten zwei Tagen auseinandersetzen müsste. Aber stattdessen rolle ich mich in Unterwäsche auf dem Bett zusammen, mein Körper schläft beinahe schon, und meine Gedanken stolpern übereinander, fallen zusammen, verknäulen sich, heute werde ich sie nicht mehr auflösen. Heute nicht.

Der nächste Morgen ist viel zu normal. Mein Vater geht zur Arbeit, Nele ist in der Schule, und meine Mutter läuft eine Runde mit Tim, bevor sie die Wäsche sortiert. Aber als ich spazieren gehen will, stellt sie sich mir in den Weg.

«Ich weiß sehr wohl, dass du kaum noch 35 Kilo wiegst, und ich möchte nicht, dass du so draußen herumrennst. Nachher brichst du noch irgendwo zusammen. Du bleibst zu Hause.»

Ich lese, und dann gehe ich in die Küche und stopfe mich voll. Als ich vom Klo komme, steht meine Mutter an die Wand gegenüber gelehnt und mustert mich.

«Es geht gerade so weiter, nicht wahr? Du hast nichts, absolut nichts gelernt, oder? Es wird sein, als seist du nie weg gewesen. Du treibst dein Spiel mit uns, Annika, und ich weiß das. Du willst doch gar nicht gesund werden. Du verarschst uns nach Strich und Faden, und wir Dummköpfe springen auch noch, wenn du an den Fäden ziehst. Vermutlich lachst du dich heimlich kaputt über unsere Dummheit, ist es so? Ich weiß doch, dass es so ist.» Sie schüttelt den Kopf, stößt sich mit der Schulter von der Wand ab und geht in den Keller.

Als mein Vater abends aus dem Krankenhaus kommt, hat er eine Kanüle und einige kleine Ampullen dabei. «Ich werde dir morgen früh Blut abnehmen und es kontrollieren lassen. Wenigstens das müssen wir hier überprüfen.»

Meine Werte sind schlecht. Mein Immunsystem ist so geschwächt wie noch nie. Mein Vater schließt die Augen und bohrt seinen Zeigefinger gegen die Stirn. Ich spüre seine Angst und Sorge. Am Abend schlage ich vor, noch einmal bei Frau Dr. Czech anzurufen und zu fragen, ob sie mich immer noch auf ihrer Station aufnehmen will.

«Und warum?» Der Blick meiner Mutter ist starr, emotionslos, hart. «Was willst du denn dort, wenn du doch gar nicht bereit bist, die Essstörung loszulassen? Das ist doch nur verschwendete Zeit. Weißt du, es hat lange gedauert, aber jetzt habe ich's kapiert: Ich bin machtlos. Ich kann nichts machen, wenn du sterben willst. Es bricht mir das Herz, aber ich kann nichts machen. Aber das kriegst du ja ohnehin nicht mit, was? Was wir vielleicht durchmachen, das ist dir doch scheißegal! Du ziehst dein Spiel eiskalt durch, egal, ob wir auf der Strecke bleiben oder nicht! Also, dann leg doch die Karten auf den Tisch und lass das Theaterspielen.»

«Nein. Nein! Ruf da ruhig an, gleich morgen früh, es muss ja etwas passieren!» Mein Vater.

Frau Dr. Czech möchte, dass ich sofort herkomme. Wieder packe ich eine Reisetasche, meine Eltern fahren mich in die Uniklinik. Ich nehme mir ein Frühstück mit ins Auto: einen 125 g-Becher Diätjoghurt, 55 kcal. Ich brauche eine Stunde, die gesamte Autofahrt, um ihn leer zu löffeln.

Frau Dr. Czech ist noch nicht auf der Station, eine Schwester nimmt mich auf. Während meine Eltern die üblichen Formalitäten erledigen, werde ich auf die Waage gestellt. Nichts darf ich anbehalten außer den Slip, selbst Brille und Haargummi muss ich ablegen.

34,8 Kilogramm. Es hilft nichts: Ich freue mich. Ein schönes Gewicht. Da ist es dann auch nicht ganz so schlimm, wenn ich ein bisschen zunehme. Meine Eltern verabschieden sich bald, und die Oberärztin begrüßt mich.

«Du hast ein Einzelzimmer, Annika, das ist hier ein Privileg. Normalerweise liegen immer mehrere Kinder zusammen. Dafür ist es aber auch recht klein. Es hat eine eigene Nasszelle nebenan, also Dusche, Klo und Waschbecken. Wir werden die Tür abschließen – ich habe dir ja bereits gesagt, dass wir dich hier nicht am Erbrechen hindern können, aber wir wollen es dir nicht auch noch erleichtern. Wenn du musst, benutzt du die Toiletten im Gang, und ich möchte, dass du jedes Mal einer Schwester vorher Bescheid sagst. Deine Zimmertür bleibt den ganzen Tag offen, damit wollen wir verhindern, dass du Gymnastik machst oder sonst wie herumturnst. Die Station darfst du nicht verlassen, wenn du in deinem Zimmer bist, musst du entweder sitzen oder liegen. Genaueres bespricht dein Therapeut, Herr Früh, dann mit dir. Er arbeitet auch einen Essensplan mit dir aus. Er hat nachher Zeit für dich, sein Zimmer ist in einem Nebengebäude, eine Schwester wird dich hinüberbringen. Gewogen wirst du morgens, du musst nicht nach vorne ins Stationszimmer kommen, wir haben eine mobile Waage. Ach ja, wenn du morgens auf die Toilette musst, dann lass dir bitte eine Urinschale geben, wir müssen deinen Urin auf Nierenprobleme hin untersuchen. Dasselbe gilt auch für deinen Stuhlgang. Gut … wenn du noch Fragen hast, kannst du dich an Herrn Früh wenden, in Ordnung? Ich schau dann bei der nächsten Visite mal bei dir herein.»

Das Zimmer *ist* klein und sehr schmal. Vor dem Fenster steht ein Bett, von dort sieht man in den Klinikgarten hinunter. Neben dem Bett ist gerade noch Platz für einen winzigen Tisch – ohne Stuhl –, der Schrank ist hinter der Tür in die Wand eingelassen. Ich räume meine Kleidungsstücke ein, vermutlich werde ich hier ohnehin meist nur Joggingsachen tragen. War es eine gute Entscheidung, hierherzukommen? Frau Dr. Czech lässt keinen Zweifel daran, dass *sie* hier bestimmt. Ihre Art ist freundlich, aber energisch. Au Mann!

«Kommst du?», eine sehr junge Schwester steht im Türrahmen und streckt mir die Hand entgegen. «Ich bin Svenja.»

«Hm.» Ich habe nicht vor, mir hier irgendeinen Namen zu merken, ich will auch keinen Kontakt zu den Schwestern. Ich bin hier, na gut, aber bestimmt nicht für lange. Und solange ich eben hier sein muss, will ich meine Ruhe. Mich interessiert nicht, wer hier arbeitet und wer nicht und welche Kinder in den anderen Zimmern liegen. Je mehr Distanz ich zu meiner Umgebung wahre, desto gleichgültiger kann sie mir auch sein, ganz einfaches Prinzip.

«Ich bring dich zu Herrn Früh, kommst du?» Svenja redet und versucht, mir Fragen zu stellen. Warum hält sie nicht einfach den Mund und lässt mich in Ruhe? Jung ist sie, vielleicht so alt wie ich, «Schülerin» steht auf dem Button, der an ihrem hellblauen T-Shirt steckt. Ein T-Shirt trägt sie und eine weiße Hose, nicht diese albernen, knielangen Kittel. Häubchen muss heute sowieso niemand mehr aufziehen, nur das Haar, das muss man zusammenbinden. Aber Svenja hat ohnehin raspelkurze, rot gefärbte Stoppeln auf dem Kopf. Jetzt hat sie aufgegeben, schweigend gehen wir durch die Gänge, auf denen hektische Betriebsamkeit herrscht. Wir verlassen das Gebäude und folgen einem Schild, auf dem «Gebäude 2» steht. Ein moderner Glasbau liegt nach hinten versetzt zwischen einigen Kastanien. Im zweiten Obergeschoss sind einige Arbeitszimmer, verschlossene Türen mit Namensschildern daneben. Vor der letzten bleibt Svenja stehen.

«Klopf einfach, er ruft dich dann herein. Und wenn ihr fertig seid, ruft er bei uns auf der Station an, und ich hole dich wieder ab.» Sie bleibt noch einen Augenblick stehen, als sei sie unschlüssig, ob sie schon gehen soll.

«Also dann – viel Glück!», meint sie schließlich und dreht sich um. *Viel Glück?*

Herr Früh ist etwa vierzig, glattrasiert und hat igelig gegelte schwarze Haare, was merkwürdigerweise kein bisschen schleimig oder prollig aussieht. Nein, er sieht nett aus, seine braunen Augen schauen irgendwie warm und freundlich. Sie werden etwas schmaler, als er lächelt. Wenn jemand nur aus Höflichkeit oder Gewohnheit lächelt, bleiben die Augen gerade, die Haut verzieht sich nicht, und es ist nur der Mund, der lächelt. Das Lächeln von Herrn Früh ist echt.

«Hey, du bist Annika», stellt er fest und reicht mir eine kleine, trockene Hand. «Setz dich.»

Dann schweigt er und betrachtet mich, nachdenklich, aufmerksam und ohne ein bestimmtes Gefühl zu vermitteln. Was sieht er? Analysiert er mich schon? Demonstrativ starre ich an die Decke, weiße Raufaser, genau wie die Wände auch.

«Wir werden die nächste Zeit also miteinander auskommen müssen.» Es klingt vergnügt. «Wir werden einen Essensplan erarbeiten und einige Regeln aufstellen, aber das nur am Anfang. Dann werden wir ein bisschen über dich reden, du kannst mir erzählen, was dir wichtig ist, und vielleicht schaffen wir es dann gemeinsam, einen Grund für deine Magersucht zu finden.»

Schweigen.

«In Ordnung?»

Na ja, was soll ich darauf antworten? «Ja, gut.»

«Okay», er dehnt das Wort übermäßig, «dann machen wir jetzt den Plan. Hier, du kannst selber aufschreiben, was du dir zutraust zu essen, und ich sage dir dann meine Meinung dazu, okay?»

Na, das gefällt mir ganz gut! Ich erinnere mich an die Mahlzeiten, die ich so in etwa auf G1 gegessen habe und mit denen ich nicht zunahm. Mein fertiger Plan sieht folgendermaßen aus: morgens zwei Esslöffel Müsli plus 150 g Naturjoghurt (3,5 % Fett), mittags eine halbe Portion Hauptgericht, abends eine halbe Scheibe Brot (ohne Butter) mit einer Scheibe Wurst.

«In Ordnung», meint Herr Früh, «ich denke zwar nicht, dass du damit zunehmen wirst, aber versuchen wir es fürs Erste. Ich möchte allerdings, dass du vormittags und nach dem Abendessen jeweils eine Flasche Meritene trinkst.»

Du liebe Güte, hat die Herstellerfirma einen Sponsoringvertrag mit den Unikliniken?

«Hast du eine besondere Vorliebe? Dann können die Schwestern dafür sorgen, dass dieser Geschmack immer vorrätig ist.»

«Hm, Schokolade, am besten aus dem Kühlschrank.»

«Gut, dann gebe ich das weiter. Ansonsten, pass auf …»

Es gibt noch einiges andere, von dem Herr Früh «möchte», dass ich es tue. Nach jeder Mahlzeit soll ich mich eine Stunde hinlegen, Besuch sollte nicht länger als zwei Stunden dauern, wenn ich mein Zimmer verlasse und ins «Spielzimmer» gehe, dann muss ich mich dort hin*setzen*, keine Mahlzeit darf länger als dreißig Minuten dauern.

«Dann kommt eine Schwester und nimmt dir das Tablett ab, egal, ob du fertig bist oder nicht. Du musst wieder lernen, Mahlzeiten in einem angemessenen Zeitraum zu beenden, man kann einen Joghurt auch in zehn Minuten leer löffeln und genießen, es muss keine Stunde sein.»

Zehn Minuten für einen Becher Joghurt? Zugegeben, wenn ich einen Essanfall habe, brauche ich etwa zwei Minuten, aber zum *Drinlassen,* für den *echten Genuss*, kann man sich gar nicht lang genug Zeit nehmen. Essen, das ist – so oder so – die schönste Beschäftigung der Welt!

«Wie viel trinkst du am Tag, so ungefähr?»

«Hmmmm», da muss ich überlegen. Ich trinke selten aus Durst, meistens nur aus Zweck. Um den Hunger zu betäuben, kein Magen kann grummeln und nörgeln, wenn man ihn bis zum oberen Rand mit Wasser füllt. Was übrigens äußerst unangenehm ist, da es bei jeder Bewegung blubbert und gurgelt, man ist schwerfällig wie ein betrunkener Elefant, und wenn man das Pech hat, schon lange zu kotzen, dann ist es auch nicht so leicht, das ganze Wasser im Magen zu behalten, da dieser darauf trainiert ist, alles, und insbesondere flüssige Massen, wieder von sich zu geben. Denn genau das ist der zweite Sinn des vielen Trinkens: Es kotzt sich definitiv leichter und schneller, je mehr man trinkt und das Essen damit vermengt. Es soll zwar solche Spitzenprofis unter den Bulimikern geben, die problemlos jederzeit und egal was auskotzen können, doch das ist vielleicht auch nur ein Gerücht. Ich jedenfalls kenne niemanden, keinen Bulimiker, der sich nicht auf mehrere Liter Flüssigkeit während des Essens und jede Menge Wasser zum «Aus- und Nachspülen» hinterher verlässt. Wer riskiert schon, dass die letzte Packung Kekse an den Magenwänden kleben bleibt?

«So etwa … 3 bis 5 Liter? Ich weiß nicht genau.»

«Also, hier wirst du drastisch weniger zu trinken bekommen! Ein Kännchen Tee morgens und abends, und zum Mittagessen ein Glas Wasser. Oder hättest du gerne Saft?»

Scherzkeks. «*Das* ist alles??»

«Das reicht aus, glaub es mir. Du trinkst ja auch noch das Meritene» – *Oh Ja!* – «und mit dem Essen nimmst du auch Flüssigkeit auf. Außerdem werden deine Nierenwerte regelmäßig überprüft, keine Sorge. Den sonstigen Ablauf auf der Station hat dir ja schon Frau Dr. Czech erklärt? Gut, also wir sehen uns jeden Tag, außer an den Wochenenden. Wenn es mal ganz besonders nötig sein sollte, kannst du mich auch von den Schwestern anrufen lassen, dann sehe ich, wo ich dich nochmal unterkriege. Ansonsten kannst du dich auch jederzeit an die Schwestern wenden, weißt du. Wir haben recht oft Mädchen mit Essproblemen hier, und die Schwestern haben Erfahrung damit. Ich weiß nicht, wie es dir bisher in den Kliniken ergangen ist, aber oft fühlen sich Mädchen mit Magersucht, die in einem Allgemeinkrankenhaus liegen, unsensibel behandelt vom Personal. Was wiederum daran liegt, dass dieses oft keine Ahnung oder Vorstellung von psychischen Erkrankungen hat. Sie sehen nur jemanden, der sehr, sehr krank ist – sich aber nicht helfen lassen will, ja, der sogar gegen die Helfer arbeitet! Das macht natürlich wütend und auch hilflos. Die Schwestern hier werden sich auf keine Diskussionen oder Machtkämpfe mit dir übers Essen einlassen. Du bekommst von ihnen das, was wir hier vereinbaren, was und wie viel das ist, interessiert sie nicht, auch nicht, ob du es isst oder nicht. Das alles besprechen wir *hier,* hier ist der Rahmen dafür. Für die Schwestern bist du ebenso eine Patientin wie die anderen Kinder, um die sie sich kümmern, denen sie so helfen, wie die Ärzte es vorsehen und denen sie wünschen, dass sie bald wieder gesund werden. Alles klar?»

Ein bisschen viel auf einmal, ich werde langsam schon wieder müde und habe Schwierigkeiten, alles aufzunehmen. Ich denke, dass ich Herrn Früh mag, bin aber lieber noch vorsichtig mit meinem Urteil – und warte ab, wie sich das alles hier so entwickelt. Bislang gibt es eine Menge, das ich tun *muss* oder *soll,* und recht wenig, das ich tun *darf*!

Svenja holt mich kurz darauf ab, und ich ziehe mich in mein «Kämmerchen» zurück. Gleich darauf steht sie jedoch wieder da und weist mit einem etwas entschuldigenden Lächeln auf die Tür: «Die muss offen bleiben, das weißt du doch.»

Ja, ich hatte das *gehört*, aber so schnell nicht realisiert, was das tatsächlich bedeutet. Das erlebe ich dafür jetzt. Es bedeutet, dass *jeder*, wirklich *jeder,* freien Blick auf mich hat. Das sind die Schwestern ebenso wie die Kinder und die Besucher, also Mamas, Papas, Omas, Opas, Tanten, Onkel, Freunde, Bekannte … was weiß ich noch. Es ist kaum zu glauben, wie viele Menschen ständig den Gang rauf oder runter laufen, wo sich mein Zimmer praktischerweise genau in der *Mitte* befindet. Alle glotzen herein. Manche diskret im Vorbeigehen, andere dafür, begeistert von der Einladung, hängen sich fast zur Tür herein und starren mich an.

Was die wohl hat? Wenn die hier so bei offener Tür liegt … sicher etwas Schlimmes. Obwohl – so krank sieht sie gar nicht aus!

Und sie ist auch viel älter als die anderen Kinder hier, bestimmt schon fünfzehn oder sechzehn. Na, da schau ich auf'm Rückweg nochmal vorbei!

Die kleinen Kinder sind mir egal. Vier- oder fünfjährige Knirpse schieben sich mit Infusionsständern und Stofftieren in den kleinen Fäusten an meinem Zimmer vorbei in Richtung Spielzimmer. Es rappelt und klappert, wenn die großen Metallständer über das Linoleum holpern, gelegentlich fängt es dann auch an zu piepsen oder zu schnarren – eine Infusion ist leergelaufen oder wurde unterbrochen. Die Kinder haben müde, gereizte und verheulte Gesichter, kaum dass sie mich in dem offenen Zimmer bemerken, sie sind genug mit ihrem eigenen Kummer und ihrer eigenen Qual beschäftigt. Aber die Erwachsenen stören mich, ich fühle mich ihnen ausgeliefert und *bin* es ja gewissermaßen auch – wenigstens ihren Blicken. Es gibt keine Privatsphäre für mich auf dieser Station. Null. Morgens rollt eine Schwester die Waage zu mir herein und händigt mir zugleich eine Bettpfanne aus. So bewaffnet, trete ich den ersten Toilettengang an und stelle mein «Produkt» ins Stationsbad. Es ist unglaublich, dass man sich selbst *daran* gewöhnt, und nach zwei, drei Tagen ist es mir nicht einmal mehr peinlich. Dann darf und muss ich unter Aufsicht der Schwester auf die Waage steigen. Gebannt starren wir beide auf das Ergebnis, sie notiert es, und dann rollt sie wieder davon. Eine halbe Stunde später wird meine kleine Nasszelle aufgesperrt, und ich darf mich jetzt – eine Viertelstunde lang – waschen und anziehen. Dann wird wieder abgeschlossen, und mein Frühstück kommt. Wer schon so früh auf den Beinen ist und Lust hat, der darf nun einen kostenlosen Blick auf eine Magersüchtige beim Essen werfen! Und das geht folgendermaßen vor sich: Joghurtbecher öffnen, Joghurt durchrühren. Gründlich. Joghurt über dem Müsli in der Schale verteilen (überlegen: «Ist es heute eventuell etwas mehr als gestern? Besonders viele Rosinen?»). Müsli mit dem Joghurt vermengen. Umrühren. Lange und gründlich umrühren. Den Löffel herausziehen. Ihn am Schüsselrand abstreifen. Dann so lange mit dem Löffel an die Schale klopfen, bis alle Körner oder Flocken wieder zurückgefallen sind. Dann den Löffel zum Mund führen. Mit drei zarten Berührungen der Zunge den feinen Joghurtfilm vom Löffel lecken. Löffel erneut eintauchen. Umrühren. Gründlich. Prozedur wiederholen. Wenn alles Joghurt auf diese Weise gegessen wurde und nur noch ein mickriger Rest aufgeweichter Müslipampe in der Schüssel ist, den Löffel gestrichen voll machen und den Brei im Mund *lutschen.*

Wenn man diese Technik gut beherrscht, dann gelingt es einem innerhalb von *exakt* dreißig Minuten, das Frühstück zu beenden. Zur Sicherheit stelle ich mir den Wecker auf das Tablett.

Es macht mir wirklich Spaß und Freude, mein Essen so zu zelebrieren, nie könnte ich mir vorstellen, es einfach stupide Löffel für Löffel im Mund zu versenken!

Nach dem Frühstück muss ich mich hinlegen, was nicht weiter schlimm ist, da ich meistens noch müde bin und wieder einschlafe. Wenn ich dann zum zweiten Mal wach werde, liegt ein langer Vormittag und ein noch viel längerer Nachmittag und Abend vor mir, einzige Unterbrechungen sind das tägliche Gespräch mit Herrn Früh und das Essen. Ich *liebe* diese Mahlzeiten! Das Meritene dagegen kann ich immer noch nicht leiden, gekühlter Schokoladengeschmack hin oder her, meinen Magen vergifte ich nicht mit einer Kalorienbombe, die sich als «essentielle Aminosäuren» tarnen will! Mit viel Geschick habe ich mir zwei Gläser zurückbehalten, die ich in meinem Nachttisch verstecke. Wenn nun das Meritene serviert wird (mit Strohhalm, kleine Aufmerksamkeit des Hauses), setze ich mich aufrecht aufs Bett und starre gebannt zur Türöffnung. Gleichzeitig lausche ich nach Schritten auf dem Gang. Wenn die Gelegenheit günstig ist, schütte ich blitzschnell etwas Meritene in eines der Gläser im Nachttisch. Nie alles auf einmal, denn dann könnte es auffallen, dass ich so schnell «trinke». Danach trotte ich brav in die Stationsküche und gebe die leere Flasche wieder ab. Jetzt kann ich mich auf die nächste Mahlzeit freuen ... eine halbe Stunde Lust! Abgesehen von dem Meritene und der Scheibe Wurst am Abend halte ich mich an meinen Essensplan. Zu der Wurst kann und kann ich mich nicht durchringen ... Fett ... Kalorien ... manchmal lecke und schlecke ich an der Scheibe Lyoner oder Salami herum, nur um in den Genuss dieses *köstlichen Geschmacks* zu kommen, aber abbeißen, kauen und runterschlucken? Niemals!

Ja, der Tag ist lang, sehr lang, besonders, wenn man sich nicht das kleinste bisschen rühren darf. Sobald ich im Zimmer stehe, schreit eine Schwester vom Gang herein: «Setz dich hin!» Besonders freundlich oder nett finde ich sie auch nicht gerade, gut, sie diskutieren wirklich nicht mit mir über das Essen, aber ich werde das Gefühl nicht los, dass sie mir von Grund auf misstrauen und auch nicht eben sehr viel Verständnis für mich und meine Essstörung aufbringen. Ich muss mir etwas Schlaues einfallen lassen, um wenigstens ein *Mindestmaß* an Kalorien zu verbrennen! Dass ich bei jedem Gang aufs Klo in der Kabine acht Kniebeugen mache, ist selbstverständlich. Meine Gelenke knacksen dabei, und ich spüre meine Knochen unangenehm deutlich, doch was hilft's? Übrigens nutze ich den Gang zur Toilette auch, um mir den Magen mit Wasser aus dem Wasserhahn zu füllen, so schnell und so viel wie möglich, ohne dass jemand etwas bemerkt.

Den restlichen Tag sitze ich auf meinem Bett. Ja, ganz recht, ich *sitze* – schließlich habe ich diesbezüglich kaum eine Wahl. Aber niemand hat mir gesagt, *wie* ich zu sitzen habe, also habe ich mich für den *Lotussitz* entschieden! Ich habe zwar keine Ahnung, ob Herr Kruse mit seiner Einschätzung, dass diese Position «sehr anstrengend» sei, richtig liegt, aber ich klammere mich an jeden Hoffnungsfunken. Also sitze ich mit ineinander verflochtenen Beinen da, lese, schreibe Briefe und Tagebuch, und hoffe, dass mir dabei nicht nur die Füße taub werden, sondern ich auch ordentlich Kalorien verbrenne. Meine harten und spitzen Knöchel bohren sich in meine Waden, meine Knie stoßen dauernd irgendwo an, und ich sehe bald aus wie ein Prügelknabe, voller blauer Flecken, aber ich bleibe eisern! Man gewöhnt sich an vieles …

Abends, kurz bevor ich ins Bett gehe (auf dem ich ja ohnehin schon seit Stunden sitze), bekomme ich ein winziges Stückchen Freiheit zugestanden. Zuerst wird das Bad noch einmal aufgeschlossen, damit ich mich waschen und umziehen kann. Und dann, das ist das Privileg, *darf ich die Zimmertür schließen*! Während der gesamten Nacht bleibt sie zu, und ich bin dahinter unsichtbar. Es ist das Zugeständnis von Herrn Früh, damit ich auch wirklich schlafen kann und nicht jedes Mal wach werde, wenn irgendwo ein Alarm loslegt. Auch nachts ist es hier niemals still, und die Wände sind dünn genug, dass die Geräusche aus den angrenzenden Zimmern zu mir hereindringen. Kinder schreien vor Schmerz oder Unzufriedenheit, manche wimmern im Schlaf, Kinderhörspiele plappern aus Kassettenrekordern vor sich hin, medizinische Geräte piepsen, schrillen, summen. Im Zimmer links neben mir liegt ein winziger Säugling, ich habe ihn einige Male auf den Armen seiner Eltern gesehen. Das kleine Bündel Mensch ist vollkommen verkabelt und verdrahtet und weint beinahe ununterbrochen. Es hat ganz offensichtlich eine Spieluhr, die jede Nacht «Guten Abend, Gute Nacht» abspielt, wieder und wieder aufgezogen von den Eltern, die neben dem Gitterbettchen ausharren. Die Musik macht mich traurig, ohne dass ich genau weiß, warum. Es ist so lange her, dass ich selber dieses und andere Gute-Nacht-Lieder mit meinen Eltern gesungen habe … wahrscheinlich überkommt mich nachts der Heimwehschmerz, genau wie die anderen Kinder hier.

Aber ehe ich unter die Bettdecke krieche, habe ich fünfzehn Minuten lang das kleine Bad für mich, und diese Zeit ist mir unglaublich wichtig. Jetzt kann ich schnell die mit Meritene gefüllten Gläser aus dem Nachttisch holen und das Zeug ins Klo schütten. Gläser ausspülen, zurück in den Nachttisch stellen – fertig!

Ich schlafe schlecht. Nacht für Nacht muss ich mindestens dreimal aufstehen und pinkeln. Schlaftrunken stolpere ich in den Gang hinaus, zu müde für irgendwelche gymnastischen Verrenkungen in der engen Kabine. Meine Nieren haben inzwischen eine Konzentrationsschwäche, was bedeutet, dass der Urin nicht mehr richtig konzentriert wird, alle Flüssigkeit, die ich zu mir nehme, läuft nach kurzer Zeit hellgelb-wässrig aus mir heraus. Es ist nichts wirklich Bedrohliches, aber es nervt doch sehr. Herr Früh fragt mich, ob ich das «mit Absicht» mache, weil ich nachts das Bedürfnis hätte, mich zu bewegen. Ich mag ja einige Macken haben, aber nachts, da will ich schlafen! Es reicht, dass andauernd etwas quietscht oder piepst und Schritte den Gang entlang klappern, nee, ich bin froh über jede Stunde Schlaf! Denn es gibt noch etwas, das meine Aufmerksamkeit und Energie verlangt und mich somit unweigerlich wach hält: Ich habe mittlerweile starke Zwangshandlungen und -gedanken entwickelt. Nach und nach haben sie sich, fast unbemerkt, in meine Handlungen und mein Denken eingeschlichen und steuern mich jetzt fast komplett. Im Grunde ist es darum sogar eine Erleichterung, dass ich meistens nur auf dem Bett sitze – da kann ich nicht so viel verkehrt machen. Meine Angst, dass bei einer falschen Tat etwas Katastrophales geschehen wird und ich bei der kleinsten Unachtsamkeit zunehme und *dick werde,* ist erdrückend. Ich hinterfrage meine Handlungen nicht, ich fange an zu vergessen, dass sie absonderlich sind, denn ich muss mich an ihnen festklammern, um nicht gänzlich den Verstand zu verlieren. Ich trage nur noch wenige Kleidungsstücke, Tag für Tag. Es ist mir egal, ob sie beginnen, nach Schweiß zu riechen: *Ich darf nichts anderes tragen!* Obwohl draußen die Augustsonne herunterbrennt und Schwestern und Pfleger über die Hitze stöhnen, ziehe ich jeden Tag eine lange Jeans, Wollsocken, ein langärmeliges Unterhemd und einen Wollpullover an. Mir ist unangenehm warm, aber nur diese Kleidungsstücke vermitteln mir *Sicherheit!*

Auf meinem Nachttisch liegen das Buch, das ich gerade lese (oder zu lesen versuche, denn ich kann mich kaum konzentrieren), mein Federmäppchen, ein Spiralblock, zwei Packungen zuckerfreier Kaugummi (das einzige Zugeständnis an «Süßigkeiten», das ich mir machen kann) und mein Adressbuch. *Jeder* dieser Gegenstände liegt auf einem ganz bestimmten Fleck, und alle zusammen bilden ein festes *System*. Selbstverständlich ist niemand außer mir in der Lage, dieses System zu durchschauen, geschweige denn zu reproduzieren. Ich ertrage es nicht, wenn eine der Schwestern aus Neugierde mein Buch in die Hand nimmt, *weil sie es an den falschen Platz zurücklegen wird!* Dann muss ich das Buch, sobald sie den Raum wieder verlassen hat, erneut zur Hand nehmen und um Bruchteile von Millimetern verschieben, bis mir eine innere Stimme das Signal gibt: «So ist es gut.» Das kann schnell gehen (dann habe ich wirklich Glück!), oder es dauert zwanzig Minuten und länger, bis alles wieder *in Ordnung* ist. Niemals könnte ich Wörter wie «dick» oder «fett» oder «schwabbelig» aussprechen, denn wenn ich das täte, *würde ich noch im gleichen Augenblick genau das:* ***dick, fett und schwabbelig!*** Wenn ich abends meinen Schlafanzug anziehe – eine rote Leggins mit passendem Shirt –, dann muss dieser *absolut korrekt* sitzen. Das wiederum heißt, dass meine Knöchel von dem Stoff der Hose *bedeckt* sein müssen. Da die Leggins aber aus elastischem Material sind, rutschen sie immer wieder nach oben, und dann muss ich ziehen und zerren, bis der Stoff wieder an den Knöcheln ist. Eine kleine Bewegung, eine Drehung im Bett genügt, und alles ist wieder zerstört und geht von vorne los. Ich versuche also, stocksteif und starr dazuliegen, um nur ja kein Risiko einzugehen. Dazu müssen meine Beine – ich liege immer auf der linken Seite – einen speziellen Winkel einnehmen und meine Hände auf der Bettdecke liegen. Nur so und nicht anders kann ich «sicher» einschlafen. Und wenn das dann endlich passiert ist und das erste Alarmgeräusch irgendwo ertönt, schrecke ich hoch und merke, dass meine Kleidung *verschoben* ist – und ich muss sie neu ordnen.

Zwanghaftes Verhalten ist kein ungewöhnliches Phänomen bei Magersüchtigen, im Gegenteil stellt es, genau wie Depressionen und Angstzustände, eine häufige Begleiterscheinung des Untergewichts dar. Mit steigendem Gewicht ist dieses Symptom bei mir später verschwunden und auch nie wieder aufgetaucht.

Die Gespräche mit Herrn Früh sind nett, und ich freue mich jeden Tag darauf – nicht nur, weil es bedeutet, dass ich die Station kurzzeitig verlassen darf. Er versucht nie, mich in eine von ihm bereits vorgesehene Ecke zu drücken, sondern überlässt es mir, worüber ich sprechen möchte. Ich erzähle ihm von meinen Eltern, unseren ständigen Auseinandersetzungen über das Essen, als ich noch zu Hause war, von Nele und ihrer offen geäußerten Antipathie mir gegenüber, von der Schule und meinen Schwierigkeiten dort, von Jasmin und meiner Angst, sie zu verlieren bzw. alleine sein zu müssen. Er hört aufmerksam zu, macht sich Notizen, fragt nach, um etwas besser zu verstehen, und versucht, mir manche meiner Verhaltensweisen anhand von Skizzen und Modellen zu erklären.

Allerdings spricht er auch mit mir über das Essen und mein Gewicht, das nicht steigt, sondern im Gegenteil, seit ich hier bin, ganz langsam fällt. Ich finde, er sollte mich damit in Ruhe lassen, denn immerhin habe ich hier noch kein einziges Mal erbrochen und auch gar nicht das Bedürfnis nach einem Essanfall. Meistens finde ich es zwar sehr schade, dass ich die Wurstscheibe abends nicht essen darf, aber immerhin darf ich ja morgens mein Müsli essen und mittags die warme Mahlzeit … ich muss mir nur immer vor Augen halten, wie *gut* ich es mir gehen lasse, dann fällt der Verzicht leichter!

Ich bin jetzt so leicht wie nie zuvor – na gut, abgesehen von sehr viel früher, als ich noch ein Kind war, irgendwann einmal – und bin unendlich stolz und glücklich darüber. Mein Blutdruck wird mit der Kindermanschette gemessen, und das mit Bärchen bedruckte Band muss fest um meinen Oberarm geschlungen werden. Meine Werte liegen bei 80/40 – normal wären etwa 110/90. Ich freue mich darüber, als sei es eine außerordentliche, von mir erbrachte Leistung, und irgendwie ist es auch genau das.

«34,3 Kilogramm – so viel wie ein zehnjähriger Knabe!», konstatiert eine der Schwestern missmutig. «*Wie alt* bist du?»

«Siebzehn!» *Toll, toll, toll! Mit siebzehn so wenig wie ein Kind! Ich bin wirklich* ***gut****!*

Aber mein Glück über das Untergewicht ist auch der einzige Spaß, den ich hier habe.

Ich hasse die Station. Es ist kein trotzig-aufbegehrender Hass wie in der Kinder- und Jugendpsychiatrie, denn dieses Mal kam der Entschluss, in ein Krankenhaus zu gehen, schließlich von mir selber. Es ist ein hilfloser, trauriger Hass. Noch niemals in meinem ganzen Leben zuvor war ich so ausgeliefert und so abhängig, nicht einmal auf G1. Ich stehe nahezu ständig unter Observierung durch das Pflegepersonal, selbst nachts kommt mehrfach jemand herein, um «nach dem Rechten» zu sehen. Ich bin nicht mehr ich. Ich könnte genauso gut eine Nummer sein, eine Zahl, eine Bakterienkolonie. Nichts, das ich tue, bleibt unbemerkt, zumindest tagsüber. (Na gut, dass ich das Meritene wegschütte, hat bislang noch niemand entdeckt, aber was ist eine solche minimale Handlung schon?) Ich darf keinen Schritt tun. Auf G1 konnte ich wenigstens ungehindert in meinem Zimmer hinter *geschlossener* Türe herumlaufen – hier habe ich keine Chance. Selbst mein Inneres wird nach außen gekehrt und sichtbar gemacht, man begnügt sich nicht mehr mit Blutwerten (Blutentnahme habe ich jeden Tag!), Puls, Blutdruck und Temperatur, sie wollen auch meinen *Urin* (und zwar jedes Mal wenn ich zur Toilette gehe!) und meinen *Stuhlgang*!

Vermutlich ist mein Leben hier immer noch um Klassen besser als in manchen Gefängnissen, aber dennoch beginne ich, diese

Menschen zu begreifen, begreife, was es bedeutet, *ausgeliefert, hilflos und untergeben* zu sein. Wie wichtig eine Privatsphäre für die eigene Würde ist. Und dass man eben diese Würde braucht, um sich als Mensch, als Mensch mit Rechten fühlen zu können.

Jeder Blick von den vorübereilenden Menschen auf dem Gang nimmt etwas von mir mit sich fort, nimmt mir etwas weg, das nur mir gehören sollte. Ich fühle mich wie ein Kuriosum auf alten Jahrmärkten ...

Meistens sitze ich mit dem Blick zum Fenster gewandt da, um nicht jeden Neugierigen bemerken zu müssen, nicht jede Schwester, die misstrauisch-forschend hereingafft, in der Hoffnung, mich bei etwas «Verbotenem» zu ertappen.

«Machst du etwa *Sport?*»

Wie denn, bitte schön?? Ich wäre ja äußerst *dankbar*, wenn Sie mir einen Tipp geben könnten, wie ich in *diesem* Zimmer, bei *offener* Tür, Sport machen kann, *ohne* dass es auffällt?

Ich habe langsam Angst, wirklich den Verstand zu verlieren. Die Situation wird immer unerträglicher und erdrückender. Ich mag nicht mehr. Ich mag nicht mehr so hilflos und ausgeliefert und so wenig ich selber sein. Ich kann nicht mehr.

Die einzige Möglichkeit, die ich entdecke, ist: schreiben. Ich schreibe, um zu fliehen, um mich abzulenken und der Station zu entkommen. Ich sorge dafür, dass mein Geist sich nur daran klammert, was ich als nächstes zu Papier bringen will, nur daran, um nicht an die entblößende Situation in dieser Schaukammer Tag für Tag denken zu müssen. Es ist völlig egal, was ich schreibe, solange es nur Worte und Sätze sind, die einen Sinn ergeben. Ich führe Tagebuch und schreibe seitenlange Briefe, aber das genügt nicht, und so beginne ich, Kurzgeschichten und Märchen zu schreiben, nicht besonders geistreich und nicht besonders gut, aber ausreichend, um mich vor dem Wahnsinn zu bewahren. Denn ich bin mir sicher, dass genau der mir droht, wenn ich weiterhin nichts tue und dabei den gaffenden Blicken ausgeliefert bin.

Ich fange morgens mit dem Schreiben an, sobald die Ruhestunde vorbei ist, und ich schreibe bis zum Mittagessen. Wenn ich liegen muss, spinne ich die Fäden weiter und weiter, so dass ich in einem Zug schreiben kann, nur schreiben, schreiben. Ich schreibe mich weg, fort aus diesem Zimmer und dieser Klinik, fort von Magersucht und Gewichtsangst, fort von Hunger und stummer Wut. Meine Eltern bringen mir neue Tintenpatronen und einen zweiten Block, ich schreibe wie eine Besessene. Falls mir am Abend die Hand schmerzt, spüre ich es nicht. Ich schreibe, um nicht durchzudrehen, und ich schreibe vor allem, um mich nicht zu verlieren.

Meine Eltern besuchen mich alle drei, vier Tage für die erlaubten zwei Stunden. Mit ihnen darf ich mich auf den Balkon vor der Station setzen. Wir spielen «Uno» und «Phase zehn» und bemühen uns um ein Stück Pseudo-Normalität.

Mittlerweile neigen sich die Sommerferien dem Ende zu, und uns ist allen dreien klar, dass es vollkommen aussichtslos ist, dass ich zu Schulbeginn wieder im Klassenraum sitze. Fragt sich nur: was dann? Mir ist es ganz recht, dass die Zeit für mich läuft ... ich habe nicht die geringste Lust, mich wieder mit Mathe, Französisch oder Physik abzuquälen, meine Leistungen am Niveau der anderen zu messen, zu befürchten, dass meine Blödheit und Unfähigkeit doch noch entdeckt würden. Und so fällt es mir ganz leicht, mich gegen all das zu entscheiden. Ich habe Mittlere Reife, wozu brauche ich Abitur? Lieber kein Abitur, als das katastrophal schlechte, das ich – davon gehe ich aus – zustande bringen werde. Man kann eine Menge Sachen machen mit Realschulabschluss, und mir gefällt die Idee, irgendwann einmal Krankenschwester zu werden, am liebsten Kinderkrankenschwester. «Irgendwann einmal» ist ja auch ein herrlich dehnbarer Begriff, «irgendwann» ist, wenn ich den richtigen, den einzig wirklich überzeugenden Grund gefunden habe, für den es sich lohnt, wieder zu essen.

Meine Eltern reagieren unterschiedlich auf meinen Entschluss. Mein Vater redet auf mich ein, er wird schließlich wütend, darüber, dass ich «alles so einfach hinwerfen» und mich «dem Leben nicht stellen» will, dass ich es mir «zu einfach» mache, und was ich denn nun mit meinem Leben «bitte schön anfangen» möchte! Meine Mutter legt ihm ihre Hand auf den Arm. «Ist gut. Lass sie.» Ihre Stimme klingt sanft und weich, aber so übertrieben, als hätte sie einen Menschen vor sich sitzen, um dessen Geisteszustand es schlecht bestellt ist, der nicht in der Lage ist, vernünftig zu überlegen. Einen Menschen, den man mit Schonung behandeln muss und der nicht für voll genommen werden kann.

«**Rede nicht so!**» Wie ich es hasse, wenn sie das tut! Denkt sie vielleicht, ich kriege das nicht mit?

«Ja, Annika, ist gut. Ist ja gut. Nun reg` dich nicht auf ...»

«**Mama!** Behandle mich nicht wie eine Verrückte! Ich weiß schon, was ich sage, und ich meine es ernst!»

«Ja, Kind. Holst du die Uno-Karten?»

«**Verdammt noch mal ...**»

«Jetzt schrei hier doch nicht so herum, Annika. Wir haben ja gehört, was du uns gesagt hast. Aber nun reden wir wieder von was anderem, in Ordnung? Komm, ist ja gut.»

Ich bin froh, als sie endlich gehen. Im Grunde stören sie ohnehin nur meinen Tagesrhythmus aus Essen, Schlafen und Schreiben. Ich bleibe lieber in meiner Gedankenwelt, eindeutig.

«Wenn du jetzt über das Wochenende nicht ordentlich zunimmst, legen wir dir am Montag eine Magensonde. Ich schaue mir das nicht länger an.»

Herr Früh steht am Fenster und dreht mir den Rücken zu.

«Was heißt ‹ordentlich›?»

Er meint es ernst, und ich weiß ganz genau: Wenn er die Sonde anordnet, kriege ich sie! Er dreht sich herum, bleibt aber weiter stehen.

«Nun, du musst zeigen, dass es dir jetzt ernst ist. Fünfhundert Gramm. Mindestens.»

Okay, jetzt muss ich nachdenken. *Langsam, Annika, langsam, schön der Reihe nach.* Fünfhundert Gramm in zwei Tagen, das ist ganz schön viel. Ein halbes Kilogramm, zwei ganze Pakete Butter. Und die sollen nun an meinen Körper dran. Es ist ekelerregend. Andererseits will ich die Magensonde umgehen, so viel ist mir klar. Dann erlaube ich mir jetzt eben, zwei Tage lang *zu essen.* Schließlich habe ich mir das doch insgeheim immer gewünscht! Essen dürfen, essen, ohne zu erbrechen, einfach genießen dürfen. Sich etwas gönnen. Gut, ich werde also die nächsten Tage alles vom Plan essen, samt Meritene. Ehrlich gesagt schmeckt es ganz gut. Schokoladengeschmack aus dem Kühlschrank. Wenn man es ganz langsam trinkt, Schluck für Schluck ... damit man auch wirklich was davon hat. Hmmm. Und – dann darf ich ja auch abends die Scheibe *Wurst* essen! Weiche, rosa, duftende Lyoner. Oder lieber etwas herbe, würzige Salami ...? Oh Gott, es gibt *so vieles*, das zu essen ich mich sehne! Und nun, nun darf ich, zwei Tage lang darf ich! Es ist ein Geschenk.

Allerdings, so muss ich mir klarmachen, darf ich mich keinesfalls daran *gewöhnen*, das wird nur ein kurzfristiger Luxus sein, um der Sonde zu entgehen. Danach, ja danach werde ich weitermachen wie bisher.

Aber zuerst ... ich freue mich. Ja, ich freue mich auf das Essen, das ich mir nun erlauben kann!

Wenn man mir die Meriteneflasche nach dreißig Minuten nicht wegnehmen würde, würde ich bestimmt noch eine Stunde und länger daran herumnuckeln. Es schmeckt so wunderbar *süß*! Und die Wurst, Brot mit Wurst ..., ich habe vergessen wie es ist, richtiges Essen zu schmecken, zu kauen und zu schlucken. Es ist ein beinahe religiöses Ritual, das ich da vollziehe, kein Priester könnte andächtiger eine Hostie in Händen halten als ich dieses Stück belegtes Brot.

Am Samstagmorgen wiege ich exakt zweihundert Gramm *weniger* als am Vortag.

Es ist so seltsam. Ich sinke auf mein Bett, die Schwester rollt die Waage fort. Ich *weiß*, was das nun bedeutet. Magensonde. Künstliche Ernährung.

Aber es gibt etwas, das in diesem, in genau diesem Augenblick eine Million Mal wichtiger und berauschender ist als irgendein dummer Gummischlauch: Ich habe *abgenommen*!!

«Weniger, weniger, es ist weniger!!», jubiliert es in meinem Kopf, das erste Mal wiege ich *weniger als 34 Kilogramm*!! Ich bin so stolz auf mich, auf meine Leistung! So gut wie noch nie!

Dann, ganz allmählich, sickert wieder das Bewusstsein in meinen Kopf, was am Montag geschehen muss. Verwirrt und durcheinander von diesem Widerstreit in mir, laufen mir Tränen über das Gesicht, Tränen der Angst und der Erschöpfung.

«Na, was hast du?», knurrt die Schwester, die gekommen ist, um mein Bett zu machen. Sie ist eine große, stämmige Frau mit einem grauen Haarknoten auf dem Kopf und hellen Augen, die mich meistens unfreundlich und argwöhnisch betrachten.

«Ich hab abgenommen, und Herr Früh hat gesagt, wenn ich nun abnehme, kriege ich die Sonde; aber dabei hab ich doch gestern gegessen, ich versteh das nicht.»

«Hm.» Sie überlegt einen Moment, bevor sie mir mit ihrer Pranke das Gesicht tätschelt. «Sieh's doch mal so: Es ist bestimmt besser für dich. Dürr wie du bist! Nix dran, gar nix!»

Ja, du hättest wohl gerne, dass alle so drall und wabbelig wie du sind! Damit nicht mehr auffällt, dass du **fett** *bist!*

Sie schaukelt zur Tür raus, und ich höre auch auf zu flennen. Gut, nun ist es eben so. Eine Magensonde … gewissermaßen ist das auch eine Art Auszeichnung, oder nicht? Ich bin jetzt so krank, so *magersüchtig*, dass man mich künstlich ernähren muss! Ja, das klingt gut. Dramatisch. Spannend. Denn nach wie vor *möchte* ich magersüchtig sein. Und glaube immer noch, dass ich es in Wahrheit *nicht* bin. Magersüchtige hungern doch freiwillig, denen fehlt das Essen doch gar nicht?! Aber mir, mir fehlt es schon. Ich bin schwach und undiszipliniert, denn ich denke pausenlos an Essen, ja ich *träume* davon! Von einem riesigen Büfett, das nur mir gehört ... von einem Magier, der mir die ewige Schlankheit schenkt, egal, was ich vertilge. Aber diese Gedanken schließe ich in mir ein, niemand soll das dicke, verfressene Schwein sehen, das sich hier als *Magersüchtige* tarnt!

Seltsamerweise haben sehr viele Magersüchtige ein falsches Bild von dieser Krankheit. Genau wie die Laien unter unseren Mitmenschen gehen sie davon aus, dass ein magersüchtiger Mensch nahezu nichts zu sich nimmt. Und so überzeugt sie jeder einzelne Bissen davon, selber *nicht* magersüchtig zu sein. Oft sind Magersüchtige auch der Meinung, *Unmengen* zu verzehren: einen *ganzen Salatkopf* (ohne Dressing!)! *Zwei Knäckebrote mit Käse* (fettarm)! *Vier Stück Butterkekse*! Tatsächlich können Magersüchtige durchaus «viel» essen – solange es sich dabei um Berge von Rohkost ohne ein Gramm Fett handelt, nimmt davon niemand zu. Oder aber sie essen tatsächlich eine halbe *Pizza,* und jeder fragt sich verblüfft, warum sie denn dann so mager sind – ohne auf den Gedanken zu kommen, dass dieses Stück Pizza die einzige Mahlzeit für zwei volle Tage ist. Wir belügen nicht nur unsere Umwelt, wir sind auch perfekt darin, uns selbst zu belügen – was das Entkommen aus dieser Krankheit so schwierig macht. Wir müssen in allererster Linie *ehrlich* sein, und zwar zu uns. Doch wie erkennt man, welcher Gedanke nun stimmt und welcher verkehrt ist? Was gehört in die Rubrik «gesundes Denken» und was in die Rubrik «krankhaftes Denken»? Sicher gibt es Anhaltspunkte dafür, etwa Listen und Tabellen mit Normalgewicht in Relation zur Körpergröße, empfohlene Essensmengen und so weiter. Doch wir wagen nicht, zu vertrauen. Papier ist uns zu geduldig und jede Statistik und Tabelle fälschbar. Nein, wir verlassen uns lieber auf unser Gefühl – und übersehen die Falle.

Am Montagmorgen starre ich mein Müsli an, als hätte ich vergessen, was ich damit soll. Die letzte Mahlzeit für … ja, für wie lange? Das letzte Mal kauen, schmecken, schlucken … ich kann es mir nicht wirklich vorstellen.

Gegen neun Uhr kommt Herr Früh direkt zu mir ins Zimmer, was ungewöhnlich ist. Wieder stellt er sich ans Fenster und schaut eine Weile einfach hinaus. Dann: «Du hast abgenommen?» Es klingt weder böse noch enttäuscht, es scheint einfach eine Frage zu sein.

«Hmm.»

Er schweigt und betrachtet weiter den Garten. Ich bin es, die die Stille nicht aushält. «Und jetzt … kriege ich 'ne Sonde?»

Er seufzt, dreht sich zu mir um und sieht mich nachdenklich an. «Ich würde es dir raten, Annika. Damit machst du es dir nur leichter.»

Er rät es mir? Dann gibt es vielleicht doch noch eine Chance …

«Ich möchte aber lieber keine Magensonde, ich könnte ja stattdessen …»

Kopfschütteln.

«Nein, Annika, ich glaube nicht mehr daran, dass du ‹könntest›. Hilf dir selber, indem du die Sonde akzeptierst. Du wirst sehen, sie erleichtert dir den Einstieg.»

«Und wenn ich NEIN sage?!»

«Du bekommst eine Sonde. Egal, was du sagst. Aber wir werden uns weiterhin sehen. Komm heute Nachmittag zu mir herüber, dann besprechen wir die Einzelheiten.» Und dann geht er.

Warten ist furchtbar, wenn man auf etwas Unangenehmes wartet. Und eine Magensonde *ist* etwas Unangenehmes! Nicht, dass ich nicht in Erwägung ziehe, noch einmal zu fliehen. Aber wie denn, wenn vor der (offenen) Zimmertür jede Menge Schwestern und Schwesternschülerinnen herumwuseln?

Es ist schon fast halb zwölf, als «die Dicke» hereinkommt. Okay, es geht los. Ich fühle mich wie vor dem Gang zum Schafott (gut, ich hatte wohl schon immer einen Hang zur Dramatik …). Eher aus Interesse erkundige ich mich bei ihr: «Ähm … und wenn ich mich nun weigere?»

Sie antwortet im gleichen Konversationston: «Nun, dann würden wir dich entweder mit fünf Mann festhalten und dir das Ding reinschieben, oder einer der Ärzte müsste kommen und dir was zur Beruhigung spritzen. Aber die Sonde bekommst du, so oder so. Du kannst es dir höchstens noch schwerer machen.»

Die Vorstellung, dass ausgerechnet *sie* es sich auf mir bequem machen könnte, jagt mir einen ziemlichen Schrecken ein.

Wir gehen ins Behandlungszimmer. Zwei weitere Schwestern warten dort.

Ich muss mich auf einen Stuhl setzen.

Sie drücken mir einen Becher mit Tee in die Hand. «Du musst währenddessen schlucken! Schlucken! Oder möchtest du Apfelsaft?» *Sonst noch was, wo ich doch jetzt ohnehin gemästet werde?*

Sie ziehen einen langen, dünnen Schlauch aus durchsichtigem Gummi aus einer sterilen Verpackung. Er ist etwa so breit wie mein Ringfinger. An einem Ende ist eine kleine Spitze, am anderen eine Art Stöpsel.

Sie kommen damit auf mich zu. Zu zweit.

Eine Schwester (die Dicke) hält mich fest.

«Kopf nach hinten!»

Sie schieben den Schlauch mit dem spitzen Ende in mein linkes Nasenloch.

Weiter.

Noch weiter.

Es beginnt, wie verrückt wehzutun. Ich schreie.

«Warte … nur ruhig, ich versuche es noch einmal.»

Wieder bohrt sie mit dem Ding in meine Nase.

Es tut weh!

Ich strample mit den Füßen, und sie zieht den Schlauch wieder heraus.

«Die Nasenscheidewand ist verengt. Wir müssen es einen Doc machen lassen.»

Sie sehen sich an. Sehen mich an.

«Oder wir versuchen es nochmal im anderen Nasenloch.»

Nein!!

«Was ist, Annika, sollen wir es noch einmal versuchen? Dann hast du's jetzt gleich hinter dir.»

Die Dicke umklammert meinen Arm. Neben ihr steht eine Schwester mit einem neuen Trinkbecher in der Hand. Direkt vor mir schwenkt die andere den Schlauch.

«Schlucken, Annika, Schlucken!!»

Sie schiebt den Schlauch durch mein rechtes Nasenloch in den Rachen.

Und weiter.

Und weiter.

Ich schlucke den lauwarmen Pfefferminztee, schlucke, schlucke, schlucke.

«Okay, sie ist drin.» Erleichterung.

Mir laufen die Tränen über das Gesicht.

Ich will nicht flennen wie ein Baby, schon gar nicht vor *ihnen*, aber die Tränen kommen einfach.

Vor Aufregung.

Vor Schreck.

Und vor Schmerz.

Der Schlauch kratzt in meinem Hals wie eine Entzündung.

Die Dicke tätschelt meinen Arm, und ihre Stimme klingt überraschend weich und tröstend, als sie auf mich einredet: «Ist ja gut, alles vorbei, hast du toll gemacht, ganz tapfer warst du, ehrlich, ganz super hast du das gemacht!»

Ich denke, dass sie so bestimmt mit den anderen, den kleineren Kindern spricht, um sie zu beruhigen, und auch wenn ich für gewöhnlich wie eine Erwachsene behandelt werden will – ich bin schließlich *siebzehn!* –, so tut es in genau diesem Moment gut.

Sie wedeln mit einer kleinen Spritze (ohne Nadel) und einem Streifen Papier vor mir herum. Halten die Spritze an den Verschluss und ziehen.

Es fühlt sich widerlich an.

Der Tee in meinem Magen wird hochgesaugt, ich spüre ihn an meiner Wange vorbei durch den Schlauch fließen, lauwarm.

Sie spritzen ihn auf das Papier und betrachten die Färbung.

«Das ist der PH-Test. Wir müssen überprüfen, ob die Sonde auch wirklich in deinem Magen liegt und nicht etwa in der Lunge. Das wäre schlimm.»

Dann gehe ich zurück in mein Zimmer. Benommen, alles ist irgendwie verzerrt. Da hängt ein Schlauch aus meiner Nase raus. Was tut er dort? Er sollte dort definitiv nicht sein!

Mein Hals brennt.

Ich fange wieder an zu heulen, und das Brennen wird schlimmer.

Wie ich das alles hier **hasse**!! Herrn Früh und Frau Dr. Czech und die Schwestern in ihrer Selbstgefälligkeit! Ich werde so wütend, ich könnte durchs Fenster springen, stattdessen rufe ich zu Hause an.

«Ja, hallo?»

«Mama! Es tut so verdammt weh!! Und ich will das nicht und ich werde das nicht aushalten, du hast ja keine Ahnung, verdammt noch mal, ich zieh' mir das Ding jetzt selber raus oder spring aus dem Fenster hier!!»

«Annika … langsam, was tut dir weh?» Sie hat keine Ahnung, was los ist.

«Die Magensonde!»

«Hast du denn jetzt eine?» Wie kann sie so verflixt ruhig und sachlich bleiben?

«Jjjj … ja.» Irgendwie ist es mir fast peinlich, das zuzugeben, weil es auch bedeutet, dass ich nicht zugenommen habe.

«Seit wann?»

«Seit gerade eben!»

«Aber du hast doch gewusst, dass das passieren würde, wenn du nicht zunimmst, Annika, das hast du gewusst.»

«Das ist mir scheißegal! Es tut weh, und ich will das nicht, und wenn du mir nicht hilfst, bringe ich mich eben um!»

Es ist mir durchaus ernst damit, ich rase vor Wut über diese Erniedrigung und den hinterhältigen Schmerz in meinem Rachen.

«Ich bringe mich um!»

«Annika –» Ihre Ruhe ist verschwunden. «Warte, jetzt warte, ich ruf bei Herrn Früh an, hast du mit ihm schon gesprochen?»

«Ja! Na und?»

«Warte *bitte*, bis ich mit ihm gesprochen habe, ja, Annika? Versprich mir, dass du nichts tust?» Sie hat Angst.

«Ich verspreche gar nichts mehr!»

Der Hörer knallt auf die Gabel. Aber ich bleibe auf dem Bett sitzen, ohne irgendwelche suizidalen Handlungen zu unternehmen. Vorerst jedenfalls. Kurz darauf steht Frau Dr. Czech bei mir im Zimmer, meine Mutter hat Herrn Früh nicht erreicht.

Sie setzt sich neben mich aufs Bett und betrachtet mich aufmerksam. *Noch nie jemanden mit Sonde gesehen?*

«Tja, Annika, jetzt hast du also eine Magensonde.» Ach was!

«Und die wird auch drin bleiben. Solltest du sie dir selbst ziehen, legen wir dir eine neue. Und das wird nicht angenehmer als beim ersten Mal! Aber weißt du eigentlich, warum du so gegen die Sonde ankämpfst?»

«Ja! Weil sie weh tut und sich eklig anfühlt und weil …»

«Was sich da in dir gegen die Magensonde wehrt, ist die Magersucht. Denn die muss nun befürchten, dass es ihr an den Kragen geht! Und da bietet sie eben nochmal alle Kräfte auf. Aber wenn du dir sagst, dass das die Magersucht in dir ist, und dass es ein Zeichen dafür ist, dass du dich nun endlich auf den Weg zum Gesundsein machst, dann wirst du dich auch leichter an die Sonde gewöhnen.»

«**Aber es tut weh!**»

«Ja, das ist am Anfang nun mal so … es ist eben eine Reizung durch einen Fremdkörper. Aber du kannst dir von den Schwestern Halstabletten geben lassen, die den Rachen ein bisschen betäuben. Und, Annika – keine Sprüche mehr von wegen, du springst aus dem Fenster! Haben wir uns verstanden?»

Wow, ich bin tatsächlich eingeschüchtert. Sie tritt so souverän und ruhig auf, dass ihr Nachdruck hundert Prozent überzeugt.

«Hm, ja.»

«Versprochen?»

«Ja.»

«Gut. Ich gehe jetzt wieder, Herrn Früh siehst du dann nachher noch. Mit ihm besprichst du auch die Sondierungsmenge.»

Weg ist sie. Und ich sitze auf meinem Bett (vor Aufregung nicht einmal im Lotussitz) und fühle mich unglücklich. Zornig bin ich nicht mehr, eher traurig.

Eine der Schwesternschülerinnen bringt mich zu Herrn Früh. Ich mag sie nicht, sie ist eine von denen, die bewusst penetrant in mein Zimmer glotzen, manchmal hängt sie sich regelrecht in den Türrahmen und starrt. Ich bin überzeugt, dass sie das aus purem Neid tut, Neid auf mein Gewicht … *ja, du blöde Sau, da schaust du! Ich bin* ***dünn****, dünner als du je sein wirst!*

Fragt sich nur, wie lange noch, jetzt, da man mich wie eine Mastgans abfüllen wird mit **Kalorien**!

Als ich dann Herrn Früh gegenübersitze und er mich anschaut, ist mir die Sonde plötzlich unangenehm, irgendwie peinlich. Sie bedeutet: «Versagerin! Machst viele Versprechungen und hältst nichts davon ein!»

Wie oft habe ich Herrn Früh gesagt, dass ich zunehmen will, dieses Mal ganz bestimmt? Und von dem verschwundenen Meritene weiß er ja auch nichts …

«Glaub mir, es ist schon okay so. Du bist nicht die Erste, die wir sondieren müssen, und vielen hat es sogar geholfen.» *Wobei? Beim Dickwerden?*

«Also, jetzt passiert erst einmal Folgendes: Wir werden dir achthundert Milliliter Meritene pro Tag verabreichen, das ist zur Gewöhnung. Zunehmen wirst du davon nicht. Nach einigen Tagen steigern wir dann die Menge auf 1000 oder 1200 Milliliter, bis du relativ stabil etwa hundert Gramm am Tag zunimmst. Je mehr du zunimmst, desto mehr Sondennahrung werden wir dir dann auch geben müssen.»

«Und ich darf die ganze Zeit überhaupt nichts essen?!»

Gut, ich bin magersüchtig und nicht unbedingt scharf darauf, allzu viel essen zu müssen, aber gar nichts mehr? Nichts mehr schmecken, kauen, schlucken …? Das kann ich mir nun doch nicht vorstellen. Außerdem: Wenn ich schon mit Kalorien vollgepumpt werde, dann will ich wenigstens etwas davon haben!

«Nein, ich möchte, dass du nun erst einmal nur sondiert wirst, damit wir einen Überblick darüber bekommen, mit welcher Menge etwa du zunimmst. Wenn du dich etwas stabilisiert hast, kann man einzelne Mahlzeiten austauschen: Dann isst du zum Frühstück mal ein Honigbrötchen und den Rest der Kalorien kriegst du weiterhin in Form von Meritene.»

Er spricht in gemütlichem Plauderton, ganz so, als plane er einen gemeinsamen Ausflug mit mir. Klar, er hat leicht reden: Ihm steckt kein Schlauch von der Nase bis in den Magen!

Und dann ist es so weit: die erste Sondierung!

Eine der namen- und gesichtslosen Schwestern, für die ich in meiner Erinnerung keinen Platz freischaufeln will, bringt ein Tablett herein. Darauf: eine große und eine kleine Spritze, eine Flasche Meritene (juhu!), ein Glas Tee und ein Streifen Lackmuspapier für den PH-Test. Dieses Prozedere kenne ich ja nun schon, mit der kleinen Spritze wird etwas Flüssigkeit aus dem Magen gezogen, ein scheußliches, saugendes Gefühl! Das Papier färbt sich rötlich, na bestens. Dann wird die große Spritze mit Meritene aufgezogen und an der Sonde angesetzt. Langsam drückt die Schwester den Kolben nach unten, und ich fühle die kühle Flüssigkeit an der Backe vorbei durch den Hals laufen. Dann kommt sie im Magen an, ich merke, wie er sich füllt, ganz ohne dass ich etwas geschluckt hätte. Verrückt, aber alles andere als angenehm.

Als die Flasche leer und ihr Inhalt in meinem Bauch (Hilfe!) ist, wird der Schlauch noch mit etwas Tee «nachgespült», und dann liege ich da, abgefüllt und etwas unschlüssig, wie schlecht es mir nun gehen müsse, angesichts der Umstände.

Zweimal wird das Ganze noch wiederholt, bevor ich ins Bett zum Schlafen krieche. Ich finde keine auch nur einigermaßen bequeme Position: Wenn ich unvorsichtig bin, wird die Sonde eingeklemmt und würgt mich im Hals. Außerdem habe ich ein permanentes Fremdkörpergefühl im Rachen. Es schmerzt zwar nicht mehr, aber es ist, als stecke mir ein riesiger Krümel im Hals, und ich schlucke und schlucke, was logischerweise jedoch keine Abhilfe schafft! Oh, wie ich diese Sippschaft hier hasse, die mir das antut!

Aber das Schlimmste erwartet mich am nächsten Morgen.

34,1 Kilo. Plus zweihundert Gramm!

Mir wird schrecklich übel und heiß vor Zorn, und da steht auch schon eine Schwester mit Tablett im Zimmer. Fütterungszeit! Ich könnte ... aber was soll ich machen? Was? Ich werde abgefertigt, die Übelkeit wird schlimmer. Ich würde so gerne kotzen ... Moment mal, geht das überhaupt mit Sonde? Immerhin steckt der Schlauch in Rachen und Magen, und wenn ich da herumwürge? Kommt sie da nicht mit raus? Aber wie auch immer, das Bad bleibt schließlich verschlossen, und wenn ich aufs Klo muss, folgt mir eine Schergin. Keine Chance.

Am nächsten Tag sind es plus einhundert Gramm. Dann noch einmal plus zweihundert.

Und dann raste ich aus. So nicht!! Nicht mit mir!! All diese beschissenen schönfärberischen Lügen von wegen: Du nimmst erst einmal gar nicht zu usw.! Was glauben die denn, was die mit mir anstellen können? Wenn das in diesem Tempo weitergeht. wiege ich in zwei Wochen ... na, jedenfalls **viel zu viel**! Und da wehre ich mich dagegen, oh ja!

«Ich will nicht mehr. Sie haben mich glatt belogen, und ich lasse mich nicht verarschen!»

Herr Früh steht – mal wieder – am Fenster und betrachtet die Aussicht.

«Ah ja?»

Er klingt freundlich, eine Spur zu desinteressiert.

«Glauben Sie, ich lass mich hier weiter mästen? He, es sind jetzt bereits fünfhundert Gramm in drei Tagen, ich werde immer **fetter**! Und da mach ich nicht mehr mit!»

«Hm, gut, du hast schon etwas zugenommen. Aber das bedeutet nur, dass du bislang deutlich weniger als achthundert Kalorien zu dir genommen hast.»

«Ihre Scheißerklärungsversuche interessieren mich nicht! Ich lass' mich nicht wie ein Kleinkind behandeln!»

«Aber das will auch niemand.» Er hat die Ruhe weg. Und nimmt mich einfach nicht ernst.

«Es reicht mir. Ich werde gehen.»

«Ah ja?»

Gott, wie mich seine Gelassenheit ankotzt!

«Ja.»

«Und wohin?» Er sieht mich fragend an.

«**Heim!**»

«Und dann? Was glaubst du, was dann passiert? Ich sage es dir: Dann werden deine Eltern in einer Woche in der nächsten Klinik stehen und versuchen, dich unterzubringen.»

«Das kann schon sein, aber ich werde wenigstens nicht gemästet, und ich darf essen!»

«Das durftest du hier doch auch …»

«Sie glauben mir nicht, was? Aber ich habe so dermaßen genug von der Veranstaltung hier und auch von Ihrer Scheißruhe, ich will jetzt weg und werde auch verschwinden!»

Nun scheint meine Aufregung dann doch zu ihm durchzudringen. Er setzt sich hinter seinen Schreibtisch und legt die Hände vor sich. Sein Blick ruht auf mir, dann fragt er: «Okay. Was schlägst du also vor?»

«Weniger sondieren auf jeden Fall! Und ich möchte etwas essen, ich möchte etwas schmecken! Das fehlt mir!»

«Also, die Sondierungsmenge werden wir nicht reduzieren. Aber wenn du etwas essen möchtest …» Er seufzt. «Schlag was vor.»

«Okay, ich möchte zwei kleine Sachen essen dürfen … einen Naturjoghurt und einen Apfel. Das sind etwa zweihundert Kalorien, die werden dann bei der Sondierung weggelassen.»

«Also gut.»

Im Ernst?

«Versuchen wir es.»

Ha, ich habe mich durchgesetzt! Die Kalorienmenge ist zwar noch etwa die gleiche (also zuviel), aber ich habe zwei kleine Mahlzeiten, die ich schmecken und genießen kann! Mehr Essen will ich gar nicht unbedingt. Ich werde jetzt erst einmal diese Vereinbarung austesten.

Und außerdem … und außerdem habe ich da noch eine Idee …

Im Prinzip ganz simpel: Wenn ich durch den Schlauch etwas *in meinen Magen hinein*befördern kann, dann muss ich doch auch etwas *herausholen* können. Alles, was ich brauche, ist eine leere Spritze und ein Gefäß. Na, da habe ich ja noch die beiden Gläser im Nachtschrank! Ideal. Und eine Spritze müsste hier doch zu beschaffen sein …

Schnell entdecke ich, dass in der Stationsküche immer eine Schale mit verschiedenen Spritzen steht. Da fällt eine weniger nicht auf. Ha, ich bin genial! In der Frühstückspause der Schwestern schleiche ich hinüber. Wenn jetzt nur niemand kommt ... vorsichtig, ganz vorsichtig ... und: ja! Mein Schatz! Meine Rettung!! Ha! Ich freue mich fast auf die nächste Sondierung, wenn ich meine Idee testen kann.

Also dann, es geht los. 250 Milliliter Meritene und etwas Tee befinden sich jetzt in meinem Mageninneren. Nicht mehr lange!

Ich stelle ein Glas neben mich auf die Matratze, zur Fensterseite hin. So, jetzt lege ich mich auch hin, damit ja keine Schwester meint, mich maßregeln zu müssen: «Nach dem Essen eine Stunde liegen!»

Wenn ich meinen Oberkörper leicht abstütze, kann ich die Spritze an der Sonde ansetzen und – ziehen.

Es läuft. Erst hellgrüner Tee (Pfefferminze), dann beigefarbene Sondennahrung. Die Spritze ist voll, ich muss sie ins Glas entleeren und wieder neu ansetzen ... eine etwas umständliche Prozedur. Aber genau da stelle ich fest, dass ich *die Spritze gar nicht brauche!* Meine Magenmuskeln sind so auf das Hervorwürgen von Nahrung trainiert, dass eine simple Muskelkontraktion ausreicht, den flüssigen Mageninhalt nach oben zu drücken. Er läuft in den Schlauch, den ich nun einfach öffne und über das Glas halte. Erst das eine, dann das andere ... wunderbar! In weniger als zehn Minuten bin ich «entleert». Jetzt kommen die beiden Gläser in den Nachttisch und werden heute Abend in der Toilette verschwinden ... Ha! Mich kriegt ihr nicht! Ich bin tausendmal schlauer als ihr ...

Jetzt lässt sich die Sonde ertragen. Rein mit dem Zeug – raus damit. Nur den Joghurt und den Apfel lasse ich drin, hmmm, das gönne ich mir.

Mein Gewicht stagniert, aber weil ich in den ersten Tagen zugenommen habe, erhöht Herr Früh die Sondierungsmenge noch nicht. Es tut so gut, wieder ein Gefühl der *Kontrolle* zu haben! Alles versuchen sie hier, um mich gläsern, durchsichtig, durchschaubar zu machen, aber ich habe einen Weg gefunden, ihnen zu entkommen!

Zehn Tage lang geht es gut. Dann werden sie misstrauisch. Ich nehme nicht zu und beschwere mich auch gar nicht mehr über die Sonde. Sie beobachten mich. Meistens werden die Schwesternschülerinnen dazu abgestellt, mich im Auge zu behalten. Manche von ihnen versuchen nett zu sein. Sie wollen sich unterhalten oder sogar Karten spielen. *Steckt euch eure aufgesetzte Freundlichkeit sonst wohin!*

Andere glotzen nur. Setzen sich auf einen Stuhl zu mir ins Zimmer und starren. Dann wende ich mich zum Fenster und sehe in den Garten hinunter, wo an einer Steinmauer Brombeeren zu reifen beginnen. Die Zeit steht nicht still, auch wenn man hier drinnen bisweilen den Eindruck bekommen könnte.

Und dann komme ich vom Gespräch mit Herrn Früh zurück, und auf dem Nachttisch steht das Glas mit der Morgensondierung. Jemand hat meine Abwesenheit genutzt, um herauszufinden, ob die liebe Annika etwa etwas zu verbergen hat. Quod erat demonstrandum.

Ich weiß nicht genau, was als Nächstes passieren wird, aber da ich wohl davon ausgehen darf, dass die Schwestern es umso besser wissen, setze ich mich in meiner üblichen Meditationshaltung aufs Bett. Lange muss ich nicht warten.

«Was ist denn das, he?!»

Schwester XY macht eine Kopfbewegung zum Glas hin. «Du hältst dich wohl für besonders schlau, was? Die Sonde auslaufen lassen ... aber, meine Liebe, um uns auszutricksen musst du um einiges früher aufstehen!! Wir kennen eure Tricks und Finten, glaub das ja nicht! Was du dir da allerdings geleistet hast, ist schon eine gewaltige Dreistigkeit! Na, ich bin bloß froh, dass ich mich nicht damit befassen muss! Wir haben Herrn Früh und Frau

Dr. Czech informiert, die werden jetzt entscheiden, wie es weitergeht.»

Die Türe kann sie leider nicht hinter sich zuschmettern – die muss ja offen bleiben –, aber auch ohne lautstarken Abgang war ihr Auftritt beeindruckend. Und mir wird recht mulmig zumute.

Herr Früh ist sauer. Er geht in meinem Zimmer auf und ab und muss dabei ständig die Richtung wechseln, weil der Raum so klein ist.

«Das hätte ich mir ja denken können! Gewichtszunahme, ja? Ha! Da hast du uns ja schön an der Nase herumgeführt. Wer weiß, wie viel Gläser Wasser du morgens vor dem Wiegen getrunken hast!»

«Keines!» Ich bin verletzt. Warum unterstellt er mir denn solche Sachen?

«Wie auch immer, jetzt wird etwas geschehen müssen ... Frau Dr. Czech kommt gleich zu dir, und mit deinen Eltern werden wir selbstverständlich auch sprechen. Bis dahin bleibst du hier auf deinem Zimmer und rührst dich nicht, verstanden?»

Als ob das etwas Neues wäre!

Auch Frau Dr. Czech gibt sich keine große Mühe, nett und freundlich zu sein.

«Es steht schlimmer um dich, als wir dachten, Annika. Du bist mental bereits nicht mehr erreichbar und wirst von der pathologischen Eigendynamik deiner Magersucht beherrscht. Die Mittel und Wege, die uns hier zur Verfügung stehen, sind sehr begrenzt. Ich schlage vor, dass wir dich künftig sedieren. Du erhältst ein starkes Beruhigungsmittel, so dass du im Prinzip nur noch schläfst. Es ist eine Art Dämmerzustand, in dem du kaum etwas von deiner Umgebung mitbekommst. Du merkst, wenn jemand bei dir ist – für gewöhnlich wird diese Nähe dann als tröstlich und wohltuend erlebt –, aber du bist zu müde, um zu sprechen oder dich zu bewegen. Wir werden dich weiterhin sondieren, bis du ein Gewicht erreicht hast, bei dem deine kognitiven Fähigkeiten sich wieder etwas regeneriert haben sollten.»

«Das heißt, ich wache eines Tages einfach auf und bin – dick?!»

«Für dein Empfinden vermutlich ja. Aber natürlich wirst du nicht wirklich dick sein, sondern lediglich annäherndes Normalgewicht haben.»

Ein Alptraum.

«Das ist die einzige Maßnahme, mit der wir dich hier noch behandeln können. Wir können dich nicht ständig überwachen, dazu haben wir weder genug Zeit noch genug Personal. Die Alternative wäre, dass wir dich wieder in die Kinder- und Jugendpsychiatrie verlegen. Dort sind die Gegebenheiten etwas anders als hier, und man wird besser auf dich eingehen können. Nun, ich werde beides mit deinen Eltern besprechen.»

Und so stehe ich drei Tage darauf mit Koffer und Tragetasche auf dem wohlvertrauten sterilen Flur von G2. Meinen Eltern war die Vorstellung, mich quasi vorübergehend «einschläfern» zu lassen, unbehaglich, und so haben sie sich für das kleinere Übel entschieden, das sich ihnen auf die Schnelle anbot. Ich bin erleichtert und dankbar, denn eines Tages einfach *dick und rund* aufzuwachen ist eine tödliche Vorstellung!

Geändert hat sich hier anscheinend nichts, ich war ja auch nur einen guten Monat abwesend. Dreißig Tage Ewigkeit. Sogar Örgül ist noch da, und weil er noch dieselben Medikamente bekommt, liegt er weiterhin den ganzen Tag im Bett und schläft.

Wir sind zu sechst: Örgül, zwei weibliche Suizidversuche (13 und 15 Jahre alt), ein Vierzehnjähriger mit ADS, eine Schulphobikerin und ich, die Magersüchtige.

Vorerst habe ich mein Zimmer noch für mich allein, und das Beste daran ist eindeutig die grauweiße Tür. Denn die kann ich *hinter mir schließen!* Es ist wunderbar. Sofort bin ich wieder ein bisschen mehr ich selber, so kommt es mir vor. Nach den viel zu vielen Tagen im Panoptikum Kinderklinik – «Hier sehen Sie: ein

Exemplar der Anorexia Nervosa purging type, weiblich, siebzehn Jahre alt, 1 m 63 groß, etwa 34 kg schwer. BITTE NICHT FÜTTERN!» – kann ich mich wieder vor unangenehmen Blicken verstecken, kann entscheiden, *wann* ich gesehen werden will. Nicht, dass nicht die Möglichkeit besteht, dass jederzeit ein Betreuer hereinplatzen könnte! Das obligatorische Anklopfen ist eher eine flüchtige Berührung der Tür mit dem Knöchel des rechten Zeigefingers, während die linke Hand schon die Tür aufreißt. Aber immerhin ist diese *geschlossen!*

Dabei ist es durchaus nicht so, dass es sich bei der Kinder- und Jugendpsychiatrie um den besten und von mir besonders angestrebten Aufenthaltsort handelt! Ich hätte dieses Gebäude weder von innen noch von außen je wiedersehen müssen. Aber in Anbetracht der Umstände gibt es nur eine schlechte und eine sehr schlechte Lösung – und G2 ist in diesem Fall «nur» die schlechte.

Tja, da bin ich also. Als erste Therapiemaßnahme muss ich ein Schreiben aufsetzen mit folgendem Inhalt:

«VERTRAG zwischen der Station G2 und Annika F.

Ich erkläre hiermit, dass ich freiwillig hier bin und nicht wieder weglaufen werde. Ich darf die Station nur in Begleitung von Angehörigen für maximal eine Stunde verlassen. Ich werde den Sondierungsplan aus der Kinderklinik weiterhin einhalten.»

Unterzeichner: ich, meine Bezugsbetreuerin und die Therapeutin Frau Dr. Jacoby.

Das Original erhalte ich, eine Kopie kommt in meine Akte. Damit ist alles richtig schön offiziell und wasserdicht, dass ich nicht lache! Welcher Jurist würde einen solchen Vertrag, der unter genau diesen Umständen geschlossen wurde, anerkennen? Mir ist nicht klar, warum diese Farce aufgeführt werden muss, aber nun denn.

Ich werde in der nächsten Zeit noch einige solcher «Verträge» aufsetzen, denn jede kleinste Veränderung in meinem Tagesablauf wird sofort schriftlich festgehalten. Ehrlicherweise muss ich zugeben, dass ich mich nicht sonderlich daran gebunden fühle.

Ansonsten ist mein Tag auf G2 kaum spannender als der in der Kinderklinik. Wecken. Wiegen. Frühsondierung. Leerzeit. Mittagssondierung. Mittagsruhe. Leerzeit. Abendsondierung. Fernsehen. Spätsondierung. Bett. Von sämtlichen Aktivitäten und der Schule bin ich weiterhin ausgeschlossen, da ich als «zu schwach» eingestuft werde. Bei 37 Kilogramm, so eröffnet man mir, dürfe ich hinüber ins Schulgebäude gehen.

«Na, ist das ein Anreiz?»

Oh ja, ein unglaublicher. Es zieht mich nicht hinüber, und es zieht mich nicht im Geringsten zur Schule.

Einmal am Tag sehe ich für eine halbe Stunde Frau Dr. Jacoby, die ich, trotz unseres schlechten Starts beim letzten Mal, recht schnell ins Herz schließe. Sie wirkt *so nett* und *so lieb* und *so verständnisvoll*, dass mir ganz warm ums Herz wird. Und das Beste: Sie ist nie auch nur ein bisschen sauer, wenn ich nicht zugenommen habe! Denn so viel ich gerne für sie tun möchte, dafür, dass sie mich gern hat: Zunehmen fällt nicht darunter.

Während der ersten Tage bin ich noch so an den Rhythmus der Kinderklinik gewöhnt, dass ich mich tatsächlich ganz automatisch nach den Sondierungen aufs Bett lege bzw. setze. Am dritten oder vierten Tag jedoch wird mir klar, während ich auf die geschlossene Tür starre und den Schmerz in meinen zum Lotussitz verknoteten Beinen zu ignorieren versuche, dass das gar niemand von mir verlangt! Ich kann ebenso gut aufstehen und herumlaufen. Etwas Besseres bleibt mir hier ja ohnehin nicht zu tun.

In den folgenden vier Monaten nimmt mein Bewegungsdrang wieder bizarre und auch extreme Formen an. Ich laufe durch mein Zimmer, weil ich sonst nichts zu tun habe und weil es mir ein gutes Gefühl gibt. Ähnlich wie das Hungern bestärkt es mich: Ich bin nicht faul und träge, ich versuche, fit und aktiv zu sein! Jede Kalorie, die ihren Weg in meinen Stoffwechsel findet, muss augenblicklich verbrannt werden!

Hin und her, hin und her ... wie auch schon auf G1 höre ich dazu meistens Musik – immer noch die gleiche –, aber irgendwann kommt mir der wunderbare Einfall, während des Laufens zu lesen. Mit etwas Übung funktioniert das wirklich ausgezeichnet, und ich kann sogar mein rasches Tempo beibehalten. Auf dieses Trainingsprogramm werde ich später noch recht oft zurückgreifen können – zur Verblüffung der meisten Menschen, die mich mit einem Buch in der Hand über Feld und Wiese laufen sehen. Ohne jemals irgendwo anzustoßen oder zu stolpern wohlgemerkt! Dazu benötigt man dann schon etwas Geschick ...

Mein Gewicht stagniert bei etwa sechsunddreißig Kilogramm. Hundert Gramm mehr an einem Morgen bedeuten zweihundert weniger am nächsten. Da man mir keine Vergünstigungen streichen kann – welche habe ich denn? –, bleibt alles beim Alten. Die Sondierungsmenge wird auch nicht erhöht, denn mittlerweile habe ich gelernt, wie es sich trotz Magensonde gut erbrechen lässt. Wenn man nicht aufpasst, zieht man sich leicht den ganzen Schlauch aus Rachen und Nase, und dann muss man reumütig zu den Betreuern tappen, die dann den Dienstarzt anrufen. Der kommt und verpasst einem einen nagelneuen Schlauch, manchmal durchsichtig, manchmal weiß, und weil die Legeprozedur doch sehr unangenehm ist, lässt man es lieber nicht darauf ankommen. Zumal die Sonde ohnehin alle drei Wochen gewechselt werden muss. Man konzentriert sich beim Erbrechen also darauf, dass der Schlauch im Hals bleibt, während der Rest seinen Weg nach oben findet. Das klingt komplizierter, als es tatsächlich ist, und mit einiger Übung vergisst man glatt, dass man nicht schon immer mit Sonde gekotzt hat. Essen geht übrigens trotz Schlauch ohne Probleme. Die offene Küchentür am Ende des langen Ganges ist das Tor der Verheißung. In der Mittagspause oder wenn die anderen Jugendlichen bei Aktivitäten sind und auch kein Betreuer zu sehen ist, schleiche ich mich hinüber, bewaffnet mit einem Stoffbeutel. Dann schlage ich zu, ohne Rücksicht auf die anderen. Brot, Brötchen und Kuchen, Müsli, Joghurt, Obst, Butter, Wurst und Käse, Milch und Kekse verschwinden in meiner Zaubertasche und husch-husch eile ich von dannen. Meinen Schatz verberge ich in meinem Kleiderschrank, bis sich ein günstiger Zeitpunkt ergibt, meistens nachmittags oder abends. Natürlich fällt das Fehlen der Lebensmittel auf, aber richtigen Ärger gibt es nur selten. Für die anderen bleibt ja auch in der Regel genug zu essen übrig. Mittlerweile habe ich mich auch so an das Gummiding in meinem Hals gewöhnt, dass ich die Fremdkörperreizung nicht mehr wahrnehme. Oft vergesse ich auch, dass da etwas aus mir herausbaumelt, das nicht zwingend zu mir gehört. Wenn mich meine Eltern besuchen und wir in der Stadt auf dem Weg zum Café Leuten begegnen, stelle ich irritiert fest, dass diese neugierig-interessiert herübergucken, und weiß nicht, warum. Erst wenn meine Mutter leise zischt: «Da, siehst du wie sie schauen? Abschätzig, ich sage es dir! Du bist die einzige, die sich mit Sonde gefällt! Denn so ist es doch, oder? Du bist stolz darauf, das sehe ich dir an! Aber fragst du dich vielleicht auch mal, wie es uns geht, wenn man dich dauernd anstarrt? Du trägst die Sonde wie ein Statussymbol deiner Krankheit spazieren …», erst dann fällt mir ein, was an mir außergewöhnlich ist.

Im Oktober werde ich krank. Mein Hals tut weh, meine Nase läuft wie ein defekter Wasserhahn, und auf meinem Kopf lastet ein schrecklicher Druck. Nach einer gründlichen Untersuchung schickt mich Frau Dr. Jacoby in die HNO-Klinik. Diagnose: Nasennebenhöhlenentzündung. Der HNO-Arzt saugt den Eiter mit einem langen spitzen Gerät aus den Nebenhöhlen, was höllisch schmerzt. Er empfiehlt, die Sonde zu ziehen, wenigstens zeitweise, da sie für den Mund-Rachen-Nasenraum eine permanente Belastung darstellt. Dumm nur, dass die Sonde eigentlich erst bei vierzig Kilogramm entfernt werden sollte – mit diesem

Gewicht, so die Annahme der Ärzte, wäre ich stabil genug, um allmählich wieder feste Nahrung zu mir zu nehmen. Zu diesen vierzig Kilo fehlen mir noch ... vier. Trotzdem entscheidet Frau Dr. Jacoby, dass die Sonde wegkommt, und stolz ziehe ich den ekligen Schlauch eigenhändig aus mir heraus. Irgendwie möchte ich ihn ganz gerne zur Erinnerung aufbewahren, aber ich wage das nicht zu sagen. Vielleicht ist es auch besser, dieses Symbol meiner Magersucht nie wieder zu sehen ... obwohl ich zur Bestätigung meiner Essstörung wohl kaum ein solches Symbol benötige. Wenn ich abends kotzen gehe und mich anschließend müde, erschöpft und mit peitschendem Herzen im Bad auf die kalten Fliesen unter ein grelles Neonlicht lege, nach oben starre und mich und die Welt verabscheue, weiß ich, dass ich Bulimie habe. Und dass ich sie hasse. Das Fressen, das Erbrechen, die Erniedrigung vor mir und den anderen.

Wenn ich auf meine Beine und Arme schaue, wo sich die Adern wie dicke blaue Würmer entlangschlängeln, weiß ich, dass ich dünn sein muss, weil ich mir fast alles subkutane Fettgewebe abgehungert habe.

Irgendwann, irgendwie habe ich begriffen, dass ich nicht dick bin, jetzt nicht. Mein Körper ist hart, kantig und kompakt. Es gibt dort nichts Weiches, Rundes, und das soll auch so bleiben, bis in alle Ewigkeit, Amen. Ich bin nicht dick, aber bestimmt auch nicht zu dünn. Was sollte das denn bitte auch sein: *zu dünn?* Ich bin gerade richtig (und wenn ich zwei bis drei Kilo abnehme, werde ich noch richtiger sein), und jedes Gramm mehr ist ein fataler Schritt in Richtung «wohlgenährt».

Ich will so bleiben wie ich bin, trallala ...

Ja, irgendwie weiß ich auch, dass ich magersüchtig bin, dass es mir gelungen ist, alle notwendigen Kriterien zu erfüllen. Und meistens bin ich darauf stolz! Sollen sich andere Menschen doch an guten Noten oder selbstgestrickten Pullovern ergötzen: ICH, ich habe es geschafft, *zwanzig Kilogramm abzunehmen*!! Und nix da, Jojoeffekt! Auf die *Disziplin* kommt es an, ich sag's ja immer wieder. Warum meine Umwelt meinen Enthusiasmus nicht teilt – ihn bis heute nicht teilt –, bleibt mir rätselhaft. Gut, diese bläulichen, pulsierenden Schlangenmuster unter der Haut entsprechen vielleicht nicht dem Begriff «schön» nach den gängigen ästhetischen Gesichtspunkten, aber wenn man das *Dahinter-*, das *Zugrundeliegende* erkennt, dann muss einem das Genie dieser Schönheit Ehrfurcht gebieten! Denn Magersucht bedeutet *Disziplin*, SELBSTdisziplin, sie bedeutet *Askese* und Loslösung vom Fleischlichen, Hinwendung zu einer reingeistigen Form der Existenz, in der alles Erleben *tiefer und wahrhaftiger* sein muss, als es sonst überhaupt möglich ist.

So denke ich, und daher ist es nicht verwunderlich, dass ich die Anorexie zum Grundstein einer Lebensphilosophie mache, die mich bis heute in Bann hält. Diesem Denkmuster haftet etwas beinahe Religiöses oder Spirituelles an, das die Anorexie weit über den Zustand einer Krankheit erhebt und es damit umso schwerer macht, sich von ihr zu lösen.

Aber sie hat auch ihre finsteren, infernalischen Seiten, diese Magersucht. Wie erklärt man einen Schmerz, der nur inwendig lodert, der nicht physisch ist und der sich dennoch kaum ertragen lässt? Einen Schmerz, dessen Zentrum man nicht lokalisieren kann, der überall und nirgends ist, der lichterloh brennt und zugleich an ewiges Eis gemahnt? Er ist in mir und auf mir und über mir, und er lässt sich nicht greifen, er entwischt meinen paralysierten Gedanken, die ihn einzufangen und zu analysieren versuchen. Nie erwische ich ihn, nie gibt er sich wirklich zu erkennen, und so kann ich ihn auch niemals lindern.

Nicht wenige Essgestörte verletzen sich selbst. Manche haben damit schon vor Ausbruch ihrer Erkrankung begonnen, manche dagegen sind Jahre krank, ehe sie Rasierklingen und Feuer für sich entdecken. So schwierig – vielleicht unmöglich – es nachzuvollziehen sein mag, dem psychischen, weitgehend undifferenzierten Schmerz einen *realen*, physischen Schmerz entgegenzusetzen wirkt unglaublich erleichternd. Die immense Anspannung lässt nach (kurzzeitig), und die inneren Dämonen geben erst mal Ruhe.

Ich kann nicht genau sagen, wann ich mich das erste Mal selber verletzt habe, ich glaube, es war noch, bevor ich magersüchtig und bulimisch wurde. Handelte es sich dabei anfangs noch um harmlose Kratzer mit einer Nagelschere, die kaum tief genug unter die Haut drangen um zu bluten, so wurden im Laufe der Zeit heftige Schnitte mit Rasierklingen oder Scherben daraus, bisweilen habe ich mich auch verbrannt. Der Gestank von verkohlter Haut, Haaren und Fleisch ist widerwärtig und Brandwunden sind sehr viel dauerhafter als Schnitte. Narben hinterlassen sie beide, und so erzählen meine Unterarme, stellenweise auch Oberarme und Bauch, heute noch von den Lügen der Magersucht und von meiner eigenen Ohnmacht.

Heute habe ich den Impuls, mich selber zu verletzen, ganz gut im Griff – was nicht bedeutet, dass es gar nicht mehr vorkommt. Aber ich verfüge über Techniken, mich abzulenken und selber auszutricksen – meist indem ich zu schreiben beginne –, wenn mein Inneres schwarz und gallig brodelt. Wenn ich es gar nicht ertrage, weiche ich auf schmerzhafte, aber weniger heftige Verletzungen aus: Kratzer, mit den Fingernägeln beigebracht, reiben mehrere Schichten Haut auf, die Stellen nässen, bluten und tun vor allem höllisch weh. Aber sie sind kaum schlimmer als eine oberflächliche Abschürfung. Auch dass ich meine Fußnägel bis aufs Fleisch zurückschneide, eine oftmals recht blutige Angelegenheit, ist vermutlich ein «Relikt» der Selbstverletzungen.

Die Zeit vergeht. Noch spielt die Sonne mit den Farben, und es ist so warm, dass man beinahe noch im T-Shirt nach draußen gehen kann. Dennoch liegt in der Luft bereits ein erdiger Geruch nach sich zersetzendem Laub und nach Neige. Der Winter wird kommen. Aber der Herbst in dieser Stadt ist so wunderschön, dass der Abschied vom Sommer nicht schwerfällt, dass man jeden Tag hinauslaufen und die Schönheit der Umgebung in sich aufsaugen möchte.

Ich erlebe diese Tage unheimlich intensiv. Mittlerweile darf ich die Klinik alleine für eine halbe Stunde verlassen, und so drehe ich dort manche Runde, inhaliere die frische Luft und halte mein Gesicht in die fortstrebende Sonne. Das ist Freiheit, und ich atme sie in mich ein!

Aus der Tatsache, dass ich wieder etwas spüre, etwas wirklich und mit all meinen Sinnen wahrnehme, schließe ich, dass ich mich wohl auf dem Weg der Besserung befinden muss. Mein Gewicht ist allerdings immer noch das gleiche, das ich schon seit eineinhalb Monaten habe: plusminus sechsunddreißig Kilogramm. An manchen Tagen erbreche ich mehrfach, an anderen gar nicht. Jeder Apfel, den ich in minutiöser Kleinarbeit verspeise, erscheint mir der geradezu ultimative Erfolg und Beweis für meine nahende Gesundung.

«Ich denke, sie legen einfach viel zu viel Wert auf das Gewicht», sage ich zu Meike, während wir im Gemeinschaftsraum am Tisch sitzen und Kerzen ziehen. «Ich meine, es sind doch schließlich nur Zahlen! Darauf kann es doch nicht so sehr ankommen, es ist die Einstellung, das Denken, das wichtig ist! Man kann also durchaus auch mit weniger Gewicht viel gesünder sein als andere, die immer brav zunehmen.»

Meike ist eine der Magersüchtigen, mit denen ich auf G1 war. Mittlerweile ist sie entlassen worden, hat die Schule gewechselt und ist in eine vom Jugendamt betreute Wohngruppe gezogen. Sie hat sich von ihrer Familie, ihrem Freundeskreis und ihrer Umgebung gelöst und sich einer komplett neuen Situation gestellt, im Vertrauen auf das Urteil ihres Therapeuten von G1, sie schaffe das «mit links».

Dass Meike sich längst nicht wirklich gefestigt und stabil fühlt – egal. Dass die Betreuer in der Wohngruppe keinerlei Erfahrung im Umgang mit einer Magersüchtigen haben – egal.

Dass sie bei ihrem Wechsel von der Realschule auf das Gymnasium über ein halbes Jahr Lateinunterricht nachholen muss – egal.

«Als geheilt entlassen!», hat ihr Therapeut sehr selbstzufrieden in Meikes Akte geschrieben, bevor er diese zur Patientenverwaltung der Universitätsklinik gab.

Sie hat zufällig erfahren, dass ich wieder auf G2 bin, und besucht mich jetzt manchmal. Ich vermute, dass es eher ihre eigene Einsamkeit und die Sehnsucht nach der Heimeligkeit unserer kleinen Insel der Gestörten sind, die sie herlocken, als der Wunsch, mich wiederzusehen. Mit der Zeit richtet man sich hier ein, fernab der «wahren Welt», und genießt das Leben unter dieser Glasglocke mit ihrem jahrhundertealten Garten. Mit etwas gutem Willen und einem eindimensionalem Blick kann man die permanente Bevormundung durch die Betreuer tatsächlich für ernstgemeinte Fürsorge halten. Reale Pflichten und Ansprüche werden von uns ferngehalten, alles, was wir im Gegenzug tun müssen, ist, uns an die sehr speziellen Regeln zu halten, nach denen das Psychiatrieleben abläuft.

Anstatt zur Schule zu gehen und uns Gedanken um unsere nahe und etwas weiter entfernte Zukunft zu machen, gehen wir Minigolf spielen und batiken im Garten T-Shirts und Halstücher, die die schwächer werdende Sonne trocknet. Das Leben «draußen» kann uns gestohlen bleiben.

Auf G1 hatten Meike und ich nicht besonders viel miteinander zu tun, was unter anderem auch daran lag, dass sie bereits im Genuss aller Privilegien war und die Station außerhalb der Therapiezeiten frei verlassen durfte. Gelegentlich haben wir uns unterhalten, Zeitschriften getauscht, oder sie hat mir etwas von den Riesenbergen Süßkram, die ihre Mutter bei jedem Besuch anschleppte, angeboten.

Sie hat eine stille, fast scheue Art, ist eine ausgezeichnete Zuhörerin, hochsensibel und sehr sanft, fast liebevoll im Umgang mit anderen Menschen. Ich freue mich über ihre Besuche, denn ich fühle mich ihr immer mehr verbunden, da sind die Erfahrungen und Gedanken über unsere Essstörungen, die wir teilen und austauschen, da sind die Erinnerungen an G1, da sind die Ängste und Träume über unser weiteres Leben.

Meike geht es nicht gut. Sie fühlt sich einsam und unverstanden in der Wohngruppe, sie kommt mit ihren fünf Mitbewohnerinnen (es ist eine reine Mädchenwohngruppe) nicht klar, und die Schule überfordert sie. Der Unterricht unterscheidet sich sehr viel mehr von dem an ihrer alten Schule, als sie erwartet hatte. Sie äußert diese Probleme nicht wirklich, ich muss auf die Zwischentöne hören, auf ihre Stimme, ihren Blick achten, um zu merken, dass etwas verkehrt läuft. Für ihre Umwelt bemüht sie sich, ein Ein-Personen-Theaterstück zu spielen, in dem alles «bestens» und «super» ist. Natürlich hat sie alles im Griff!

Und ebenso natürlich wird es auch bei Meike wieder ihr Körper sein, der die viel zu hohe Rechnung bezahlen muss.

Meine Therapeutin Frau Dr. Jacoby kommt zu dem Schluss, dass bei mir eine «ernste emotionale Blockade» vorliegt, die mich daran hindert, weiter zuzunehmen. Sie schlägt vor, dass ich «zur besseren Diagnostik» einige psychologische Tests absolviere. Immer hungernd nach Aufmerksamkeit, willige ich ein. Zunächst soll ich einen gigantisch dicken Fragebogen ausfüllen, der zu so ziemlich jedem Aspekt meines Lebens eine Million Fragen enthält. Dann muss ich ulkigen Strichmännchen mit hässlichen Gesichtern verschiedene Eigenschaften aus einer Liste zuordnen. Und als Krönung zückt Frau Dr. Jacoby dann den Rorschachtest: die bekannten Tintenkleksbilder. Ich habe zu diesem Zeitpunkt schon ziemlich die Nase voll von der Testerei, und das nun werde ich sicher nicht mitmachen! Ich fand die Idee, aus Assoziationen zu wildem Geschmier stichhaltige psychologische Rückschlüsse ziehen zu wollen, schon immer abwegig.

«Nein. Nein, da mache ich nicht mit.»

«Aber wieso denn nicht?»

«Weil ich das total albern finde! Als ob man aus diesem Geschmier irgend etwas herauslesen könnte! Ich meine, haben Sie sich diese Dinger mal angesehen?!»

«Du hast es doch noch nie versucht.»

«Werde ich auch nicht.»

«Komm schon, Annika, warum sträubst du dich so dagegen, hm? Was fühlst du jetzt?»

«Wussten Sie, dass wir solche Bilder im *Kindergarten* gemacht haben? Allerdings in bunt und mit Wasserfarben. Hinterher haben wir dann Schmetterlinge daraus gemacht.»

«Nun komm schon, was ist schon dabei, probier es doch wenigstens!»

Also gut, von mir aus. Wenn sie diesen bescheuerten Test haben will, soll sie ihn kriegen. Mit etwas Phantasie kann man schließlich aus so ziemlich *allem alles* heraussehen – und ich verfüge über *viel* Phantasie!

«Was siehst du hier?»

Schwarz. Einen schwarzen Fleck, der verschmierte Ränder hat. «Hm ... zwei ineinander verbissene Vampire ... sie versuchen, sich den Hals durchzubeißen, ich denke es ist ein Kampf. Hier, diese kleinen Spritzer, das ist Blut. Der rechte Vampir wird wohl verlieren, er sieht schon recht mitgenommen aus.»

«Und hier?»

«Also ... das könnte ... nein, ich denke, das ist ein geöffnetes Grab, in dem die Überreste eines Massenmörders, also seiner Opfer meine ich, liegen. Hier, sehen sie den einzelnen Arm hier? Das ist alles, was man je von der Leiche gefunden hat. Und hier, dieser Mensch wurde mit einer Gabel aufgespießt und danach skalpiert.»

Zwei Tage später. Frau Dr. Jacoby sitzt an ihrem Schreibtisch und betrachtet mich ernst.

«Hier!», sie klopft auf einen Stapel Papiere vor sich, «hier habe ich die Ergebnisse deiner Tests. Ich denke, dass du an einer schweren emotionalen Störung leidest, die Essstörung ist sozusagen nur ein Symptom, und erst wenn wir die ursächliche Störung behandelt haben, erst dann kannst du auch essen und zunehmen.»

Aha. «Und was ist das für eine ... emotionale Störung?»

«Es handelt sich dabei um das Borderline-Syndrom. Man kann es behandeln, allerdings ist dafür ein spezielles Konzept erforderlich. Ich denke, wir sollten das auch in aller Ruhe mit deinen Eltern besprechen.»

Als Erstes besorge ich mir am nächsten Tag in der Stadt ein Fachbuch über das Borderline-Syndrom. Und komme, nachdem ich es weitestgehend gelesen habe, zu dem Schluss, dass manches auf mich zutrifft, sehr vieles nicht und ich *keine* solche Störung habe.

«Ich denke, dass wir dich für einige Zeit entlassen sollten», schlägt Frau Dr. Jacoby vor. «Und dich dann unter geänderter Diagnose wieder aufnehmen. Wir werden ein speziell auf dich ausgerichtetes Therapieprogramm erarbeiten, wozu auch eine sehr intensive Miteinbeziehung der Familie wichtig ist. Deine Eltern werden zusätzlich zu den Besuchen am Wochenende mindestens zweimal wöchentlich zu einem Gespräch herkommen müssen, besser wäre dreimal. Andernfalls ist keine Besserung deiner Krankheit zu erwarten.»

«Wie stellst du dir das vor?!» Meine Mutter ist empört. «Dass wir nichts anderes zu tun haben, als drei Mal die Woche 50 Kilometer zu fahren? Dein Vater muss *arbeiten,* falls du das vergessen haben solltest! Soll er vielleicht einfach immer früher gehen? Nur weil du dir diese Luxustherapie leisten möchtest? Die Psychologen stellen sich das immer so einfach vor ... haben die denn überhaupt eine Vorstellung davon, was so eine Krankheit in der

Familie ohnehin schon bedeutet, auch ohne dass man ständig in der Gegend herumfährt? Du hast auch noch eine Schwester, ist dir das klar? Und Nele hat sowieso schon oft genug wegen dir zurückstecken müssen. Wenn sie jetzt auch noch dauernd alleine sein muss – nein, das kann und *will* ich nicht verantworten; ich bin heilfroh, dass *sie* noch gesund ist! Wie denkt sich das denn deine Frau Jacoby, dass eine ganze Familie ihr Leben komplett nach einem einzigen Familienmitglied ausrichtet? Das kann es ja wohl nicht sein! Nein, meine Liebe, da müssen wir eine andere Lösung finden.»

Allerdings scheint momentan noch niemand zu wissen, wie genau eine solche aussehen könnte.

«Du musst ja nicht unbedingt nach Hause zurück», sagen die Betreuer zu mir. «Du könntest doch in eine betreute Wohngruppe ziehen. Sprich doch einmal mit dem Sozialbetreuer der Station.»

Das mache ich und erhalte einige Broschüren mit Telefonnummern, bei denen ich nicht anrufe. Es klingt zwar recht spannend, so eine Wohngruppe, aber Fakt ist: Ich will nicht in eine Wohngruppe. Ich will allerdings auch nicht nach Hause. Ich will am liebsten hier bleiben. Ja, hier – in der Psychiatrie. Nie wieder werde ich mich später in diesem Punkt wirklich verstehen, aber im November 1997 möchte ich nicht weg von der Kinder- und Jugendpsychiatrischen Station G2. Ich habe mich adaptiert an diese Luftblase, wo mich keine Schule quält und ich auch sonst kaum Verpflichtungen habe. (Außer derjenigen zu essen, aber auch die kann immer mal wieder umgangen werden, no problem.) Ich fühle mich hier lange nicht so einsam und allein wie zu Hause. Hier ist immer jemand um einen herum, die Betreuer, die anderen Jugendlichen ... zwar sind das keine wirklichen *Freundschaften*, aber die habe ich zu Hause ja schließlich auch nicht mehr. Die Welt der Station ist klein, überschaubar und berechenbar.

«Ich begreife das nicht.» Mein Vater schüttelt den Kopf, als wolle er seine Haare loswerden. «Warum willst du denn nicht mehr nach Hause kommen? Liegt es an uns? Was ist es denn, was?»

«Ich weiß nicht … ich weiß es nicht!» Das stimmt tatsächlich. Ich hasse meine Eltern nicht, und ich habe auch keine Angst vor ihnen. Ich weiß, wie ich mich gegen Nele zur Wehr setzen kann und welcher Rhythmus mich zu Hause erwartet. Ich habe sechzehn Jahre ohne Schwierigkeiten dort verbracht. Also was?

Schule. Kleinstadtalltag. Enge. Eingefahrene Rollen und Verhaltensmuster. Ich kann nicht! Wie erkläre ich ihnen meinen Widerwillen gegen die Stadt, in der wir leben, gegen meine alte Schule, gegen mein Zimmer, das ich mir doch selber eingerichtet habe? Wie mache ich ihnen klar, dass ich meine Familie, einschließlich Tim, den Hund, liebe, und ich trotzdem unmöglich heimkommen kann? Es geht nicht!

«Du rennst doch nur vor den Dingen davon! Glaubst du vielleicht, nur weil du in eine andere Stadt gehst, ändert sich dein ganzes Leben? Blöde Menschen triffst du überall, das garantiere ich dir! Und was willst du dann machen, wieder umziehen?»

«Hast du eine Ahnung, was das für Kinder sind, die in diesen Wohngruppen leben? Kinder aus völlig desolaten Verhältnissen: Alkoholprobleme, Missbrauch, Gewalt … und mitten drin – du? Das glaube ich einfach nicht!»

Je wütender meine Eltern werden und je heftiger sie gegen die Vorschläge des Therapeutenteams – neues Therapiekonzept, Wohngruppe – protestieren, desto trotziger und verbissener werde ich.

«Deine Eltern tun dir eindeutig nicht gut!» Angelika, die Betreuerin, schüttelt missbilligend den Kopf. «Jedes Mal, wenn sie hier waren, bist du hinterher vollkommen durch den Wind. Aber du musst konsequent bleiben! Auf uns kannst du dich jedenfalls verlassen.»

Meine Angst, Irritation und Unsicherheit kotze und schneide ich aus mir heraus. Mittlerweile hänge ich nach jeder Mahlzeit über der Keramikschüssel und würge, bis die Galle meinen Hals ausbrennt. Meine Arme sind mit Schnittwunden und Kratzern übersät, die von Rasierklingen, Nagelscheren und Glasscherben stammen. Gelegentlich komme ich «abhanden». Ich verlasse die Station und komme erst Stunden später, meist mitten in der Nacht, zurück. Verfroren, übermüdet, todtraurig und erschöpft. Ärger bekomme ich nicht wirklich, es ist, als wüsste niemand so recht, wie ich behandelt werden soll, solange über meine nahe Zukunft noch keine Entscheidung getroffen worden ist. Ich laufe eben so mit, nehme an den üblichen Aktivitäten teil, sehe abends mit den anderen fern und spiele mit den Betreuern Tischtennis. Wenn ich verschwinde, wird jedes Mal die Kriminalpolizei eingeschaltet und dann auch wieder informiert, wenn ich zurück bin. Der Dienstarzt untersucht mich, und dann gehe ich schlafen. Am anderen Morgen muss ich genau aufschreiben, was zu meinem Verschwinden geführt hat und darf einen Tag nicht nach draußen. Meistens wird auch ein neuer Vertrag aufgesetzt, in dem ich versichere, nicht mehr weglaufen, kotzen und mich verletzen zu wollen. Aber da man mich kaum wegen Vertragsbruch belangen wird, ist er schon einen Tag später hinfällig.

«Magersüchtige sind eben nicht vertragsfähig», erklärt Frau Dr. Jacoby meinen Eltern mein Verhalten. Warum ich trotzdem immer neue Verträge verfassen muss, sagt sie nicht.

Es geht mir unglaublich schlecht. Durch das permanente Essen, mit dem ich mich vor dem Erbrechen vollstopfe, nehme ich langsam zu und wiege jetzt zum ersten Mal überhaupt 38 Kilo. Das verstärkt meinen Selbsthass, und ich muss mich wieder schneiden, um mich zu bestrafen. Die Betreuer wickeln wortlos Mullbinden um die blutigen Schnitte.

«Sind Sie sich sicher, dass dort der richtige Unterbringungsort für ihre Tochter ist?», fragt ein Kriminalpolizist meine Eltern, als ich das dritte Mal abgehauen (und zurückgekommen) bin.

Wer weiß das schon.

Mir gleitet der Boden unter den Füßen weg, genaugenommen *ist* er bereits weg, abhanden gekommen, verschwunden, hat sich aufgelöst und zersetzt. Ich falle durch einen merkwürdigen Kosmos, der sich umzukrempeln scheint, nichts ist plötzlich mehr sicher und verlässlich. Ich falle und falle und falle, und niemand hält mich auf. Alle scheinen genauso unsicher und ratlos zu sein wie ich! Aber, hey, sollten das nicht *Profis* sein? Warum ernte ich dann diese hilflosen Blicke und inhaltloses Schweigen?

Die Betreuer schieben die Verantwortung auf Frau Dr. Jacoby – soll sie doch entscheiden –, Frau Dr. Jacoby verweist auf meine Erziehungsberechtigten und den zuständigen Oberarzt. Meine Eltern sind aufgebracht und besorgt über die neue Diagnose und die Tatsache, dass ich scheinbar jederzeit von der Station verschwinden kann, wenn ich möchte. Sie verlangen Klarheit und werden mit freundlichen Standardsätzen abgefertigt. Und der Oberarzt knetet seine Hände und gibt Sätze in der Länge eines Rinderbandwurmes von sich, die einfach niemand der Anwesenden – einschließlich Frau Dr. Jacoby – begreift.

Merkt eigentlich jemand, wie *schlecht* es mir geht? In immer kürzeren Abständen verletze ich mich und bin mir jedes Mal weniger sicher, dass ich nicht doch irgendwann – bald – die Pulsadern sauber der Länge nach treffen werde.

Mein Bericht «Was war der Auslöser?» an diesem speziellen Montag ist kurz und treffend. Ich mag nicht mehr, ich will nicht mehr, ich kann nicht mehr, und niemand hilft mir. Punkt. Ich gebe ihn bei meiner Therapeutin ab und gehe in mein Zimmer. Mein Kopf ist ganz schwer und taub, und meine Arme und Beine wiegen etwa eine Tonne. Jeder für sich. Einigermaßen sinnlos baumeln sie an mir herunter, und nicht einmal die Schnitte schmerzen, als ich den Pullover darüber ziehe. Ich bin mittlerweile völlig taub geworden.

«Annika, warte mal.» Frau Dr. Jacoby läuft mir zum Eingang nach. «Das hier», sie wedelt mit meinem Aufschrieb, «genügt mir nicht. Ich möchte, dass du noch einmal aufschreibst, wie es dir jetzt, heute, geht, wie deine Stimmung ist. Vorher kann ich dich nicht zur Schule lassen.»

«Meine Welt zerfällt in Stücke, die sinnlos durch die Gegend purzeln. Und ich stürze mit. Mir ist alles egal. Schule. Oder nicht Schule. Freunde oder Familie. Leben. Was für ein Leben denn? Das hier ist doch keines. Fressen, Kotzen, Hass, glühender, wütender, schneidender HASS! Niemand nimmt den Schmerz in mir wahr, aber das ist auch egal. Ich bin egal. Nur ein verfressener Haufen Scheiße, der Welt ginge es ohne mich besser. Ich will nicht mehr. Kann nicht mehr. Wofür auch? Meine Stimmung? Weiß nicht. Leere. Tod. Leere. Was weiß ich.»

Frau Dr. Jacoby braucht nicht lange zum Lesen, dann steht sie auch schon wieder vor mir.

«So kann ich dich heute nicht gehen lassen, Annika. Ich denke, wir müssen reden.» Sie setzt sich auf mein Bett, während ich ans Fenster gelehnt stehen bleibe. «Du bist ausgesprochen suizidal, und das nun schon geraume Zeit.»

Was Sie nicht sagen.

«Ich mache mir ernsthaft Sorgen um dich und glaube – besonders nach diesem Wochenende – nicht mehr, dass wir dir hier die nötige Unterstützung bieten können. Darum möchte ich dich in die Notaufnahme der Erwachsenenpsychiatrie verlegen, jetzt gleich. Dort ist man im Umgang mit selbstmordgefährdeten Patienten versiert.»

«Warum, wie läuft das denn dort?» Ich frage, als führten wir eine nette kleine Plauderei.

«Es gibt zum Beispiel keinerlei spitze Gegenstände oder Sachen aus Glas ... es wäre immer jemand bei dir, auch beim Gang zur Toilette, und die Patienten können sich nirgends einschließen oder eben schaden. Meistens wird auch medikamentöse Unterstützung eingesetzt.»

«Mit anderen Worten, man spritzt mir etwas, das mich außer Gefecht setzt.»

«Nein, nicht so ... ein Beruhigungsmittel, das dich besänftigt. Und es wäre ja auch nur für kurze Zeit, ein, zwei Tage, bis es dir besser geht.»

«Nein.»

«Komm, jetzt veranstalte doch bitte kein Theater, Annika. Pack deine Tasche zusammen, damit wir rübergehen können.»

«Nein.»

«Was soll das denn jetzt? Wie soll ich dir vertrauen, wenn du mir nicht vertraust?»

Kluger Spruch. Großmutter, warum hast du denn so große Ohren ...?

«Ich werde nichts packen und ganz sicher nicht in die Notaufnahme gehen, um mich flachlegen zu lassen!»

«Du willst doch nicht ernsthaft, dass wir für den Weg einen Krankentransport rufen?!» Bis zum Gebäude der Erwachsenenpsychiatrie sind es etwa hundert Meter.

«Nein, sie sollen gar keinen Krankentransport rufen, ich mach da nicht mit.»

Seufzen. Kopfschütteln. Was für eine *sture* Patientin!

«Ich werde jetzt dann erst einmal deine Eltern anrufen. Vorher möchte ich aber noch, dass du das hier nimmst.» In einem kleinen Pappbecher liegt eine rosa Tablette. «Damit du dich nicht so aufregst.»

Wer regt sich denn hier auf?

Während wir auf die Ankunft meiner Eltern warten, tappt ständig ein Betreuer hinter mir her – sogar bis in den Vorraum der Toilette – und lässt mich keinen Moment unbeobachtet. Ich *könnte* ja ... Idioten. Wenn ich *könnte,* wenn ich *gekonnt hätte*, dann säße ich jetzt nicht mehr hier!

Meine Eltern, die Armen, sind wieder einmal sehr durcheinander, bestürzt und besorgt. Mein Vater musste mit einem Kollegen den Dienst tauschen (wieder einmal), und Nele sitzt bei Bekannten (wieder einmal).

Daran, dass diese Station ein echtes Irrenhaus ist, daran besteht allmählich kein Zweifel mehr, jedenfalls nicht für meine Familie.

«Lieber Herr und Frau F., beruhigen sie sich doch bitte ...» Der zugeschaltete Oberarzt hat natürlich den absoluten Durchblick. «Leider erfordert Annikas momentaner Zustand Maßnahmen ...»

«Was soll das heißen, ihr «momentaner Zustand»? In was für einem Zustand befindet sie sich denn bitteschön?!»

«Nun, ihre Tochter ist seit längerer Zeit schwer suizidal ...»

«So?? Und was haben sie bislang dagegen unternommen? Ich meine, soweit ich weiß, darf meine ‹schwer suizidale Tochter› weiterhin alleine die Station verlassen. Und sollte sie wieder einmal ‹verschwinden›, hat das wohl auch keine besonderen Konsequenzen, oder wie sehe ich das?!»

«Herr Dr. F., wir sind selbstverständlich bemüht ...»

«Ihre Bemühungen *interessieren mich nicht!* Ich will wissen, was Sie unternehmen, um Annika zu helfen?»

«Genau darum haben wir Sie ja zu uns gebeten. Leider widersetzt sich Annika jeder Therapie, so dass wir uns außerstande sehen, sie weiterhin hier zu behandeln.»

«Und WO soll sie dann hin?»

«Wir halten die Notaufnahme der Psychiatrie für Erwachsene für die beste Lösung. So jung ist Annika ja nun nicht mehr, dass ...»

«Jetzt erklären Sie uns doch bitte erst einmal, wie es überhaupt so weit kommen konnte?! Ich meine, Sie halten sich doch für Experten, nehme ich an? Wie also konnte es Ihrem ‹Expertenblick› dann entgehen, dass unsere Tochter auf eine derartige Krise zusteuert?»

«Frau F., solche Diskussionen führen doch zu nichts. Schuldzuweisungen sind in diesem Fall vollkommen *überflüssig*, auch wenn ich natürlich Ihr Bedürfnis verstehe, einen Schuldigen für diese Situation ausmachen zu können.»

«Nein, Sie haben mich nicht verstanden: Es geht mir nicht um *Schuld!* Es geht mir einzig und allein um meine Tochter!»

«Aber genau das ist doch der Punkt, Frau F., wir ...»

«Und meine Tochter ist jetzt seit vier Monaten bei Ihnen, und ihr Zustand, wie Sie es nennen, hat sich rapide verschlechtert! Ist das Ihr Therapieerfolg?»

Frau Dr. Jacoby fühlt sich auf den Schlips getreten. «Ich denke nicht, dass Sie als Außenstehende die Therapie in ihrem Verlauf beurteilen können.»

Quak, Quak, Quak. Ich sitze zwar im selben Zimmer, genaugenommen zwischen meinem Vater und Frau Dr. Jacoby, aber all diese Hektik und Aufregung beginnt mir gehörig auf den Geist zu gehen. Warum streichen wir nicht einfach diese ständigen Diskussionen? Borderline-Störung, zeitweilige Entlassung, Wohngruppe, Familientherapie – ich habe genug davon! Mein Vorschlag zur Güte: Ich darf weiterhin hier auf G2 bleiben und basteln und spazieren gehen und Videos anschauen und Ausflüge machen und mit den Betreuern Tischtennis spielen, dafür laufe ich nicht mehr weg und höre auf, mich zu schneiden. Das Kotzen werde ich zwar nicht aufgeben können, aber es wird sich in Maßen halten, solange niemand von mir verlangt, dass ich zunehme. Genaugenommen denke ich sogar, dass es an der Zeit ist, wieder etwas abzuspecken. Wenn ich in Ruhe gelassen würde, wäre alles paletti – also was? Leider fragt niemand nach, was ich denn dazu sagen möchte, und deswegen starre ich nach links, nach rechts und dann an die Decke und wieder nach links. Wie lange möchten sie das Theater noch fortsetzen?

«Wir müssen uns besprechen», erklärt meine Mutter, «und über die weiteren Schritte entscheiden. Denn eine Akutaufnahme *drüben* kommt definitiv nicht in Betracht! Können Sie mir zusichern, dass Annika, während mein Mann und ich in einem Café sind, sich NICHTS antut und auch nicht wegläuft?»

«Also wirklich, Frau F.! Ich bitte Sie ...» Der Oberarzt ist gekränkt und entrüstet. «Immerhin kennen Sie doch unsere Station!»

«Eben deshalb.»

Meine Eltern sind nur etwa zwanzig Minuten lang weg, ehe sie wieder auf die Station stürzen.

«Wir nehmen dich jetzt mit nach Hause, Annika», sagt mein Vater entschieden.

Ich weiß, sie meinen es lieb und gut, und es ist bestimmt auch besser, als in der Notaufnahme zu landen, aber für mich ist «zu Hause» zu einem gewaltigen Schreckgespenst mutiert. Der Gedanke an das Fressen und Kotzen und Hungern und die lähmende Lethargie der letzten Monate dort schnürt mich ein. Mein, *unser* Zuhause erscheint mir bedrohlich eng, eingefahren, erstickend. Ich kann mir nicht vorstellen, welche Alternativen ich dort haben soll. *Schule?* Mir wird übel. Und dann werde ich auch Lina, Jasmin und alle anderen wieder treffen ... ich kann nicht. Ich kann einfach nicht!

«Nein, Mama, Papa, das nicht, ich würde ja gern, aber ich *kann nicht mit euch kommen*, ich weiß nicht, ich weiß nicht ... es ist nicht wegen euch oder Nele oder ... es ist wegen mir, ich kriege Platzangst bei dem Gedanken ... bitte ... ich weiß auch nicht, was mit mir los ist, ich habe solche Angst, ich ... bitte! Ich kann nicht.» Die Tränen brechen einfach so aus mir heraus, ich fühle mich so erschöpft, dieser Tag ist wie der Schleudergang einer alten Waschmaschine. Ich fühle nichts, und wenn doch, so weiß ich nicht einmal ansatzweise, was, ich möchte nur meine Ruhe, diese Aufregung ist mir zu viel, ich kann nicht weiter ... ich kann nicht.

Meine Eltern sind verstört, bestürzt, denn damit haben sie nicht gerechnet. Ich habe Angst vor meinem eigenen Zuhause? Ich traue mir nicht zu, dorthin zurückzukehren? Sie begreifen nicht warum, aber das tue ich auch nicht! Bitte, geht doch alle weg und lasst mich in Ruhe. Bitte.

Der Tumult geht natürlich trotzdem weiter, denn «in diesem Zustand, Sie sehen es ja selbst!» will der Oberarzt mich auf keinen Fall weiter auf G2 behalten. Meine Eltern drängen darauf, dass er dann nach einer Unterbringung in einer anderen *Jugendpsychiatrie* sucht, irgendwo wird man sich ja wohl zutrauen, mich aufzunehmen und vor einem Selbstmord zu bewahren!

Irgendwann in diesen Stunden schiebt mir Frau Dr. Jacoby noch einmal einen Becher mit rosa Tablette hin, ich schlucke sie, ohne hinterher einen Unterschied zu merken. Um mich zu beruhigen, greife ich stattdessen auf meine eigene Strategie zurück: essen. Der stupide Vorgang der Nahrungsaufnahme hat etwas herrlich Tröstliches, vorausgesetzt natürlich, ich kann und werde mich hinterher der gesamten Menge wieder entledigen. Es ist Adventszeit, und in der Küche stehen genug Dosen mit Keksen und Plätzchen herum. Mund auf, beißen, kauen, schlucken, nach dem nächsten greifen. Zimt, Schokolade, Haselnuss und Marzipan, achtzig bis hundert Kalorien pro Stück. Locker. Wer isst denn so etwas normalerweise – einfach so? Frau Dr. Jacoby kommt vorbei und wirft einen resignierten Blick auf den Keksstapel in meiner Hand und die Krümel auf meinem Pullover.

«Meinst du nicht, dass du damit aufhören solltest? Muss das denn jetzt sein?»

Das fragt ausgerechnet sie, die doch wissen sollte, dass es sein *muss*!

Ich habe völlig das Gefühl für die Zeit verloren, meine Eltern kamen irgendwann am späten Vormittag, war das gerade erst oder schon vor Stunden? Ich weiß es nicht. Vielleicht hat sich auch die Zeit angesichts dieses Chaos hier aus dem Staub gemacht.

«Annika», meine Mutter steht im Gruppenraum, sofern ihr mein schokoladenbrauner Mund auffällt, unterlässt sie einen Kommentar. «Die nächstgelegene Kinder- und Jugendpsychiatrie ist bereit dich aufzunehmen. Ich habe eben mit dem Chefarzt telefoniert, sie versichern uns und dir, dass sie dich so überwachen, dass du dir nichts antun kannst. Komm, wir müssen packen.»

Wo, der Henker, liegt diese Klapse nun wieder, und was glauben diese Leute hier eigentlich, wer sie sind? Das hatten wir doch alles schon einmal ... ich lasse mich nicht beliebig in der Gegend herumkarren, von einer Klapse zur nächsten Klinik und zurück in die Klapse! Es reicht jetzt definitiv. Okay, nach Hause wollte ich auch nicht, aber ich habe schließlich auch niemals gesagt: «Na gut, dann sucht mir eine hübsche andere Psychiatrie aus!» Und wenn ich jetzt so nachdenke, finde ich nach Hause zu gehen doch noch besser als *irgendwohin!* Aber: Alea iacta est, und niemand fragt mehr, ob ich einverstanden bin.

Meine Eltern fangen an zu packen, und ich verkrieche mich im Gruppenraum auf das Sofa und futtere Kekse. Zwischendrin springe ich auf, um aufs Klo zu rennen, meine Mutter läuft mir in panischer Angst, ich könnte mir etwas antun, nach und besteht darauf, sich mit mir in die Kabine zu stellen. Ey, ich werde doch nicht kotzen, wenn sie dabei zusieht! Also flitze ich über den Gang zum Jungenklo und schließe blitzschnell hinter mir ab, während meine Mutter hysterisch an die Tür hämmert, bis eine Betreuerin schließlich mit dem Universalschlüssel aufschließt – was für eine Aufregung! Alles in Ordnung, dürfte ich *nun bitte* meinen Kopf in die Kloschüssel halten, die Kalorien könnten nämlich allmählich in Richtung Darm und Verdauung zu wandern beginnen!

Mein Hirn ist eindeutig zu klein, um alles, was passiert und gerade passiert ist, zu erfassen, und so muss etwa die Hälfte vorerst draußen bleiben. Sorry, wegen Überfüllung geschlossen, versuchen Sie's später wieder. Ich begreife das alles einfach nicht! Lediglich kleine Realitätstrümmerbrocken dringen zu mir durch: meine Eltern und eine Betreuerin, die mein Zimmer förmlich auseinandernehmen und Kleider, Bastel-, Mal- und Schreibmaterialien, Kuscheltiere, Poster, Postkarten, Bücher, Walkman und Kassetten in zwei Koffern und einer großen Reisetasche verstauen. Frau Dr. Jacoby, die den Gang auf und ab rennt, ohne sichtbare Beschäftigung, außer dass sie dabei gelegentlich ein Blatt Papier schwenkt. Der Oberarzt, der im Stationszimmer sitzt und auf die PC-Tastatur einhämmert. Mein Abschlussbericht? Die anderen Jugendlichen, die von den Betreuern in ihre Zimmer geschickt wurden und mich hinter ihren Türspalten beobachten. Ja, heute gibt es hier mal Action!

Überrollt und mental förmlich plattgewalzt versuche ich, mir eine einfache und schnelle Ordnung zu verschaffen, indem ich an das naheliegendste Problem herangehe: Was werde ich nun tun? Dass ich mich nicht brav und lieb in den Krankenwagen verfrachten lasse, steht außer Frage. Das Einfachste und Effektivste wird sein, dass ich renne, in dem Augenblick, in dem wir unten aus der Eingangstüre treten, werde ich losrennen, hinein in die schützende Dezembernacht. Weglaufen ist ja ein mir mittlerweile vertrauter Vorgang, und nachts durch die Straßen zu laufen, beunruhigt mich nicht im Geringsten. Die größte Gefahr droht mir momentan eindeutig hier vor Ort! Was ich machen und wohin ich gehen werde, wenn mir die Flucht erst geglückt ist – das ist sekundär. Im Zweifelsfall hat McDonalds bis zwei Uhr nachts geöffnet und danach … es gibt viele trockene und, wenn schon nicht direkt *warme*, so doch wenigstens *weniger kalte* Unterschlupfmöglichkeiten, man muss nur logisch denken. Wichtig ist erst einmal das Entkommen! Und um das nicht zu gefährden, werde ich nun lieber keinen weiteren Unmut äußern, sondern mich so still und unauffällig wie möglich verhalten. Alle sollen denken, ich hätte mich mit der neuen Situation arrangiert …

Und dann ist der Krankentransport da.

Wir gehen alle gemeinsam die Treppe hinunter, links neben mir mein Vater und Frau Dr. Jacoby, rechts meine Mutter und eine Betreuerin. Der Oberarzt ist schon nach Hause gefahren. Er hatte einen stressigen Tag heute und zudem seine Funktion – mich loszuwerden – erfüllt.

Die anderen tragen alle etwas, einen Koffer, die Tasche oder eine Plastiktüte, in der alles steckt, was sich nirgends sonst mehr hineinquetschen ließ. Somit bin ich im Vorteil, eindeutig. Mein Körper ist bis in die letzte Faser gespannt und darauf vorbereitet, loszupreschen. Der Zeitpunkt muss hundert Prozent stimmen, damit mich niemand hindert. Und dann werde ich laufen, laufen, hinein in das Regendunkel, um mich verschlucken zu lassen.

Als wir das Foyer betreten, greift meine Mutter nach meinem Arm. Ich ziehe ihn, nicht besonders energisch (vorsichtig, gaaanz vorsichtig!) zurück, um loszukommen. «Was ist, was soll das?»

«Ich halte dich lieber fest, Annika.»

«Nein, lass mich los, he, hör auf! Ich mach' doch gar nichts!» Panik!

Gleich sind wir durch die Tür, und die Hand meiner Mutter krallt sich in die grobmaschige Baumwolle meiner Indiojacke. Es darf nicht schiefgehen, ich werde nur eine einzige Chance haben! Betont gelassen gehe ich weiter neben ihr her und spüre, wie ihr Griff lockerer wird. Sie vertraut mir.

Dann sind wir draußen. Etwa zwei Meter vom Eingang entfernt parkt ein Krankenwagen, an der Fahrertür lehnt der Rettungssanitäter.

Ich laufe los.

Die Hand meiner Mutter greift nach meinem Arm, er entgleitet ihr, weil ich ihn nach vorne reiße, sie packt erneut zu und erwischt die Kapuze meiner Jacke. Sie krallt sich daran fest, während jetzt auch mein Vater und Frau Dr. Jacoby bei uns sind und mich umklammern.

Es ist aus.

Ich habe verloren.

Gefangen.

Und dann raste ich aus.

In meiner Familie war ich nie diejenige, die leicht die Beherrschung verliert, diesen Part übernahm schon früh Nele. Vor allem als Kleinkind und Kind neigte sie zu entsetzlichen Jähzornausbrüchen. Ihre Wut konnte sich schon an Kleinigkeiten entzünden, manchmal jedoch ließ sich partout kein Auslöser entdecken, und sie tobte dennoch. Ort und Zeit waren ihr egal, sie konnte im Supermarkt ebenso ausrasten wie im vollen Restaurant. Dann warf sie sich auf den Boden, strampelte und brüllte, bis ihr Kopf krebsrot war und zu platzen drohte. Ansprechbar oder in irgendeiner Form zugänglich war sie dann nicht mehr, und am besten ließ man sie ausbrüllen. Was starke Nerven und besser noch taube Ohren erforderte. Bisweilen mussten meine Eltern ihr etwas kaltes Wasser ins Gesicht gießen, damit sie sich nicht selber verletzte. Später begriff sie dann äußerst rasch, wie sie ihre kleinen Fäuste und Füße unterstützend einbringen konnte. Körperliche Gewalt ist mir weitestgehend fremd. Im Laufe meines Lebens habe ich lediglich zwei Ohrfeigen von meinen Eltern erhalten (die aber angeblich zu Recht, behauptet meine Mutter noch heute; ich bezweifle eine solche Legitimation, doch in Anbetracht der Ereignisse dieser Nacht würde ich sagen, wir sind quitt), alle anderen Formen elterlicher Autorität erstreckten sich auf Hausarrest und Außerkraftsetzung von Privilegien wie Fernsehen, Partys, langes Aufbleiben etc. Mit Nele dagegen habe ich mich durchaus geprügelt, vielmehr hat *sie mich* verprügelt, so dass meistens ich – obschon die Ältere – kreischend vor ihr in mein Zimmer flüchtete. (Die Zimmertür hat übrigens heute noch zwei Löcher ... Nele hat sehr energische und robuste Füße! Aber solche Extreme blieben die Ausnahme.)

Ich wäre niemals auf den Gedanken gekommen, meine Eltern bewusst zu schlagen, das war und ist für mich eine unüberschreitbare Grenze.

An diesem Abend jedoch behält für einige Stunden nichts seine Gültigkeit. Ich kämpfe, wie ich noch nie gezwungen war zu kämpfen, indem ich mich mit meinem gesamten Körper zur Wehr setze und alles, alles an Kraft und Energie aufbringe, das noch in mir steckt.

Ich habe keine Chance.

Ich versuche, einen achtunddreißig Kilogramm leichten Körper zu einer Waffe gegen fünf erwachsene Menschen zu machen.

Aber sie sollen mich nicht so einfach kriegen, nicht so, nicht willenlos!

In dem Augenblick, da meine Mutter mich festhält, begreife ich in Gedankenbruchteilen, dass ich verloren habe und meine Flucht nicht stattfinden wird.

Ich lasse mich zu Boden fallen.

Meine Eltern und Frau Dr. Jacoby greifen nach mir, ich beginne zu strampeln, zu treten und zu boxen. Ich schlage und ich kratze, ich spucke und ich brülle. Ich winde mich und bäume mich auf, und ich schreie so laut, dass mein Kopf dröhnt. Und ich kann laut schreien! Ich würge Satzfetzen und Beschimpfungen hervor, im Grunde immer die gleichen:

«Ich hasse euch, ich hasse euch, ihr Schweine, lasst mich los, ihr habt kein Recht, ich hasse euch, das verzeihe ich euch nie! Ich hasse euch!!»

Der Sanitäter schaltet sich ein und versucht, mich in den Schwitzkasten zu nehmen. Mein Vater drängt ihn zur Seite, «Lassen Sie sie in Ruhe, nicht!» Er will nicht, dass ich mit brutaler Rücksichtslosigkeit niedergezwungen und in den Krankenwagen verfrachtet werde. Stattdessen versuchen er und meine Mutter, mich festzuhalten und zu beruhigen, aber ihr freundliches Geblubber können sie sich sonst wohin stecken! Ich schreie, kreische, schlage und trete weiter, sie umklammern mich, ihre Kraft steht gegen meine, und ich habe nichts zu verlieren, also investiere ich alles.

Ich sehe die Hand meiner Mutter, die sich in meinen Oberarm krallt.

Ich kenne diese Hand so gut, die weiche Haut, unter der sich die dünnen blauen Venen abzeichnen, die schmalen Finger mit den sorgsam geschnittenen Nägeln. Es ist die Hand, die mich gestreichelt, gewiegt, gehalten, gekitzelt und getröstet hat. Es ist die Hand meiner Mutter. Plötzlich empfinde ich warme Zärtlichkeit für diese Hand – und Trauer, denn ich kann nicht anders, ich muss weitermachen!

Verzeih mir, Mama, verzeiht mir beide, ich kämpfe hier nicht gegen euch, ich kämpfe gegen die Situation, versteht ihr? Ich möchte euch nicht wehtun, das wollte ich nie, aber welche Möglichkeit habe ich denn noch?

Ich neige den Kopf etwas und beiße zu. Sie lässt mich kurz los, um dann erneut zuzupacken, es ist sinnlos, was ich tue, aber ich kann nicht nachgeben. Frau Dr. Jacoby taucht mit einem Pappbecher auf, in dem dieses Mal eine blaue Tablette liegt.

«Hier, Annika, schluck das.»

Es reicht wirklich, ich habe so *dermaßen* genug von dem ganzen Scheiß hier und den Psychopharmaka, mit denen ständig versucht wird, alles zu regulieren! Glaubt sie tatsächlich, ich hielte inne, um mal eben diese Droge einzuwerfen?!

«Stecken Sie sich Ihre Scheißmedikamente sonst wohin, ich hab heute schon zweimal was genommen, Sie können mich mal!»

Wie man sieht, haben die anderen Tabletten nicht wirklich beruhigend gewirkt.

«Annika, wenn du das hier jetzt nicht nimmst, müssen wir dir was spritzen!»

«Neeeiiiiin!! Lasst mich in Ruhe, ihr Psychoärsche! Ich nehme nichts!!»

Sie verschwindet wieder und eine Weile kämpfen wir schweigend und verbissen. Meine Eltern sind in der schwierigen Lage, mich in den Griff bekommen zu wollen, ohne mir wehzutun, während ich mir solche hehren Überlegungen definitiv nicht leisten kann.

Dann ist die gute Ärztin wieder zur Stelle, dieses Mal mit einer aufgezogenen Spritze. Sie packen mich und klemmen meinen Kopf irgendwo ein, unter irgendeiner Schulter vermute ich, und streifen meine Hose ein Stück hinunter. Die Spritze trifft in den Oberschenkel.

Und dann geschieht etwas, das so widerwärtig, erniedrigend und bedrohlich ist, dass ich mich immer noch mit Unbehagen daran erinnere.

Mein Körper sackt unter mir weg.

Einfach so, er klappt zusammen, jeder Muskel gibt nach und auf, ich habe keine Kontrolle mehr. Finito.

Ich möchte, ich möchte *verdammt noch mal* weiterkämpfen – wir sind hier noch lange nicht fertig, Leute! –, aber es geht nicht. Meine Arme und Beine, der Rumpf, alles ist zu einem schlaffen Haufen ohne Willen zusammengesunken, den sie jetzt aufheben und in den Wagen tragen. Sie schnallen mich auf der Bahre fest.

Das, was von mir übrig ist.

Ich versuche, wenigstens weiterzu*schreien*, aber selbst meine Stimmbänder scheinen erschlafft. Alles, was ich noch fertig bringe, ist weinen. Ich merke nicht einmal, dass mir die Tränen wie blöd über das Gesicht laufen. Es sind Tränen der Erschöpfung, der Wut und Hilflosigkeit und einer bodenlosen Trauer. Was habt ihr mit mir gemacht. Es ist nicht fair, es ist einfach nicht fair, in dieser Weise einzugreifen und mich umzuschießen.

Sie messen mir den Puls und Blutdruck, dann schließen sich die Türen des Kastenwagens, das Dunkel wabert über mich hinüber, verschlingt, verschluckt mich.

Während der zweieinhalbstündigen Fahrt sitzt meine Mutter neben mir, sie sitzt dort, streichelt meinen erschlafften Körper und weint, weint aus fast denselben Gründen, aus denen auch ich weine: aus Trauer, Schmerz und Hilflosigkeit.

Auch mein Vater weint. Er fährt hinter dem Krankenwagen her durch die Dezembernacht und lässt die Tränen auf seine Hände und das Lenkrad fallen.

Von der Ankunft in der Klinik weiß ich nicht mehr viel. Irgendwann sind wir da, und ich muss aufstehen; gestützt von meiner Mutter stolpere ich in einen dunklen Raum, Stimmen, ein Arzt, ein Betreuer, mein Vater ... sie legen mich auf ein Bett mitten im Gang zur Überwachung, meine Mutter hilft mir aus Pullover und Hose, dann reißt die Schwärze wieder ihr gefräßiges Maul auf.

Wach werde ich von Stimmen direkt über mir, mein Bett steht offenbar vor dem Besprechungszimmer der Betreuer. Als Nächstes steht eine junge Frau vor mir, sie nimmt mich mit zum Wiegen. Irgendjemand hat meine Füße vertauscht, während ich geschlafen habe, das hier sind nicht meine eigenen, sie gehen nicht richtig. Ständig schwanke ich oder stoße irgendwo an. Der kurze Weg ist lang.

«41,5 Kilogramm»

Mein Kopf ist noch sehr, sehr schwer und müde, aber *diese Information* dringt durch. Ich habe gestern nicht gekotzt, ich bin einfach nicht dazu gekommen, und somit sind alle Kekse in meinem Bauch geblieben und haben ihr grässliches Werk vollbracht! Wut schwappt in mir hoch, heiß, würgend. Ich Schwein, ich *unfähiges, fettes Schwein!!*

«Komm, ich zeige dir dein Zimmer», die Betreuerin lächelt warm. «Und dann solltest du frühstücken, für dich ist auch ein Tablett gekommen.»

Frühstücken? Sie meint *essen?* Ist sie denn wahnsinnig?

«Neinnnn, kein' Hunger ...» Was ist mit meinen Stimmbändern los? Die kleben aneinander, als hätte ich einen Eimer Leim geschluckt. Aber daran müsste ich mich erinnern, oder?

«Du solltest aber, wenigstens einen Fruchtjoghurt ...»

Ey, steckt euch eure *Fruchtjoghurts* bitte sonst wohin, ja?

Das Zimmer ist klein, schmal, und es steht nur ein Bett darin, mein Glück. Obwohl ich ohnehin nicht vorhabe, hier zu verharren, sie hätten mich also auch in einen Schlafsaal voller Halbaffen stecken können. Ich falle quer über das Bett – «Willst du dich nicht wenigstens umziehen?» – und schlafe wieder ein. Was immer man mir gestern verpasst hat, es wirkt verdammt lange nach.

Als ich dann das zweite Mal aufwache, ist die zähe Watte in meinem Kopf etwas leichter geworden, auch meine motorischen Fähigkeiten sind zurückgekehrt. Jetzt heißt es praktisch denken. Einen Ausgang, einen Fluchtweg suchen und finden. Dazu muss ich mich richtig anziehen, Schuhe, Hose und Pullover, meine Sachen liegen über einem Stuhl neben dem Bett. Wo ist mein Geldbeutel? Ich mache mich auf die Suche nach einem Knastwächter und finde die Betreuerin von vorhin im Erdgeschoss.

«Wo sind meine Sachen, mein Geldbeutel?»

«Deine Eltern haben sie gestern abgegeben, damit nichts wegkommt. Hier, warte, ich gebe sie dir.» Sie öffnet eine Schublade, sucht, dann reicht sie mir meinen Geldbeutel. «Aber warum gibst du ihn nicht auch ab, hier brauchst du ihn doch ohnehin nicht. Sonst kommt er vielleicht noch weg.»

«Hm, okay … ich will nur eben nachsehen, ob noch alles da ist.» Ich wende mich halb ab und ziehe Ausweis und Geld heraus, reiche den Geldbeutel zurück und stopfe meine Beute in die Hosentasche. Sollen sie ruhig glauben, dass ich mitspiele und nicht an Flucht denke … umso besser für mich.

«Möchtest du dich ein wenig unterhalten?»

Tut mir leid, Wie-immer-du-heißt (vermutlich ist ihr Name im Pappschnee meines Hirns vorhin verloren gegangen, aber er interessiert mich auch nicht im Geringsten!), aber für eine Plauderstunde habe ich jetzt weder die Zeit noch den Nerv!

«Nein, nein …»

«Na gut, dann sieh dich doch etwas um. Wie ich gehört habe, wirst du ja länger bei uns sein.»

Das ist ja wohl eine Unverschämtheit! Wer hat das behauptet? Die «fürsorgliche» Frau Dr. Jacoby? Der Oberarzt von G2? Meine Eltern? Freunde, nicht mit mir!

Die Station dieser Kinder- und Jugendpsychiatrie unterscheidet sich nur unwesentlich von G2, außer dass sie zweistöckig angelegt ist. Es gibt einen Aufenthaltsraum mit Büchern und Spielen, ein Betreuerzimmer, ein Arztzimmer, zwei Waschräume, diverse Patientenzimmer und eine Küche, die allerdings erschreckend leer ist. Ganz aus Routine habe ich alle Schränke geöffnet und außer Geschirr, zwei Flaschen Mineralwasser und einigen Teebeuteln nichts gefunden.

Jede Tür und jedes Fenster ist verschlossen. Es gibt eine Eingangstür, eine Durchgangstür zur Nachbarstation und zwei Terrassentüren. Zu. Na gut, dann eben anders. Ich betrachte die Stühle – robuste Möbel aus Holz – und überlege, ob ich damit ein Fenster einschlagen kann und soll. Das zu erwartende Problem wird allerdings der Krach sein, und außerdem könnte es sich um Sicherheitsscheiben handeln. Ich habe sehr viel Zeit während des Vormittags, um Flucht- und Suizidpläne zu schmieden –, so ganz habe ich mich noch nicht entschieden, sollte sich jedoch eine Flucht als unmöglich erweisen, steht der Tod als Punkt Zwei auf meiner To-do-list. Es kümmert sich niemand um mich, ich sehe auch eher wenig Menschen, die Jugendlichen sind offenbar in der Schule und die Betreuer – nun, jedenfalls nicht in Sichtweite. Ich möchte telefonieren, und als ich endlich einen Betreuer gefunden habe, grinst er mich missgünstig-hämisch an und erklärt: «Keine Chance, die Telefonzelle für Patienten befindet sich neben der Station, und dass wir dich nicht rauslassen, liegt ja wohl auf der Hand!»

Arschloch.

Etwas später ruft er jedoch nach mir, denn am Telefon für eingehende Gespräche ist nun jemand für mich.

«Annika, wie geht es dir, ich wollte nur mal hören …» Meine Mutter.

«Was glaubst du denn, wie's mir geht, he? Ihr habt mich hierhergekarrt, gegen meinen Willen, wie ein Stück Vieh ... und hier, da kümmert sich keine Sau um mich, glaubst du, irgendwer fragt mal, wie ich mich *fühle?* Das ist denen so was von scheißegal ... hier ist es kalt wie in einem Eisfach!»

«Aber Annika, was hatten wir denn für eine Wahl? Wenn du dir nicht zugetraut hast, nach Hause mitzukommen ...»

«Das ist mir **scheißegal**, hörst du, ich werde **nicht hierbleiben!!** Und wenn ich nicht weg kann, bring ich mich **um**, das ist mir **todernst!!**»

«Annika, jetzt versuch doch ...» Ich schmeiße den Hörer in Richtung Gabel, soll sie doch reden, ich bin ihr doch sowieso völlig egal. *Sie* muss ja nicht hier sein!

Nach diesem missglücktem Gesprächsversuch ruft meine Mutter noch einmal beim Stationsarzt an. Er war gestern bei meiner Ankunft wohl dabei, heute habe ich ihn noch nicht gesehen und werde das auch nicht mehr.

Meine Mutter ist aufgeregt, sie macht sich wirklich Sorgen, weil sie mir glaubt und zutraut, dass ich mir etwas antue, dieses Mal ernsthaft. Der Arzt beruhigt sie, wie man eben nervöse Angehörige zu beruhigen pflegt: dass man sich um mich kümmere, dass ich in guten Händen sei und gar keine Möglichkeit hätte, mir etwas anzutun, dass ich mich schon wieder beruhigen würde ... blöd nur, dass er das offenbar auch selber glaubt.

Mittagessen. Jeder bekommt ein Tablett – ich auch – mit Gulasch, Spätzle, Salat und Pudding. Die Stimmung am Tisch ist fröhlich-heiter, ähnlich wie meistens auch auf G2. Ich stopfe das Essen in mich rein, wenn ich tot bin, ist ein voller Bauch nun auch egal.

Mittagsruhe. Die Patienten verteilen sich auf ihre Zimmer, die Betreuer ziehen sich für eine Besprechung zurück ... well, that's it, jetzt ist ja wohl der ideale Zeitpunkt. Mir ist inzwischen alles so dermaßen egal und gleichgültig, dass der Gedanke an Tod und Schmerz mich nicht im Geringsten berührt. Gut, dann tut es halt weh, sich die Pulsadern aufzuschlitzen, es wird ohnehin der letzte Schmerz sein, den ich verspüre. In meinem Kulturbeutel ist mein «Ladyshave», wirklich sehr praktisch das Ding! Man pult eine Rasierklinge heraus, und der Spaß kann beginnen.

Aus irgendeinem Grund, ich kann nicht mehr sagen aus welchem, verlasse ich dann aber noch einmal das Zimmer. Die Rasierklinge liegt auf dem Regal neben dem Bett, ich weiß, dass ich sie gleich benutzen werde. Vorher aber muss ich noch einmal kurz nach unten in den Aufenthaltsraum, vielleicht habe ich dort etwas vergessen.

Es ist still auf der Station. Niemand begegnet mir. Auch der Aufenthaltsraum ist verlassen. Fast.

Vor der Gartentüre stehen zwei der Patienten und rauchen. Allein. Kein Betreuer steht dabei. Nirgends ist ein Betreuer. Ich gehe durch das Zimmer. Ziehe die Gartentüre ganz auf. Die beiden mustern mich, als ich auf die Terrasse trete. Kein Alarm. Kein Warnschrei. Ich renne los. Es kann nicht sein, dass es so einfach ist, gleich sind sie hinter mir, die Jungs werden sie rufen … aber nichts geschieht. Ich renne über das nasse Gras durch einen verlassenen, großen Garten. An dem Ende, auf das ich zusteuere, befindet sich ein etwa zwei Meter hoher Maschendrahtzaun. Meine Hände greifen in die Drahtwaben, ich versuche, hinaufzuklettern, aber ich gleite mit den breiten Schuhen ab.

Es ist ein Reflex. Schuhe aus, über den Zaun werfen, bestrumpft hinaufklettern. An der anderen Seite herunter. Schuhe schnappen, losrennen. Zum Anziehen ist nachher noch Zeit.

Der Boden ist kalt und nass.

Rennen, rennen, rennen. Die Straße ist leer. Anhalten. Schuhe anziehen. Umsehen. Freiheit.

Ein Pärchen schlendert Hand in Hand mir entgegen, ich lasse mir von ihnen den Weg zum Bahnhof erklären. Sie sind freundlich und hilfsbereit, «Psychiatrieflüchtling» ist mir also nicht auf die Stirn tätowiert.

Es könnte eine nette Stadt sein mit dem hübschen Altstadtkern und dem großen Marktplatz, auf dem gerade der Weihnachtsmarkt stattfindet. Kleine beleuchtete Holzbuden schmiegen sich aneinander, ein Hauch von Weiß auf ihren Dächern. Ja, hübsch und nostalgisch könnte es hier sein, hätte diese Stadt nicht den dummen, dummen Fehler, eine so furchtbare und hässliche Psychiatrie zu besitzen!

Der Bahnhof ist klein, es gibt nicht einmal einen Schalter, und der Warteraum ist unbeheizt. Die Winterkälte dringt in mich ein, ich spüre, wie meine Hände und Füße taub werden und die Gesichtshaut schmerzt. Egal. Ich bin entkommen.

Wohin ich will? Ich weiß es nicht. Weg. Der nächste Zug, der eintrifft, fährt nach Radolfzell weiter, wieso nicht.

Dort streife ich sinn- und ziellos durch die Gegend. Diese Flucht ist kein Abenteuer, sie ist eine kalte, feuchte Angelegenheit, und ich weiß nicht, wohin sie mich führen wird. Ich traue niemandem mehr, und so rufe ich auch niemanden an.

Die Dämmerung kommt früh.

«Wer jetzt kein Haus hat, baut sich keines mehr,
wer jetzt allein ist, wird es lange bleiben ...»

Rilke. Aber nun ist ein schlechter Zeitpunkt zum Rezitieren von Gedichten. Ich friere, bin müde, (hungrig?), nass und sehr verzweifelt. Die Schwester meiner Mutter fällt mir ein, sie wohnt hier in der Gegend und hat mir angeboten, dass ich mich jederzeit an sie wenden könne. Ob mit jederzeit auch ein kalter Dezemberabend gemeint war, zudem noch der Geburtstag ihres Mannes, meines Onkels? Aber welche Wahl habe ich schon? Mein Geld ist verbraucht, die letzten Münzen reichen nur noch zum Telefonieren. Stumpf wähle ich die Nummer. Sage nicht viel mehr als: «Ich bin's, Annika. Ich bin am Bahnhof in Radolfzell.»

«Bleib dort! Wir kommen!»

Sie und meine Eltern, die es fertigbringen, die doppelte Strecke in derselben Zeit zurückzulegen.

Begrüßen wir uns? Nehmen wir uns in die Arme? Sagen wir etwas? Ich weiß es nicht.

Großes Schweigen herrscht an jenem Dezemberabend. Meine Eltern – die nur wenige Stunden, nachdem meine Mutter mit dem Stationsarzt gesprochen hatte, einen Anruf erhielten: «Ihre Tochter ist leider … weggelaufen» – waren sich dieses Mal sicher gewesen, mich erst im Leichenschauhaus wiederzusehen. Und dafür gaben sie sich die Schuld: «Wir haben sie gegen ihren Willen dorthin gebracht!»

Jetzt stehe ich vor ihnen, dreckig, müde, erschöpft … aber lebendig. Vermutlich, denn so genau und mit Sicherheit kann ich das selber nicht sagen.

Wir müssen zur Polizei, und dieses Mal will der Beamte mit mir sprechen.

«Sind das auch wirklich deine Eltern?» «Ja.»

Dann fahren wir zurück. Ich mit meinen Eltern und meine Tante zu ihrem Mann und seiner unterbrochenen Geburtstagsfeier.

Die Tage zu Hause sind unwirklich. Welche Zeit, welches Jahr haben wir? Jeden Morgen starre ich in den Spiegel, um mich zu überzeugen, dass ich noch da bin. Bin ich das? Wer bin ich? Was ist noch übrig von mir?

Meine Eltern fahren mit mir in die Kinder- und Jugendpsychiatrie, um meine Koffer abzuholen. Der Arzt entschuldigt sich: «Die Putzfrau, wissen Sie, sie hat die Jungens nach draußen gelassen …»

Mein Vater blickt ihn kalt an. «Seien Sie froh, dass wir so erschöpft und am Ende unserer Kräfte sind. Ansonsten hätte das Ganze für Sie ein gerichtliches Nachspiel.»

Wir gehen.

Zu Hause.

Zu Hause? Es ist Winter, bald Weihnachten. Keiner von uns fühlt sich das kleinste bisschen festlich. Schnell, zu schnell bin ich zu meinen gewohnten Verhaltensmustern zurückgekehrt. Essen, kotzen.

«Du hast rein gar nichts gelernt in diesen vier Monaten, nicht wahr?» Meine Mutter stiert mich über ihre Kaffeetasse hinweg an. «Vier Monate in der Psychiatrie für nichts und wieder nichts! Dafür, dass du hier grade so weitermachst wie davor.»

Ja. Und nein.

Ich versuche, mich mit Jasmin zu verabreden, denn meine Einsamkeit tut mir weh. Ich bin eine Bittstellerin, werbe um ihre Gunst, die sie mir nicht gewähren mag. Sie ruft niemals zurück, lässt sich verleugnen, weicht mir aus. Allein streife ich über die schneebedeckten Felder, allein oder mit Tim, der ein Talent zur Freude besitzt, das ich nicht begreife. Er rennt durch das Weiß, bohrt seine Hundenase hinein und trägt dann einen kleinen Schneeberg darauf spazieren. Er jagt Stöcken nach oder bemüht sich, seinen Schwanz zu fangen, wofür er immer einige Zentimeter zu kurz ist. Was ihn nicht davon abhält, sich weiter darum zu mühen. Er dreht sich im Kreis, bis ihm schwindelig wird und er torkelnd und mit verwirrter Miene einige Schritte geradeaus zu machen versucht. Wenn wir von der Kälte durchdrungen zurückkehren, schlappt er seine Wasserschale leer und rollt sich zufrieden auf seinem Platz unter der Garderobe zusammen. Meine Finger bleiben noch lange steif und taub, und wenn ich sie unter lauwarmes Wasser halte, beginnen sie so zu schmerzen, dass mir die Tränen in die Augen steigen. Die Kälte hat sich wie ein Parasit in mir eingenistet und lässt sich nicht vertreiben. Sie verschlingt all meine Wärme und lässt eine ausgebrannte, kalte Schale zurück.

Nele geht noch zur Schule, mein Vater arbeitet, und meine Mutter kümmert sich um ihre Aufgaben. Ich gehe nicht zur Schule – aus welchem Grund denn, ich habe sie ja aufgegeben – und mache auch sonst nichts. Wenn es geht, versuche ich zu schlafen, denn dann ist der restliche Tag nicht mehr so lang und leer. Ich setze mein Tagebuch fort und schreibe ausschließlich von Selbstmord. Ich will nicht mehr leben und spüre mich nicht. Spüre gar nichts.

Weihnachten kommt und geht, ich erinnere mich nicht, vermutlich haben wir gesungen und uns beschenkt, ebenso vermutlich habe ich das Festessen ausgekotzt und mich dafür gehasst und geschämt.

An Silvester versuche ich, mich mit einer Alkoholvergiftung umzubringen, indem ich eine Flasche Sekt auf ex trinke. Der Alkoholgehalt genügt nicht, mir wird erst schwindelig und dann übel, das kleine Gästeklo dreht sich unangenehm um mich herum. Ich gehe ins Bett und erwache mit Glieder- und Kopfschmerzen, ansonsten aber recht lebendig im Jahre des Herrn 1998.

Auch wenn ich nicht zur Schule gehe und auch sonst nicht sehr viel mit mir anfange, ist dieser Zustand kein bleibender, bzw. darf es nicht sein, und so wälzen meine Eltern und ich wieder einmal Zukunftspläne. Ich habe keine große Lust, wieder weg – in eine Klinik – zu gehen, andererseits sinkt die Stimmung hier im Hause stetig weiter unter den emotionalen Gefrierpunkt.

Nele kapselt sich völlig von mir ab. Sie besitzt die bemerkenswerte Fähigkeit, mir, obgleich wir im selben Haus wohnen, konsequent aus dem Weg zu gehen. Ich sehe sie de facto sehr selten, meistens beim Mittag- oder Abendessen, wenn sie mir angewiderte Blicke über den Tisch zuwirft. Meine kleine Schwester ist jetzt fast 14 Jahre alt, und irgendwie habe ich ihre allmähliche Entwicklung vom Kind zur fast-Frau, oder vielleicht eher zur beinahe-fast-Frau, nicht miterlebt. Sie ist gewachsen und nur noch wenig kleiner als ich. («Du bist dafür geschrumpft durch deine Magersucht!», behauptet meine Mutter hartnäckig, auch wenn das laut Messlatte nicht der Fall ist.) Ihre Augen erinnern ein ums andere Mal an die einer malträtierten Ehefrau, die Lider glänzen in Dunkellila, Tiefblau oder Dunkelgrün. Ihr Verbrauch von Wimperntusche und Make-up ist ebenfalls bemerkenswert hoch, aber wer nicht echte blaue Flecken davontragen möchte, schweigt darüber lieber.

Ich weiß, dass sie raucht und gelegentlich Alkohol trinkt, seltsamerweise möchte ich sie beschützen und ihr sagen, dass sie ihrem Körper doch nicht so schaden soll! Allerdings bin ich in der Rolle des gesundheitsbewussten Moralapostels kaum sehr überzeugend. Je mehr ich versuche, an sie heranzukommen, desto heftiger entzieht sie sich mir, wobei ihre Botschaft eindeutig ist: «Lass mich in Ruhe! Du interessierst mich nicht!» Alles, was sie von mir annimmt, sind Sachen, die ich ihr *nicht* zu geben gedenke: Pullover und T-Shirts, Schmuck und Haarklammern, Parfum und CDs. In dieser Hinsicht legt sie eine erstaunliche Lockerheit und Ungerührtheit an den Tag, bösartig ausgedrückt könnte man es als vollständige Missachtung meiner Wünsche bezeichnen.

«Na und? Ich will auch, dass du nicht mehr kotzt oder uns alles wegfrisst, und du machst es trotzdem!», brüllt sie mich bei meinen diplomatischen Verhandlungsversuchen an und verschwindet in ihrem Zimmer.

Nele ist und bleibt eine Eiswand, an der ich abgleite, sobald ich den Versuch unternehme, mich ihr freundschaftlich zu nähern. Sie macht kein Geheimnis aus ihrer Ablehnung mir gegenüber.

«Die Claudia, die hat eine super große Schwester, so eine hätte ich auch gerne. Die ist tausendmal besser als die, die ich habe!»

Jetzt hat sie offenbar auch noch meinen Namen vergessen.

Ich weiß nicht einmal, ob Nele überhaupt ahnt, wie sehr ich sie beneide. Ich beneide sie um alles und noch viel mehr. Ihr Leben scheint perfekt zu sein, alles aufeinander eingespielt und abgestimmt. Ich beneide sie darum, dass sie am Tisch sitzen und das essen kann, worauf sie Lust hat, ohne Erbrechen, ohne schlechtes Gewissen. Ich beneide sie um ihre Fähigkeit, auf Menschen zuzugehen, um ihr charmantes Lachen, ihre Sicherheit, an der richtigen Stelle das Richtige zu sagen. Sie kennt die richtigen Leute, mag die richtigen Bands und Filme, findet die richtigen Ausdrücke und geht auf die richtigen Partys. Und sie hat Freunde, vermutlich auch die richtigen. Claudia und Dennis und Nadja und Michaela und Dagmar und Timo, die sie vor, während und nach der Schule trifft, die bei uns Sturm klingeln, um sie abzuholen oder unser Telefon blockieren. Nele ist für mich wunderschön, mit ihrem leuchtenden Lächeln, den blitzenden Augen, dem zarten Gesicht, den blonden Haaren und einem Körper, der weibliche Formen anzunehmen beginnt, in einer Weise, dass jede Stelle stimmt. Sie hat, was ich gerne hätte und was ich so gerne gehabt hätte.

Wenn sie abends loszieht, im Gesicht 200 Gramm Puder-Wimperntusche-Mix und ein glückliches, aufgeregtes Lachen, bohrt ein dumpfer Schmerz in meinem Magen, und ich kralle die Fingernägel tief in den Arm, um ihn auszuhalten. Wie lebt man mit einer solchen Leichtigkeit? Warum ist in mir so viel Schwere und Dunkelheit? Ich bin neidisch auf Neles Leben, und zugleich freue ich mich für sie, dafür, dass sie nicht denselben Weg wie ich geht, gehen muss. Ich möchte ihr gerne zeigen, dass ich sie lieb habe, dass sie in meinen Augen meine kleine, mutige und starke Schwester ist, die sich so unendlich tapfer hält in einem Leben, das mir immer noch fremd und bedrohlich erscheint. Ich sehne mich nach einem Zeichen ihrer Zuneigung, weil ich glaube, dann den Verlust dessen, was sie erleben darf, besser ertragen zu können. Wenn wir uns verbinden würden, könnte ich an ihrer Leichtigkeit und ihrem Glanz teilhaben, könnte ich meine Leere mit ihrem Elan zu füllen versuchen. Doch sie weicht mir aus, blockt ab, entzieht sich jeder Annäherung mehr oder weniger grob.

Bisweilen setze ich mich in ihr Zimmer, wenn sie nicht da ist, einfach so, ohne etwas zu tun, in die Mitte des Raumes, der so unaufgeräumt, chaotisch und so lebendig ist. Ich bilde mir ein, Neles Lebenslust sei in dieser Umgebung aufgestaut, konserviert in ihren Sachen, und wenn ich hier sitzen bleibe, geht vielleicht ein Teil davon auf mich über. Und füllt die entsetzliche Leere in meinem Innern. Natürlich funktioniert es nicht, die wenigsten meiner Ideen funktionieren je.

Das Verhältnis zu meinen Eltern entgleitet in frostige Tiefen.

«Ich unterstütze deine Fresserei nicht mehr!», hat meine Mutter sehr bald erklärt. «Ich kaufe nur noch das Nötigste ein, und davon erwarte ich, dass es auch noch da ist, wenn ich es brauche, klar? Wehe, du wagst es und gehst an unsere Sachen!»

Sie lässt meinen Vater ein Vorhängeschloss am Vorratskeller anbringen, wo sie nun den Großteil der Lebensmittel lagert. In der Küche findet sich nur noch etwas Obst und Gemüse, Milch und Butter, Brot und angebrochene Marmeladen. «Annika, ich *warne dich ...!»*

Abends, wenn ich in meinem Zimmer sitze und die drei anderen nebenan fernsehen, höre ich, wie mein Vater hinuntergeht, wie das Schloss leise klappert und wie er mit knisternden Tüten wieder heraufkommt und nebenan verschwindet. Am anderen Morgen finde ich dann bisweilen leere Kekspackungen oder Chipstüten vor, die ich vor unterdrückter Wut und Gier zerreiße. Diese selbstsüchtigen Wesen!

Als nächstes verbietet meine Mutter mir, in «ihrem Klo» zu erbrechen. «Ich will das einfach nicht mehr. Es ist unser Klo, und ich möchte, dass es sauber ist und bleibt. Wenn du meinst, es müsse sein, musst du halt in den Wald zum Kotzen gehen.»

Ich weiche also auf das Bahnhofsklo aus, in dem es jetzt im Winter so kalt ist, dass bisweilen der Wasserhahn vereist. Ich nehme heißes Wasser in einer Thermoskanne mit, weil ich es nicht fertig bringe, dieses Wasser zu trinken – und ohne geht es nicht. Hinterher bin ich zu schwach, um sofort nach Hause zurückzukehren, und kauere mich im Wartesaal der Bahn an einen schmierigen, lauwarmen Heizkörper, bis meine Energie für die knapp fünfzehn Minuten Heimweg ausreicht. Nie werde ich die Kälte der Magersuchtswinter vergessen.

Ich lasse mir Infobroschüren von diversen Kliniken schicken, dieses Mal sogar bundesweit. Wenn noch einmal eine Klinik, dann eine «richtige», eine, die sich mit den Erkrankungen Magersucht und Bulimie wirklich auskennt.

Es gibt viele psychosomatische Kliniken – einige lehnen mich aufgrund meines Gewichts von etwa 39 Kilogramm sofort ab oder verlangen, dass ich erst zunehme. Haha, dann brauche ich auch keine Klinik mehr, wenn ich das kann!

Schließlich bleiben zwei in der engeren Auswahl, und nach Telefonaten mit den dortigen Ärzten entscheide ich mich für eine Fachklinik in Bayern. Ich lasse mir Anträge schicken und sende sie ausgefüllt zurück, blättere in den Prospekten und kotze ansonsten munter weiter. Die Wartezeit bis zu einer Aufnahme beträgt mindestens acht Wochen, und ich betrachte das als eine Art Galgenfrist.

Vermutlich stellt sich an dieser Stelle die Frage, warum ich überhaupt noch einmal einen Klinikantrag stelle. Wo ich doch so ganz offensichtlich nicht bereit bin, von meiner Essstörung abzulassen, zuzunehmen und mich normal zu ernähren. Wie kann ein Klinikaufenthalt dann überhaupt Sinn machen? Wie kann eine Therapie helfen? Der Umstand, dass es bei uns zu Hause nach und nach vor allem für mich, aber auch für alle anderen Anwesenden immer unerträglicher wird, rechtfertigt kaum den hohen Kostenaufwand einer stationären Therapie.

Ich glaube, ich habe immer gehofft, dass mir die nötige Einsicht während einer Therapie kommen würde. Dass ich im Laufe dieses Prozesses Einblicke und Erkenntnisse erhalten kann, die es mir gestatten, in meinem Innern «aufzuräumen» und zu entrümpeln. In so vielen Punkten war und bin ich mir selber gegenüber hilflos und ausgeliefert, dass ich mir wünsche, ein Außenstehender könne die Knoten lösen, die ich nicht zu entwirren vermag. Das ist eine sehr naive und sehr passive Einstellung zu einer

Krankheit und deren Therapie – und leider auch kaum erfolgversprechend.

Ich habe zweifellos sehr, sehr viel gelernt, von meinen Therapeuten ebenso wie von anderen Mitpatienten, ich habe vieles begriffen oder hoffe es wenigstens doch, ich kann hinderliche negative Gedanken erkennen und verändern, ich habe Techniken und Strategien erlernt, auf die ich im Notfall zurückgreifen kann. Aber es bleibt dabei, dass es sich nur um Werkzeug handelt und ich jede notwendige Reparatur letztlich nur selber und alleine durchführen kann. Das ist eine frustrierende Erkenntnis, denn sie verlangen sehr hartes Arbeiten, und es dauert eine ganze Weile, bis sich überhaupt ein Gefühl der Besserung einstellt. Endgültig aufzugeben, alles hinzuschmeißen, weil *«Ich hab's ja gleich gewusst!»*, liegt selten näher als während einer Therapie, die noch sehr lange über einen stationären Aufenthalt hinaus andauert. Einen Teil kann man dort erledigen, vieles bleibt zu Hause noch zu tun. Nicht selten so viel, dass es den Klinikerfolg auffrisst und verbraucht und man wieder beim Status quo ankommt. Aus diesem Grund bieten Kliniken häufig sogenannte Intervallbehandlungen an, bei denen die Patienten nach einem halben oder dreiviertel Jahr erneut in die Klinik gehen. Manchmal kann man auf vorhandenes Mauerwerk weiter aufbauen, oft scheint es, man müsse erneut bei Null beginnen.

Dennoch sind solche Klinikaufenthalte selten völlig vergeblich, nicht dann jedenfalls, wenn es sich tatsächlich um eine *Fach*klinik handelt, die versiert genug ist zu erkennen, wann der richtige Zeitpunkt für einen Patienten vielleicht noch nicht gekommen ist, oder um zu verstehen, dass diese Krankheiten lange Jahre der Genesung, mit Rückschlägen und viel Stillstand, erfordern.

Sosehr uns die Essstörung in ihrem frühen Stadium euphorisch macht, so schwierig ist es, nicht unter ihr zu leiden, wenn man sich eine ganze Weile mit ihr herumschlägt. Jede Magersüchtige und jede Bulimikerin leidet an ihrer Krankheit. Allzu viele Versprechungen, Hoffnungen und Träume haben sich als billige Imitate echter Lebensträume erwiesen. Doch wenn wir das endlich feststellen, hat sich der Ring der Sucht schon fest um uns geschlossen, und der Weg zurück ist steiniger als der in die Krankheit hinein. Dennoch wollen wir ihn gehen, wir sehnen uns nach einem freien Leben, in dem wir uns nicht mehr quälen und hassen, in dem wir genießen und uns Fehler zugestehen dürfen. Das ist der Grund, warum Essgestörte sich letztendlich in Therapie begeben, wir erleben, dass wir uns selbst nicht mehr zu helfen wissen, und wir hoffen, dass uns andere Menschen, Menschen mit Erfahrung und Wissen, Impulse geben können, die unseren eingeengten Blick weiten werden. Denn instinktiv spüren wir, dass wir über den Horizont unserer Essstörung hinaussehen müssen, um neue, andere Perspektiven zu finden. Mehr oder weniger konkret ist uns auch bewusst, dass wir dazu unser Essverhalten ändern müssen, dass wir regelmäßige Mahlzeiten zu uns nehmen, an Gewicht zunehmen, nicht mehr erbrechen oder aufhören müssen, Abführmittel einzunehmen, um gesund werden zu können. Und wenn wir *freiwillig* eine Therapie beginnen, sind wir wenigstens ansatzweise dazu bereit. Denn wir wollen aus dieser Hölle, die wir uns selber geschaffen haben, ausbrechen. Das Dunkel in uns ist zu finster, der Schmerz zu heftig, als dass wir beides noch länger aushalten möchten. Wir möchten sein wie die von uns so bestaunte Umwelt: frei, fröhlich, voller Energie.

Die wenigsten von uns ahnen zu diesem Zeitpunkt, wie vertrackt unser Teufelskreis tatsächlich ist. Auf jede Antwort, die die Therapie zu liefern versucht, findet sich eine neue Frage. Nach jedem Erfolg fürchten wir den Misserfolg. Nach jedem Lachen kommt das nächste Weinen. Wir stoßen auf in uns selbst verborgene Lösungen und gleichzeitig auf zahllose weitere Rätsel. Je mehr wir uns auf die Spur zu kommen versuchen, desto weniger begreifen wir uns, unser Denken, Handeln, Fühlen. Wir wollen die Veränderung wagen und klammern uns an vertrautes Verhalten. Wir sind Ja und Nein, sind mutig und feige, laufen los und treten auf der Stelle.

Was für Außenstehende so lächerlich einfach erscheint, wird für uns zu einer alles bestimmenden Aufgabe. Essen lernen. Fühlen und Spüren lernen. Sich selbst kennenlernen. Nie, niemals reicht der erste Schritt aus, um «alles ins Rollen zu bringen». Jeder Tag beginnt mit Hunderten von neuen Schritten, immer wieder. Wir lernen, dass man mindestens dreimal am Tag isst. Manche Therapien empfehlen Zwischenmahlzeiten, andere nicht, aus dem Grund, dass der Körper und damit auch wir uns an regelmäßige und normale Mengen gewöhnen sollen. Dass wir wieder den Unterschied zwischen «hungrig» und «satt» erfahren. Erst dann, wenn dieser Mechanismus sich allmählich wieder eingespielt hat, kann man Experimente mit Zwischenmahlzeiten wagen. Wir lernen, welcher Menge ein gesundes normales Frühstück, Mittagessen und Abendessen in etwa entspricht. Wir lernen, dass wir unseren eigenen Wahrnehmungen nicht vertrauen und glauben dürfen. – Noch nicht. Wir haben so sehr an sämtlichen Knöpfen und Schaltern herumgespielt, dass nichts so funktioniert, wie es sollte. Lust und Appetit sind uns weitestgehend abhanden gekommen, wir haben uns Nahrungszusammenstellungen angewöhnt, die weder in unseren Breitengraden noch in irgendwelchen anderen Kulturkreisen zu finden sind. Wir fühlen uns voll, wenn die aufgenommene Nahrungsmenge kein fünfjähriges Kind satt machen würde. Wir spüren das Fett aus unseren Poren quellen, nur weil wir ein Stück Schokolade gegessen haben.

Was wir jetzt tun müssen, ist, unsere eigene Wahrnehmung auszuschalten und uns stur nach fremden Vorgaben zu richten. Und das tut weh. Kein Mensch möchte schließlich etwas tun, das ihm zutiefst widerstrebt, bei dem sein Geist und Körper: «Nein, nein, tu's nicht, nein!» schreien. Aber einen anderen Weg kann es aus unserer verzerrten Empfindung heraus nicht geben, und so sitzen wir Tag für Tag am Tisch und kommen uns vor wie unsere eigenen

Folterknechte. Nicht selten gibt es Tränen, und wir weinen aus echtem Schmerz und echter Trauer. Unsere Mägen revoltieren, sie schmerzen, blähen sich auf, bis sie kleinen Heißluftballons gleichen, die Magensäure schießt uns heiß und brennend in den Rachen, weil unser Körper genau das tun möchte, was er gewohnt ist: alle Nahrung erbrechen. Unsere Verdauung streikt, und unsere Gedärme schwellen schmerzhaft hart an, wenn wir die Abführmittel absetzen. Unsere Köpfe glühen, uns ist schwindelig und übel, und dennoch müssen wir uns sagen: *«Genauso ist es gut und richtig – das ist der Weg!»* Wir sind überzeugt, uns selten so sehr belogen zu haben, aber dann erinnern wir uns an die Versprechungen der Essstörung und sind uns nicht mehr ganz so sicher.

Für Gesunde ist der Kampf, den das Wiedererlernen von Essen erfordert, meist unbegreiflich, was dazu führt, dass er weniger hoch bewertet wird, als es uns, den Kämpfenden, zusteht.

Haben wir dann zu einem *einigermaßen* normalen Essverhalten zurückgefunden, sprich, gelingt uns eine regelmäßige Nahrungsaufnahme, beginnt eine unglaublich zähe Kleinarbeit. Wir dringen in Rand- und Grauzonen unserer Krankheit vor, in denen es nicht länger allzu eindeutige Antworten gibt. Was ist denn nun wirklich «gesundes Essverhalten», was ist «normal»?

In eine Welt der Fülle hineingeboren, war keine von uns je in der Situation, dankbar für jeden Krümel sein zu müssen, stattdessen haben wir die Auswahl zwischen elf Sorten Müsli sowie Magermilch (0,1%), halbfetter Milch (1,5%), Vollmilch (3,5%) und vollfetter Milch (3,8%), erweitert durch Etiketten wie «Bio», «rechtsdrehend» und «probiotisch». Wofür soll man sich entscheiden?

Ist man essgestört, fällt die Wahl leicht: magere, allenfalls halbfette Milch, dazu das leichteste Müsli ohne Zucker. Aber wenn man sich nun auf den Weg der Gesundung gemacht hat, wonach greift man dann? Überschüttet mit unzähligen Ernährungstipps, von der Superdiät bis zum Veganismus, ist der Dschungel der «gesunden Ernährung» geradezu undurchdringlich. Und eine solche bleibt ja nach wie vor unser angestrebtes Ziel! Die Schäden, die wir unserem Körper zugefügt haben, haben wir lange Zeit unter dem Siegel «gesund» versteckt. Magersüchtige argumentieren, dass Untergewicht gesünder sei als Übergewicht – was nicht zwingend korrekt ist, tatsächlich schadet längerfristig beides etwa gleichermaßen –, Bulimiker beharren auf fettfreier Kost als Schlüssel zur körperlichen Fitness. Wir wollen uns ja eigentlich nichts Schlechtes tun, im Gegenteil: Ursprünglich war unsere Nahrungsumstellung als positive Wandlung gedacht. Und jetzt, da wir begriffen haben, dass unsere ursprüngliche Strategie uns in die Irre geleitet hat, wollen wir genau das in Angriff nehmen, was uns eigentlich vorschwebte: eine gesunde, körperbewusste Lebensweise. Keiner von uns begibt sich in Therapie, um sich künftig nur noch von Junkfood und Schokolade zu ernähren. Nein, eine gesundheitsbewusste Ernährung ist immer noch eines unserer höchsten Ziele! Und eben hier stellt sich die Frage, was eine solche überhaupt ausmacht. Die dafür zuständige Region in unseren Hirnen quillt bereits über von Informationen, wir hören, dass zuviel Fett ungesund ist und man deshalb möglichst fettarm kochen soll, Kohlenhydrate sind okay, am besten viel Obst und Gemüse, wenig raffinierter Zucker und Alkohol. Dann erzählt uns jemand, dass Kohlenhydrate schädlich sind und man stattdessen ruhig Fett nehmen darf. Mal sollen wir verschiedene Nahrungsmittel strikt trennen, dann wieder uns entsprechend unserer Blutgruppen oder Tierkreiszeichen ernähren. Fleisch ist ungesund, überhaupt alles Tierische, darum isst man am besten Getreide und Soja, vielleicht ist aber auch die Information zutreffend, dass man Lebensmittel am besten gar nicht kocht, sondern sich nurmehr von Rohkost ernährt. Wir sind hilflos und unentschlossen, auf welchen «Rat» wir denn nun hören sollen. Wir beobachten uns gegenseitig kritisch, um uns mittels «Rückmeldungen» auf essgestörte Verhaltensweisen hinzuweisen, allerdings liegt diese

Einschätzung oft im Auge des Betrachters. Ist es nun *normal*, sich zum Abendessen gleich zwei Schalen Tomatenstücke zu nehmen? Ist es *normal*, morgens Quark statt Butter unter die Marmelade zu streichen?

Hier ist Vorsicht geboten! Essgestörte tun diese Dinge nämlich in der Regel aus anderen Gründen als gesunde Esser. Die Tomaten ersetzen, hupsala, den Käse auf dem Brot, und der Quark dient als Butterattrappe. Denn meistens geht es weniger um Geschmack, denn den haben wir so ziemlich verloren, es geht um ***Fette*** und um ***Kalorien***, vor denen wir immer noch Angst haben und denen wir auf diese Weise geschickt ausweichen können. Klar, wir *wollen* zunehmen, aber bestimmt nicht *dick werden*, und da ist im Zweifelsfall zu wenig immer die richtige Entscheidung. Lieber wenig Fett als zu viel. Lieber kein Dessert als ein überflüssiges. Lieber Rohkost als Kartoffelsalat … und so weiter. Ist doch gesund, also normal. Oder doch nicht?

Das eigene Verhalten stets und ständig auseinanderzuschnippeln und sich zu fragen: «Warum tue ich das nun, ist es essgestört, oder mag ich es so tatsächlich lieber?», strengt an und reibt auf. Wir haben das Gefühl, uns weniger als je zuvor trauen zu können. Essen wir nun kein Eis, weil uns nicht danach ist oder weil wir es uns nicht erlauben? Darf man als Essgestörter oder ehemals Essgestörter überhaupt sagen: «Das mag ich nicht» oder «Ich habe keinen Hunger»? Vermuten dann nicht gleich alle anderen …??

Genauso verhält es sich mit dem Sport. Wir wollen Sport treiben, natürlich wollen wir das. Bloß: In welchem Maß ist Sport gesund und normal? Und woran, bitteschön, sollen wir uns orientieren? Wie beim Essen lassen sich auch hier Argumente und Beispiele aus der Welt der Gesunden finden, die unsere krankhaften Strukturen rechtfertigen. Was ist mit der Sportskanone aus der Uni, die jeden Tag zehn Kilometer joggt? Mit dem Leistungssportler, der mehrmals täglich trainiert?? Auch hier ist die Frage: Warum handeln wir wie wir handeln? Ist es tatsächlich die Liebe zum Sport, die uns antreibt, oder der Wunsch nach verbrannten Kalorien und aufpolierten Muskeln? Wollen wirklich *wir* laufen gehen, oder will es die Essstörung in uns?

Verkompliziert wird das Ganze dadurch, dass es meistens kein eindeutiges Ent- oder Weder gibt!

Natürlich schmeckt uns der Quark auf dem Marmeladenbrot!

Natürlich joggen wir gerne in den Sonnenuntergang hinein!

Aber … aber.

Manchmal kommt man sich so auf die Schliche: Esse ich den Quark auch, wenn ich schon Butter drauf habe? Also zusätzlich?

Laufe ich auch gerne, wenn es regnet und im Fernsehen ein guter Film kommt?

Gesund *werden* und gesund *sein* ist eine komplizierte Sache, die immer auch Fragen offen lässt. Und ich finde, diese Aufgabe zumindest teilweise zu bewältigen, ist durchaus bemerkenswert. (Dies für all jene, die denken und sagen: «Das ist doch wie Urlaub, was du da machst! Du brauchst doch *nur zu essen.*»)

Ja, ich möchte dieses Mal tatsächlich etwas ändern, möchte gesund werden oder wenigstens nicht mehr so krank sein wie jetzt. Dass ich einfach so, mit einem Fingerschnippen aufhören kann, essgestört zu sein – Spontanremission sagen die Mediziner dazu –, glaube ich definitiv nicht. Wie sollte denn das vor sich gehen? Ich bin mir selber so sehr ein Rätsel, dass ich nur hoffen kann, mich mit Hilfe von Außen zu entschlüsseln.

Denn natürlich habe ich noch Träume, und je schlechter es mir diese Tage geht, desto sehnsüchtiger und bunter male ich sie mir aus. Reisen, leckeres Essen, Energie für Sport, sich verlieben, spazieren gehen, Kino, abends weggehen … Freunde haben. Andere Menschen um sich herum, mit ihnen reden, lachen, schweigen. Nicht mehr allein sein.

Ich bin einsamer als je zuvor. Es gibt einfach niemanden, den ich anrufen könnte, und niemand, der mich anruft. Gelegentlich gehe ich an der Schule vorbei (von der ich nach wie vor beurlaubt bin), wenn ich weiß, dass bald Pause ist. Dann sehe ich meine ehemaligen Freunde und Klassenkameraden auf den Steinstufen des Schulhofs sitzen, sie lachen, reden, essen und rauchen und sehen genauso cool, lässig und beinahe erwachsen aus, wie Zwölftklässler aussehen sollten. Nicht wie ich. Ich sehe keinen Grund mehr, mich besonders sorgfältig oder liebevoll zurechtzumachen. Für wen oder was? Wenn ich mit der Esserei beginne, krümle und kleckere ich ohnehin alles voll, und wenn ich Pech habe, lassen sich die Flecken nicht einmal mehr herauswaschen. Was für eine Verschwendung! Die meiste Zeit laufe ich in einem alten dunkelroten Jogginganzug herum, der früher meiner Mutter gehörte, bis ich das erste Mal ins Krankenhaus musste. Er ist so weit, dass ich problemlos mehrere Schichten Kleidung darunter tragen und meinen hässlichen, unförmigen Körper verstecken kann. Ich habe aufgehört, mir zu überlegen, welche Frisuren man mit meinen langen Haaren ausprobieren könnte, und binde sie nur noch nachlässig zusammen, damit sie mir beim Kotzen nicht im Weg sind. So stolpere ich durch die Gegend, lasse mich ziellos treiben, nur um nicht zu Hause sein zu müssen, wo ich früher oder später mit meiner Mutter streite.

Ich lasse mich hängen, ohne Beschäftigung und ohne Anspruch. Die Kontrolle über mein Essverhalten habe ich nahezu völlig verloren, essen dient jetzt nur noch dazu, die Leere zu stopfen und den Tag vorbeigehen zu lassen. Ich esse pausenlos. Wenn ich morgens aufstehe, fange ich damit an, dann gehe ich essend in die Stadt, um dort auf einer öffentlichen Toilette zu erbrechen, dann esse ich weiter, erbreche, kehre nach Hause zurück, wir essen zu Mittag, ich wandere erneut los, esse, kotze, und esse bis es Abend wird. Dann fülle ich mich an unserem Abendbrottisch ab und erbreche mich auf einer Wiese im Wald, oder aber, wenn es sehr kalt ist und ich hoffe, dass meine Eltern nichts merken, in unserem Gästeklo. Durch das permanente Essen sinkt mein Gewicht nicht wieder, auch wenn ich nur zu gerne abnehmen würde. Es gelingt mir nicht. Das Daueressen verhindert, dass ich mich daran mache, mit verschiedenen scharfkantigen Gegenständen die weicheren Regionen meines Körpers zu erkunden und Haut und Fleisch an diesen Stellen zu filetieren. Hier und jetzt genügt das Essen und Erbrechen als Autoaggression, denn ich gehe dabei so brutal und rücksichtslos vor, dass mir hinterher alles weh tut und ich häufig Blut spucke. Meine Essstörung bereitet mir keine Freude mehr. Das Beste daran ist, immer noch dünn zu sein, aber wer weiß wie lange noch – sollte ich derart weiterfressen? Und damit aufzuhören, einfach so, kann ich mir, wie gesagt, nicht vorstellen.

Ich bin traurig, depressiv und voller Selbsthass. In meiner Schreibtischschublade sammle ich Paracetamoltabletten. Eineinhalb Schachteln ruhen dort als mein letzter Schatz. Wenn also alles schief geht ... ich denke ziemlich häufig an Selbstmord in diesen Wochen, denn mein Leben ist ein Trümmerhaufen, und ich kann mir nicht vorstellen, die nächsten Jahre so weiterzumachen. Aber ehe ich mich umbringe, will ich es doch nochmal mit einer Klinik versuchen, denn der Suizid ist ja eine recht ultimative Angelegenheit.

Ich habe mich nun endgültig für die bayerische Klinik Roseneck entschieden, die noch dazu sehr schön an einem See gelegen ist. Wer weiß, vielleicht kann ich da sogar baden ... Der Prospekt ist hübsch illustriert und einladend. Essgestörte Menschen werden dort bereits seit Anfang der Achtzigerjahre behandelt, und die Klinik hat ihr Konzept seither ständig weiterentwickelt und dem aktuellen Forschungsstand angeglichen.

Die Vorstellung, mit lauter ebenfalls essgestörten Patienten auf einer Station zu sein, behagt mir wenig. Ich kann es mir nicht anders vorstellen, als dass dort ein verbissener Wettkampf herrscht: «Wer ist am dünnsten, wer isst am wenigsten, wer macht am meisten Sport?» Dass eine solche Atmosphäre dazu geeignet ist, dass man mehr isst und zunimmt, bezweifle ich. Andererseits haben meine Eltern recht mit ihrem Argument, es sei anzunehmen, dass ich dort auf Ärzte und Therapeuten treffen könnte, die sich wirklich mit diesem Krankheitsbild auskennen. Und das gibt letztlich den Ausschlag. Ich habe genug davon, dass irgendwelche halbseidenen Psychofritzen an mir herumdoktern und mich mit «tollen» Ratschlägen und Tipps zu heilen versuchen, weil sie die Krankheit im Grunde nicht ein kleines bisschen verstanden haben und sie nach wie vor in der Hauptsache für ein *Ernährungs*problem halten!

Angst habe ich trotzdem vor dem Klinikaufenthalt.

Ja, ich möchte etwas ändern, und ja, ich möchte gesund werden – aber da ist auch sehr viel Unsicherheit in mir. «Gesund sein», das bedeutet schließlich auch, wieder voll zu funktionieren, keine Entschuldigung mehr zu haben! Ich werde wieder volle Leistung bringen müssen – und was, wenn ich das nicht kann? Wenn ich versage? Und es nichts gibt, worauf ich es schieben kann? Ich habe die Schule abgebrochen (bzw. beendet, was weniger unfertig klingt), und irgendwo in meinem Kopf – in dem für Zukunftsträume zuständigen Areal – ist der Wunsch und die Idee, Kinderkrankenschwester zu werden. Das kann ich mir gut vorstellen … solange es bei der reinen Fiktion bleibt! Versuche ich, allen Ernstes daran zu denken, eine entsprechende Ausbildung zu beginnen, schlottern mir die Knie. *Ich kann das nicht, ich kann das nicht, ich kann das nicht …* Ich bin mehr oder weniger davon überzeugt, das echte, normale Leben verlernt zu haben. Ich weiß nicht, wie man sich mit Menschen, womöglich noch Gleichaltrigen, unterhält, was man sagt, wie man lacht, was man tut. Ich habe keine Ahnung, wie man seine Zeit verbringt, solange man nicht frisst und kotzt oder Sport treibt. Ich weiß nicht, was mir Spaß machen könnte oder was mich interessiert. Vielleicht gibt es ja gar nichts? Vielleicht bin ich einfach unfähig zu leben, am Leben teilzuhaben?

Und wie, wie sollte sich etwas an meiner Einsamkeit ändern, nur weil ich aus dieser hohlen Seifenblase herausklettere? Ich werde untergehen in der Masse anonymer Gesichter, weil es nichts gibt, das mich hervorhebt. Und ich möchte doch gerne etwas Besonderes sein! Ich möchte bemerkt und registriert werden! Jetzt falle ich durch meine Essstörung auf, wenn auch nicht immer positiv … ohne Essstörung jedoch wird es nichts mehr geben, das andere Menschen auf mich aufmerksam machen könnte. Ich bin in allem absolut durchschnittlich, wenn nicht sogar *unter*durchschnittlich. Das lädt nun bestimmt niemanden dazu ein, mit mir Freundschaft zu schließen!

«Versuch es doch einfach!», raten mir meine Eltern. «Du kannst vorher doch nicht wissen, wie es sein wird!»

Und viel schlimmer kann es tatsächlich kaum werden.

Zudem gerate ich allmählich in eine finanzielle Klemme, da ich meine gesamten Ersparnisse in Essanfälle investiert habe. Mein Taschengeld wurde mit der Begründung: «Du gibst doch ohnehin nur alles für Essen aus!» gekürzt, so dass ich jetzt exakt so viel bekomme wie Nele, die vier Jahre jünger ist. Eine rohe Gemeinheit, wie ich finde, aber wenn meine Mutter mich fixiert und von der «hemmungslosen Verschwendung guter Lebensmittel» spricht, davon, dass es ihr regelrecht «wehtut», was ich «da treibe» – dann fühle ich mich klein, mickrig und primitiv und schweige still …

Denn selbstverständlich hat sie recht. Ich habe nicht denselben Anspruch auf Nahrungsmittel wie die übrigen Familienmitglieder. Beim gemeinsamen Essen warte ich, bis alle anderen sich genommen haben und ganz sicher fertig sind, ehe ich die Reste leer löffle: Ich bin die letzte Station vor dem Mülleimer.

Der Aufnahmetermin ist nun für Mitte Mai vorgesehen, fünf Tage nach meinem achtzehnten Geburtstag. Auch wenn ich, was diesen Tag betrifft, keine besonderen Erwartungen hege, so bin ich doch irgendwie froh, ihn in vertrauter Umgebung verbringen zu können. Von einer rauschenden Feier anlässlich meiner Volljährigkeit bin ich Lichtjahre entfernt, es gibt ja auch kaum jemanden, mit dem ich feiern könnte. Ich wünsche mir einen Besuch auf der Blumeninsel Mainau mit meinen Eltern. Wir fahren nachmittags los. Es ist einer der ersten sommerlichen Tage, und die Luft auf der Insel ist schwer und süß. Wir bestaunen die Vielfalt der bizarren Gewächse, füttern Ziegen und Zwergponys, trinken Kaffee und Mineralwasser im Garten eines kleinen Lokals und streiten kein einziges Mal. Für heute denke ich nicht an die nächste Mahlzeit oder an mein Gewicht, stattdessen nehme ich viele kleine Einzelheiten mit ungewohnter Deutlichkeit wahr: das glitzernde Dunkelblau des Wassers, die intensive Färbung einzelner Blüten, das erste Sonnenwarm, das durch den Pullover bis zur Haut vordringt, fliegende Tropfen, die von den künstlich angelegten Wasserfällen herüberwehen. Ich empfinde etwas, das beinahe an Zufriedenheit erinnert: Ich habe der Essstörung, dem schweren Dunkel, einige Stunden abgetrotzt!

Und dann ist die Abreise viel zu schnell da. Und natürlich kotze ich noch bis Ultimo, also bis zum letzten Abend. Ich sitze am Esstisch, noch einmal gemeinsam mit meiner Familie, und stopfe mir ein Brot nach dem anderen in den gierigen Schlund, in der Überzeugung, dass es das letzte Mal sein wird. Ab Morgen bin ich in der Klinik, ab Morgen ist alles anders … Meine Eltern fahren mich die fünfhundert Kilometer lange Strecke, um sich auch einen «Eindruck» von der Klinik zu verschaffen.

Für die Fahrt besorge ich mir zwei Liter Cola light – damit müsste ich bis abends auskommen. Wenn ich richtig rechne, sind wir auf jeden Fall erst weit nach dem Mittagessen in der Klinik, und das Abendessen wird dort dann sozusagen mein Einstandsessen. Wenn ich Glück habe, gibt es ganz normal Brot und vielleicht einen Salat, das ist okay für den Anfang, denke ich.

Die Fahrt ist lang und verläuft schweigsam. Als wir im Chiemgau aussteigen, sind die Berge so nah wie nie zuvor, und unwillkürlich drehe ich mich suchend nach einer Heidi um. Der See liegt glänzend und riesig in der Sonne, eine blanke Fläche, auf der sich zwei verschieden große grün-braune Flecken als Herren- und Frauenchiemsee, die Königsinseln von Ludwig II., ausmachen lassen.

Die Klinik Roseneck liegt beinahe in Sichtweite des Wassers, wären da nicht ein, zwei Hotelgebäude, die sich noch dichter an den See drängen. Die Klinik selber ist ein großer, aus drei Häusern bestehender Komplex, mit einem Haupthaus in der Mitte. An einem langen, dunkelblauen und kurvig geschwungenen Rezeptionstresen ist Platz für vier eifrige Bayerinnen, von denen uns eine im heimischen Dialekt willkommen heißt. Sie ruft auf «meiner» Station an, und während wir darauf warten, abgeholt zu werden, begegnen wir den ersten Exemplaren von Anorexia Nervosa. Es scheint hier nur so von Essgestörten zu wimmeln, und natürlich lassen sich die Magersüchtigsten am leichtesten identifizieren. Sie bleiben stehen, einzeln oder in Gruppen, und starren zu uns hinüber, derart ausgemergelte Gestalten, dass selbst die engsten Hosen ballonartig weit fallen und sich die Schulterblätter unter den Hemden wie Flügel an die knochigen Rücken schmiegen. Aus hohlwangigen Gesichtern mustern uns ihre großen, hungrigen Augen, ich spüre, wie ihre Blicke über mich hinweggleiten, mich abtasten und ausziehen. Ihnen entgeht nichts, kein Gramm Fett und Fleisch, das unter meiner Haut schlummert, und so wenden sie sich schließlich befriedigt ab: Ich bin keine Konkurrenz.

Noch nie habe ich so viele Magersüchtige auf einem Haufen gesehen, noch nie so skelettierte Wesen, bei denen man unwillkürlich das Bedürfnis hat, sich zu bücken, um nach einem Schild mit der Aufschrift «Freundliche Leihgabe des Anatomischen Museums» zu suchen. Wie sind diese filigranen Beinchen noch in der Lage, aufrecht zu stehen und umherzugehen, wie tragen sie das Gewicht des Oberkörpers, selbst wenn dieses nur verschwindend gering ist? Die Klinik Roseneck ist eine der wenigen psychosomatischen Kliniken, die auch sehr stark untergewichtige Patientinnen aufnimmt und nur bei absoluter medizinischer Indikation eine Verlegung in das nahegelegene Kreiskrankenhaus oder die Psychiatrie in München vornimmt. Angesichts dieser eindeutig «echten» Magersüchtigen fühle ich mich doppelt plump und fett. Himmel, ich wiege knapp 40 Kilo, das sind mindestens zehn Kilo zu viel!

Zum Glück entdecke ich auch einige normalgewichtige Menschen unter den Patienten und nicht zuletzt unter den Mitarbeitern: Eine etwa vierzigjährige, kleine Frau mit dunkelrot gefärbten Haaren, spitzem Kinn und energischem Gesichtsausdruck stellt sich uns als Frau Mau vor, zuständig für meine Station. Sie nimmt sich unser an und bringt uns zu meinem Zimmer auf Zeit.

Es sind unglaublich viele Eindrücke, die während der ersten Stunden hier auf mich einprasseln, und so habe ich zu meiner eigenen Verblüffung Tränen in den Augen, als sich meine Eltern schließlich verabschieden.

Mein erstes Klinikabendessen kotze ich entgegen aller guten Vorsätze (haha!) wieder aus, und als ich mich anschließend mit triefenden Lefzen auf die Suche nach einem Supermarkt begebe, um meine Fressgelüste zu stillen, muss ich die unangenehme Erfahrung machen, dass es ein ganzes Stück Weg ist von der Klinik bis in die Stadt. So wird es recht spät, bis ich mich schwankend vom Klo bei McDonalds erhebe und den Rückweg antrete.

Es fällt mir schwer, mich einzugewöhnen, obwohl es in Roseneck ungleich viel freier zugeht als in der Psychiatrie. Solange man zu den Therapien erscheint, darf man seine Freizeit gestalten wie man möchte, es sei denn, man unterliegt individuellen Absprachen oder Auflagen. Meine Bezugstherapeutin ist eine sehr sanfte, junge Psychologin, sie ist wundervoll, und ich bin schnell begeistert von ihr. Zu meinem Bedauern stehen jedem Patienten nur zwei Einzeltermine in der Woche zu – ich würde am liebsten täglich mit ihr sprechen.

Die Situation in der dreimal in der Woche stattfindenden Gruppentherapie empfinde ich dagegen als anstrengend und schwierig.

Da sitzen zehn junge Frauen und zwei Therapeuten im Kreis in einem Raum, und jeder soll möglichst offen und ehrlich sprechen. Ohne die anderen besonders gut zu kennen! Nach den ersten Sitzungen bin ich regelrecht nassgeschwitzt und wie erschlagen. Ich kenne es gar nicht mehr, mit Gleichaltrigen zusammenzusein, und verbringe einen Großteil der Gruppenzeit damit, mich zu fragen, ob die anderen mich für dumm, idiotisch, hässlich, uninteressant und linkisch halten. Die vorgebrachten Themen rauschen an mir vorbei, ohne dass ich einen eigenen Beitrag wagen würde – wen interessiert schon *meine Meinung*?

Unsere Station hat 22 Patienten, darunter nur ein einziger Mann. Dominik scheint sich aber ganz wacker zu schlagen unter all den Frauen, er ist ein lustiger, humorvoller Kerl. Noch sind seine Gesichtszüge unverkennbar spitz und hart, weil sich die Schädelknochen allzu deutlich abzeichnen, doch befindet er sich auf dem Weg der Besserung und schaufelt mit ungespielter Begeisterung seine Essensportionen in sich hinein. Jeden Mittag Nachschlag und abends fünf Scheiben Brot verdrückt er wie nichts, und wenn er vom Wiegetermin zurückkommt, verkündet er fröhlich seine neue Gewichtszunahme von anderthalb Kilogramm. Er ist ein Phänomen.

Gewogen werden wir nur zweimal pro Woche, das erhöht die Anspannung ganz schön. Die allermeisten von uns sind es gewohnt, jeden Tag mehrmals auf die Waage zu klettern und nun … sollen wir mit zwei Terminen auskommen? Aber dann merken wir ja gar nicht, wenn wir zu schnell zunehmen, und können womöglich nicht rechtzeitig regulierend eingreifen …! Eigene Waagen in den Zimmern sind verboten ebenso wie Elektrogeräte, Medikamente, zuckerfreie Produkte, Sportgeräte und übermäßig viele Lebensmittel. Genau genommen darf jede(r) eine Tagesration Obst, Joghurt oder Schokolade besitzen. Und weil das bei einer Schar Essgestörter ziemlich problematische Regeln sind, werden in regelmäßigen Abständen die Zimmer gefilzt. Gleich am ersten

Tag muss man einen Wisch unterschreiben, dass man sich damit einverstanden erklärt. (Es gibt einen ganzen Stapel Formulare, unter die man seinen Namen setzen und sich «einverstanden» erklären muss – hinterher fragt man sich besorgt, wohin man hier denn nun eigentlich geraten ist und wie viele Staubsauger sie einem angedreht haben.) Jedenfalls, die Wiegetermine – montags und donnerstags – zeichnen sich durch eine düstere, fast bedrohliche Stimmung auf der Station aus. Ab 6.30 Uhr wird gewogen, und da sitzen oder stehen wir nun und – warten. Nervenzehrend langsam verkürzt sich die Schlange. Dann marschieren wir einzeln ins Stationszimmer, wo die roten Ziffern der Digitalwaage aufmunternd blinken. Nachthemd oder Shirt gleiten von unseren gehassten Körpern, und nackt und bloß in Unterwäsche stehen wir vor unserer Richterin. Die wiegende Co-Therapeutin murmelt die Zahl, um sie zu notieren, und wir stolpern von dannen. An den jeweiligen Gesichtern lässt sich in den meisten Fällen ganz gut ablesen, was die Waage gesprochen hat. Wer weniger wiegt, kann ein freudiges Grinsen nur schwer unterdrücken. Als Magersüchtige ist man deshalb besser beraten, eine betont niedergeschlagene Miene aufzusetzen. Vielleicht jammert man auch noch ein bisschen, dass man das jetzt «gar nicht» kapiere, wo man doch «sooo viel» gegessen habe, und blickt mitleidheischend in die wartende Runde.

Wer dagegen zugenommen hat, lächelt tapfer und unterdrückt den brennenden Würgereiz im Hals, um nicht laut aufzuschreien. «Geschafft!» jubelt man mit Grabesstimme und lässt sich von begeisterten Mitpatienten umarmen, denn es ist immer schön und ein Grund zur Freude, wenn ein anderer zunimmt.

Die normalgewichtigen Bulimiker unter uns haben noch etwas mehr Spielraum, sich offenkundig über eine Gewichtsabnahme zu freuen (aber ja nicht zu sehr, denn vergiss nicht: Du sollst hier *gesund* werden und nicht etwa *abnehmen*!) oder sich über eine Zunahme zu ärgern (aber ja nicht zu sehr, denn du willst doch gesund werden, he? He? Na also!).

Ich glaube, es gibt niemanden auf unserer Station, der die Montag- und Donnerstagmorgen nicht leise verflucht.

Mit zweiundzwanzig anderen essgestörten Menschen auf relativ engem Raum zusammenzuleben und sehr viel Zeit mit ihnen zu teilen, ist gewöhnungsbedürftig. Es *kann* ein großer Trost, eine Hilfe und Unterstützung sein – schließlich versteht und begreift niemand die Situation einer Magersüchtigen oder Bulimischen so gut wie jemand, der ebenfalls magersüchtig oder bulimisch ist. Andererseits ärgert sich kaum jemand so sehr über essgestörte Verhaltensweisen wie eben Essgestörte! Wir sitzen bei allen drei Mahlzeiten an einem Tisch (bzw. verteilt an drei Tischen) und können uns so wunderbar dabei beobachten, wie wir schnippeln, zerlegen, herumspielen, tricksen, auseinandernehmen oder übermäßig würzen. Was einem bei sich selbst nicht das kleinste bisschen auffällt, bringt einem beim Gegenüber zur Raserei. Von entspannter Tischatmosphäre keine Spur. Krieger sind wir, die nun in den Kampf ziehen. «Ich gegen das Essen» heißt es, und wehe, jemand macht eine falsche Bemerkung und wagt es, mich oder mein Verhalten zu kritisieren!

Ich kriege meine Kotzerei nicht in den Griff und mache mir damit alles andere als Freunde auf der Station. Selbstverständlich gebe ich mir Mühe, meine Essattacken zu verbergen, aber wenn ich abends das zweite Mal mit einem großen Teller voll Wurstsalat vom Büfett zurückkehre, weiß jeder am Tisch Bescheid. Gesunde kann man austricksen und in die Irre führen, ein Essgestörter kennt alle Finten genau.

Morgens und abends gibt es hier ein reichhaltiges Büfett, von dem wir uns selber bedienen. Einige von uns erhalten, in Absprache mit ihrem Bezugstherapeuten, einen Orientierungsplan, andere wursteln nach eigenem Gutdünken. Beim Mittagessen werden die Gemeinschaftstische beim Kampf gegen Soße, Fleisch und Knödel therapeutisch unterstützt – jemand vom Pflegeteam sitzt dabei und isst mit. Am sogenannten Familientisch sehen sich die

Fortgeschrittenen dann wieder allein Auge in Auge mit dem Essen konfrontiert – hier wird das selbständige Portionieren wie in der Familie und das Essen ohne Aufsicht geübt – für «draußen».

In den ersten Wochen bleibe ich recht allein und einsam, und je mehr ich davon überzeugt bin, dass alle anderen etwas gegen mich haben, desto unmotivierter fühle ich mich: *Ist doch eh alles scheiße, bringt doch eh nix, ist doch alles egal …*

Zum Glück habe ich Meikes Briefe, sie schreibt mir getreulich alle zwei bis drei Tage. Unser Kontakt ist nie mehr ganz abgerissen, und so tauschen wir uns aus über Schmerz, Kummer und Wut, zwei strampelnde Schiffbrüchige, die zu überleben versuchen. Ihre Post muntert mich auf, bringt mich zum Lächeln oder stimmt mich nachdenklich, jedoch in einer positiven Weise. Ich antworte ihr umgehend, und gemeinsam träumen wir von einem Leben ohne unser selbstzerstörerisches Verhalten, in dem wir uns gegenseitig besuchen werden und frei sein können. Sie erzählt nach wie vor wenig von sich, ich begebe mich zwischen den Zeilen und Worten auf die Suche nach Wahrheit, danach, wie es ihr tatsächlich geht oder gehen mag, danach, was sie bedrückt und einschnürt.

Ich bin schon fast vier Wochen in Roseneck, als ich langsam beginne, Fortschritte zu machen. Ich habe meine Essensmengen gesteigert, halte mich nach therapeutischer Absprache an einen festen Essensplan und habe so den heimlichen Heißhunger ausgeschaltet – jedenfalls größtenteils. Ich erbreche sehr viel seltener und bin ehrlicher und offener in der Gruppe geworden. Allmählich erlebe ich mich sogar als Teil der Gruppe, als Teil der Station, und schließe zögerlich, vorsichtig-tastend, Freundschaften. Je gesünder mein Verhalten wirkt, desto eher finde ich Zugang zu den anderen und kann mich von einigen Vorstellungen, wie etwa der, dass mich niemand mag, zu verabschieden beginnen, in winzig kleinen, zaghaften Schritten. Fallen sie zu groß aus, stolpere ich und stecke meinen Kopf wieder einmal ins Klo. Aber ich gehe.

Der therapeutische Rahmen ist nun zu seiner Intensivform aufgelaufen. Vieles, das ich erfahre, ist neu, und nicht alles glaube ich sofort und ohne Widerspruch. Manches erscheint mir so bizarr, dass es nicht wahr sein, nicht auf mich zutreffen *kann* – denn es steht jeglicher Essstörungsideologie völlig entgegen. Und doch sind es genau diese Informationen, diese Hilfestellungen, die meine Therapieerfolge überhaupt erst möglich machen, denn zum allerersten Mal treffe ich auf ein Konzept, das Essstörungen ernst nimmt und zielgerichtet zu behandeln versucht, indem es die krankhaften Denkfehler aufzeigt und eingefahrene Verhaltensstereotype unterbricht.

Nicht alles kann oder will ich sofort exakt so umsetzen, aber ich bewege mich vorwärts, zögernd heraus aus der eigenen Hölle.

Mindestens ebenso wichtig und hilfreich wie die Therapien sind die Kontakte zu den Mitpatienten. Der Umstand, dass wir uns allesamt in einer sehr ähnlichen Situation befinden, nämlich als Hilfesuchende in einem Krankenhaus, wirkt wie ein Katalysator für eine Atmosphäre der Offenheit und Vertrautheit. Die «Glasglocke Roseneck» schirmt uns ab und eint uns. Hier sind wir sicher, geborgen und behütet, hier ist alles gut.

Zwar existiert eine gewisse Konkurrenz unter uns Essgestörten, und für gewöhnlich ist diese am stärksten ausgeprägt, wenn alle ihr Vorhandensein besonders krampfhaft leugnen, aber ebenso viel vermögen wir uns gegenseitig zu geben. Fast alle von uns haben sich vor der Entscheidung, in eine Klinik zu gehen, stark isoliert und zurückgezogen. Hier lernen wir nun, wieder Umgang mit anderen Menschen zu haben und ihn auch zu *genießen*. Uns anderen anzuvertrauen und unsere diversen Schutzformen durchlässiger zu gestalten. Man ist beinahe nie einsam auf der Station, möchte man mit jemandem reden, spazieren gehen, fernsehen oder puzzeln, läuft man ein paar Schritte über den kobaltblauen

Teppich im Flur und hämmert an eine der 22 Türen. Irgendjemand findet sich immer. Es ist auch eine ausgesprochen gute Sache, schwierige Projekte gemeinsam anzugehen. Von wegen «geteilte Furcht ist halbe Furcht» und so. Alleine trauen sich die wenigsten von uns, gegen einen Eisbecher oder ein Stück Kuchen in die Schlacht zu ziehen. Zu zweit dagegen fühlen wir uns wohler, sicherer, und so sitzen wir denn im Café in der Sonne, bohren unsere Gabeln in das erste Stück Apfelkuchen seit Urzeiten, schmecken die ungewohnte, halb bedrohliche, halb verführerische Süße und vergewissern uns, dass wir *nicht alleine sind!* Nimmt die Angst vor Fett und Zucker überhand, können wir darüber sprechen und uns stärken und trösten lassen. Eine Grundtheorie besagt, dass man sich nur dann von der Angst lösen kann, wenn man ihr den Schrecken nimmt. Beim ersten Stück Kuchen wird einem schlecht vor Schuldgefühlen. Beim zweiten und dritten auch noch, aber das vierte schmeckt schon recht gut, und ganz, ganz langsam hören wir auf, den Kuchen zu fürchten. Wir erleben, dass er uns kaum schadet, dass die Waage das nächste Mal nicht explodiert und unser Bauch keine kuchenstückförmigen Ausbuchtungen bekommt. Die meisten von uns müssen allerdings sehr oft Kuchen essen, bis der Genuss eintritt, der für gesunde Esser normal ist. Um uns diesen Kampf leichter zu gestalten und auch, um unsere Arbeit zu honorieren, lernen wir, uns selbst zu belohnen. Etwas, das uns in der Regel komplett gegen den Strich geht.

Uns selber belohnen? Wofür denn? Dafür, dass wir uns aus der Misere holen, die wir *selbst* verschuldet haben? Das wäre ja noch schöner! Und überhaupt, was ist das schon: ein Stück Kuchen? Ein Becher Eis? Drei Kilogramm zugenommen haben? Pfffff … wir werten uns und unsere Leistung augenblicklich ab, nicht in der Lage, uns wertzuschätzen, zu sagen: «Hey, gut gemacht!» (Das wiederum können wir ausgezeichnet bei anderen, deren Erfolge wir überdeutlich sehen und nicht begreifen, warum die Person selbst das nicht tut! Ganz schön verzwickt. Aber wir sind es gewohnt, alle anderen Menschen drei Etagen über uns in die voll ausgeleuchtete Luxussuite zu stecken, während wir unseren Platz im Kohlenkeller sehen.) Um das zu erlernen, sollen wir also mit den sogenannten «positiven Verstärkern» arbeiten, ein Konzept, das dem simplen Muster der Hunde- (oder Kinder-)Erziehung folgt. Es gibt Belohnungen für erbrachte Leistungen – welche Leistung wie belohnt wird, bestimmt jede(r) von uns selber, wichtig ist nur, *dass* wir uns belohnen und dass es möglichst sofort geschieht. Worin unsere individuellen Hürden und Ängste liegen, wissen nur wir selbst – manche verdrücken ohne Probleme Kekse und trauen sich nicht an die Butter heran, andere nehmen Butter und haben Horrorvorstellungen bei dem Gedanken an Schokolade. Aber nicht nur Fortschritte und Wagnisse im Bereich des Essens – was ja naheliegend ist – sollen und müssen wahrgenommen und gewürdigt werden. Wenn sich jemand nicht traut, sich anderen anzuschließen, weil er sich für einen totalen Idioten hält, ist es ein Erfolg, mit einer Gruppe zum Tretbootfahren zu gehen.

Belohnungen müssen kein Geld kosten, es können Kleinigkeiten sein: sich in die Sonne setzen, eine Massage von einem Mitpatienten, ein gutes Buch lesen, ein paar Blumen pflücken ... aber es ist auch okay, wenn es etwas kostet, wie etwa ein Kinobesuch oder ein Einkaufsbummel. (Was im Übrigen auch schon wieder eine eigene Herausforderung sein kann und oft auch ist: für sich selbst Geld auszugeben. Im Allgemeinen befinden wir uns dafür nämlich nicht wert.) Nur mit Essen sollen wir uns verständlicherweise *nicht* belohnen.

Ja, das sind Gesetze und Strategien, nach denen unser Leben innerhalb der Klinikmauern funktioniert, und allzu oft resultieren daraus Missverständnisse mit Außenstehenden, mit unseren Angehörigen und Freunden, denen wir schlecht begreiflich machen können, dass es Bestandteil der Therapie sein soll, *ins Kino zu gehen!*

«Ich würde sagen, du kümmerst dich jetzt lieber mal darum, dass du zunimmst und schleunigst wieder nach Hause kommst!»

«Kino, Schifffahrt – meine Liebe, was glaubst du eigentlich, was du da machst? Ferien?»

«Sich selbst belohnen, wo gibt es denn so was? Wer hat denn angefangen zu hungern/zu kotzen, das warst doch du! Und jetzt willst du dich auch noch dafür belohnen, dass du wieder *normal* wirst?»

Die Kluft zwischen «hier drinnen» und «da draußen» scheint in solchen Augenblicken unüberwindbar groß, und das verringert unsere Angst, die heimelige Klinik eines Tages (schon recht bald) verlassen zu müssen, nicht gerade. Wie sollen wir dort draußen zurechtkommen? Wie sollen wir all das Erlernte anwenden, wenn außer uns alles noch genau wie früher ist? Kann es überhaupt funktionieren?

«Wenn sich ein Rädchen im System ändert, ändert sich das ganze System», sagt der Chefarzt bei der Visite aufmunternd, aber wir sind uns da nicht so sicher. Wir haben am Abend zuvor mit unseren Eltern gesprochen, die hoffen, dass wir «endlich wieder normal» werden, und keine Lust auf das «Therapeutengequatsche» haben: «Das ist doch alles Taktik, alles Taktik. Und ehe du dich versiehst, sind's wieder die Familien, die Schuld sein sollen!»

Meine Eltern besuchen mich während meiner Zeit in der Klinik Roseneck für ein Wochenende – ohne Nele. Wir machen eine ausgedehnte Schifffahrt, besuchen ein Museum und fahren nach München zum Einkaufsbummel. Wir sind befangen und unsicher. Ich esse gemeinsam mit ihnen zu Mittag, und als wir über die Zukunft sprechen, über Zuhause, merke ich, wie selbstverständlich sie davon ausgehen, dass ich nun wieder «alles und normal» essen kann und werde. Problem gelöst.

Ihr Nicht-Begreifen meiner Krankheit und meines Verhältnisses zum Essen wird mich noch viele, viele Male – bis heute – immer wieder in Verwunderung und Unglauben versetzen.

Essgestörtes Gedankengut verschwindet bei weitem nicht so rasch aus dem Denken, wie man es sich wünscht. Es hat im Gegenteil eine äußerst lange Halbwertszeit, und nur, weil wir wieder essen, bedeutet das nicht, dass wir aufgehört haben, darüber nachzudenken, was oder wie viel es ist. War das nun das Richtige oder doch das Falsche? Zu viel? Zu fettig, kalorienlastig, unausgewogen? Unsere größte Angst ist nach wie vor, zu schnell und zu viel zuzunehmen, dick und unförmig zu werden. Das heißt im Zweifelsfall lieber zu wenig als zu viel Nahrung. Wir wollen nicht die Kontrolle abgeben, und so, wie wir bislang unsere Krankheit kontrollierten, wollen wir jetzt unsere allmähliche Genesung kontrollieren. *Wir* wollen bestimmen, wie viel wir in welchem Zeitraum zunehmen, und fühlen uns von unserem Körper mit seinen – in unseren Augen – unkalkulierbaren Gewichtssprüngen hintergangen und sabotiert. Warum lässt er sich nicht programmieren wie eine Maschine? Wie sollen wir ihm denn da, bitteschön, *vertrauen*? Wir schließen keine Freundschaft, sondern bestenfalls Waffenstillstand.

Ich versuche, das «danach» auszublenden. Noch bin ich hier, zusammen mit den anderen, meinen neuen Freunden, und wir sitzen bis spät abends auf unseren Balkonen, eingewickelt in unsere Decken, mit einer brennenden Kerze vor uns (verbotenerweise) und reden, lachen, schweigen über alles und nichts. Wenn ich so dort liege, angekuschelt an Iris, Manu oder Natalie, und in den Sommernachtssternenhimmel hinaufsehe, dann denke ich, wie gut es ist, dass ich mich *nicht* umgebracht habe – sonst hätte ich diese Momente hier niemals erleben können.

So gut es mir geht (und es geht mir wirklich gut! Zum ersten Mal seit der frühen Steinzeit, schätze ich) – geheilt bin ich nicht, und der Boden, den ich mir hier zurückerobert habe, ist bedenklich dünn.

Ich habe zugenommen, seit ich hier bin, stolpernd, stockend und mit unglaublichem Widerwillen, aber ich habe zugenommen und wiege jetzt, nach zwölf Wochen, knapp 47 Kilo – mein vorläufiges Zielgewicht.

Ich hasse meinen Körper nicht weniger, im Gegenteil. Er ist mir fremd und unheimlich, all die Stellen, die bislang beruhigend hart und knochig waren, fühlen sich jetzt erschreckend weich an. Ich weiß nicht so recht, was ich davon halten soll, wieder so viel zu wiegen, so viel – *vorhanden* zu sein! Meistens bemühe ich mich wohl, meinen Körper zu ignorieren und so zu tun, als gehöre alles unterhalb des Kinns nicht mehr zu mir. Ich vermeide jede Berührung und beschränke mich beim Duschen auf blitzschnelles Einseifen – an Eincremen hinterher ist nicht zu denken, dazu müsste ich mich ja *anfassen*! Wenn ich mich morgens anziehe und spüre, wie meine Hosen nun enger sitzen, überwältigt mich minutenlang der vertraute Ekel und Zorn. *Ja, damit musst du nun leben, du bist eben keine grazile Elfe, sondern ein fetter unbeholfener Trampel! Das hast du nun davon …*

Ich versuche, die ganze Angelegenheit rational und, wie ich es gelernt habe, realistisch anzugehen.

Seit ich esse, verfüge ich wieder über Kraft und Energie und einen Hang zu Ausgelassenheit und Albernheit, der mir völlig abhanden gekommen war. Ich kann mich wieder konzentrieren, Bauch-/Kopfschmerzen und das Sodbrennen sind abgeklungen, ich bin tagsüber nicht mehr ständig müde und zerkratze mir nicht mehr die Arme. Ich habe wieder Spaß am Essen und genieße die Rituale der festen Mahlzeiten sowie den Bonus, mir zwischendurch ein Eis oder etwas Schokolade zu gönnen.

Einen trägen, behäbigen Körper zu haben ist der Preis, den ich für all das zahlen muss.

Wobei das mit dem Gönnen so eine Sache ist … immerhin habe ich nun mein Zielgewicht erreicht und keinerlei Interesse daran, noch *weiter* zuzunehmen! Dieser Geschichte mit der Set-point-Theorie, also der Annahme, dass jeder Körper ein individuelles Wohlfühlgewicht hat, das er anstrebt, wenn man ihn lässt, misstraue ich zutiefst. Woher soll ich denn wissen, dass mein Körper nicht glaubt, sein «individuelles Wohlfühlgewicht» läge bei 60 Kilo? Nein, darauf kann ich mich nicht einlassen! Mein Körper, das ist für mich nach wie vor eine Art Urgewalt, die es mit aller Macht im Zaum zu halten gilt, damit sie nicht hervorbricht und sich allen verfügbaren Raum krallt. Und jetzt ist also erst einmal wieder Vorsicht geboten: lieber die Butter morgens und abends weglassen und mittags auf die Soße verzichten, als eines Tages als Nilpferd aufzuwachen! Ich will nicht zwingend abnehmen – immerhin rede ich mir seit Wochen ein, dass mein jetziges Gewicht gesund und angemessen ist –, aber zunehmen will ich definitiv noch weniger! Und nach essgestörten Maßstäben liegen 46 Kilo nun einmal näher an 47 Kilo als 48 Kilo (weil 48 Kilo wiederum näher an 50 Kilo liegen)!

Aber anders als die meiste Zeit in den letzten zwei Jahren fühle ich mich momentan so ausgeglichen und gestärkt, dass ich nicht bemerke, welchen Fallstrick ich mir selbst gelegt habe. Um die Gewichtszunahme und das Völlegefühl nach den Mahlzeiten überhaupt auszuhalten, habe ich erneut zu einem gefährlichen Instrument gegriffen: der Bewegung.

Gesunden Außenstehenden ein krank- und zwanghaftes Verhältnis zur Bewegung und zum Sport zu erklären ist beinahe noch komplizierter als das Deutlichmachen essgestörten Verhaltens.

Denn: Bewegung und Sport sind doch wichtig und gut! Sie halten fit, gesund und jung, beugen Depressionen und Stimmungsschwankungen vor, dienen als Ablenkung und zum Abreagieren. Das kann man schließlich immer und überall lesen. Nicht wahr?

Um den Unterschied zwischen normalem, gesundem Sportverhalten und essgestörtem Bewegungsdrang zu verdeutlichen, fängt man am besten ganz vorne an.

Was ist Bewegung? Jedes Mal, wenn wir unseren Kopf drehen, einen Arm heben oder einen Schritt machen, bewegen wir uns.

Ermöglicht wird dies durch ein Zusammenspiel verschiedener Muskeln, und jede Muskelkontraktion verbraucht Energie, also Kalorien. Je mehr wir uns bewegen, desto mehr Kalorien verbrauchen wir also. Und je mehr Kalorien wir verbrauchen, desto leichter gelingt es uns, abzunehmen oder unser Gewicht zu halten.

Aus diesen einfachen Grundprinzipien leitet sich ein ganzer Regelkatalog für Essgestörte ab, den wir strikt und rigide befolgen, denn das hier *ist kein Spaß*!

1. Schlafe jede Nacht so wenige Stunden wie möglich! Solange du schläfst, verbraucht dein Körper keine Kalorien.
2. Lege dich während deiner Wachstunden nie, niemals hin, etwa auf eine Couch oder ein Sofa!
3. Setz dich nicht hin, wenn du ebenso gut stehen kannst (etwa im Wartezimmer eines Arztes u. ä.)! Begib dich nach Möglichkeit nicht in Situationen, in denen du zum Sitzen gezwungen bist! Solltest du durch die Umstände – Schule, Universität, Bürojob – zu längerem Sitzen genötigt werden, sorge dafür, dass du in regelmäßigen Abständen aufstehen und herumlaufen kannst, besser noch, du läufst einige Treppen! Versuche, dich während des Sitzens so viel wie möglich zu bewegen: Wechsle häufig deine Position und schlage deine Beine übereinander und wippe mit deinem Fuß auf und ab!
4. Bleib niemals einfach nur auf der Stelle stehen, wenn du ebenso gut umhergehen kannst!
5. Gehe niemals langsam, wenn du stattdessen auch schnell laufen kannst!
6. Benutze niemals den Aufzug oder die Rolltreppe, sondern immer die Treppe! Es gibt überall ein Treppenhaus, schon aus brandschutztechnischen Maßnahmen. Stelle aber sicher, dass du rechtzeitig losgehst, wenn du in einem Café im 12. Stock verabredet bist.
7. Fahre niemals mit dem Auto, dem Bus oder der Bahn, wenn es sich nicht *irgendwie* vermeiden lässt! Du wirst überrascht sein,

welche Strecken du ebenso gut zu Fuß oder mit dem Fahrrad bewältigen kannst.

8. Treibe Sport! Ausdauersportarten sind ebenso wichtig wie Problemzonengymnastik. Bemühe dich, jeden Tag deinen persönlichen Rekord aufzustellen, indem du deine Leistungen vom Vortag übertriffst. Keinesfalls darfst du jedoch darunter bleiben!

Wenn man diese Regeln befolgt – und wir befolgen sie gründlich! –, hat man mit einem Mal eine Menge zu tun und keine freie Minute, in der man nicht genau weiß, was man machen muss. Selbstverständlich ist ein solcher Bewegungsdrang sehr energieraubend und durchaus auch lästig. Er lässt sich für gewöhnlich nur schwer mit sozialen Aktivitäten in Einklang bringen.

Kino? Himmel, dann müsste ich ja zwei Stunden lang sitzen! Allenfalls in die Spätvorstellung um 23 Uhr, wenn ich bis dahin mein Tagespensum abgearbeitet habe. Ebenso fallen gemütliche Treffen mit Freunden in einem Café oder einer Kneipe weg, sich im Sommer an einen See zu legen, um sich zu sonnen, sich mit einem Buch auf den Lieblingssessel zurückzuziehen oder zu dem interessanten Diavortrag zu gehen. Banale, alltägliche Situationen werden zu Horrorszenarien. Ein Vormittag in der Schule oder der Uni. Eine dreistündige Autofahrt. Die Betriebsversammlung. Das wöchentliche Therapiegespräch. Wir werden schon allein beim Gedanken daran unruhig, es fühlt sich an, als ob kleine aufgeregte Silberfischchen durch unseren Körper sausen und eine Art unangenehmes Kitzeln verursachen. Wenn wir dann tatsächlich sitzen müssen, läuft das Gewusel in uns zur Höchstform auf. Unser Magen verkrampft sich, der Schweiß bricht uns aus, uns wird übel.

Wenn wir jetzt noch eine Sekunde länger sitzen müssen, drehen wir durch.

Wir spüren, wie unser Körper sich in seiner Untätigkeit schon auszudehnen beginnt, während unsere Muskeln gleichsam zu einem Nichts zusammenschrumpfen.

Bald halten wir es kaum noch aus, wenn wir beim Zahnarzt zehn Minuten auf dem Behandlungsstuhl sitzen müssen. Oder wenn uns die Arzthelferin höflich auffordert, uns auf die Untersuchungsliege zu legen, damit sie das EKG anschließen kann. Wir bemühen uns, jeden Fehler hinterher durch doppelte Anstrengung wieder auszugleichen, unsicher, ob es funktionieren wird.

Die Bewegung, die Tatsache, dass wir unserem (gehassten) Körper Höchstleistungen abtrotzen können, erfüllt uns mit Stolz und Befriedigung. Unser Alptraum ist es, *nichts* zu tun, *faul* und *untätig* zu sein! So wollen wir nie, niemals werden, und weil wir unserem Körper (und uns selbst) nach wie vor aus tiefstem Herzen misstrauen und vermuten, dass wir ohne unerbittliche Disziplin eben *genau so* enden würden, können wir es uns nicht leisten, auch nur eine Sekunde nachgiebig zu sein. Solange wir eine körperliche Leistung erbringen, lässt sich die – leider unleugbare – Tatsache, einen Körper zu besitzen, gerade so ertragen. Wenn schon eine fleischliche Existenz – dann eine durchtrainierte, muskelgestählte, abgehärtete und ausdauernde! Dünnsein alleine genügt nicht – aber es ist die Grundvoraussetzung für alles andere.

Zwar sind wir Versager auf der ganzen Linie und absolut unfähig in jedem Bereich (fragen Sie nicht nach, wie und wieso – glauben Sie es uns einfach, es *ist* so! Wir müssen es schließlich wissen, oder?) –, aber wir sind dünn und durchtrainiert!

Zwar halten wir uns für die uninteressantesten, langweiligsten und hohlsten Geschöpfe diesseits des Polarkreises – aber wir laufen die zehn Kilometer jeden Morgen in 40 Minuten!

Nur durch unseren unerbittlichen Bewegungsdrang können wir vor unseren eigenen strengen Maßstäben die paar Krümel Nahrung, die wir uns beinahe heimlich und verschämt zuführen, rechtfertigen. Denn: Wir müssen uns unsere Nahrung verdienen! Ganz einfach, keine Diskussion, Punktum.

Ob es wirklich Spaß macht, morgens um halb sechs aus dem Bett zu kriechen, wenn man kaum fünf Stunden geschlafen hat, und zuallererst, ehe an so etwas wie Frühstück oder Kaffee auch nur *zu denken* ist, mindestens eine Stunde lang herumlaufen zu müssen?

Nein, macht es nicht. Genauso wenig, wie es Spaß macht, im tiefsten Winter, wenn die Kälte ohnehin schon in unserer Blutbahn zirkuliert, nach draußen zu gehen und zwei Stunden zu joggen. Aber du hast keine Wahl, vergiss es. Zieh dich so warm wie möglich an (nicht, dass es etwas nützen wird!) und lauf los!

Die Bewegung wärmt uns nicht auf, sie scheint im Gegenteil die Kälte noch zu verstärken, während unsere Knochen und Gelenke aneinander schaben und ungesunde Geräusche von sich geben. Aber es ist ausgeschlossen, aufzuhören oder auch nur eine Pause einzulegen. Eine Unterbrechung bedeutet im schlimmsten Fall, noch einmal ganz von vorne beginnen zu müssen. Bei einhundert Liegestützen überlegst du dir das gut!

Die immense Energie, die vor allem untergewichtige Essgestörte noch aufbringen können, um ihr Bewegungsprogramm zu absolvieren, ist verblüffend. In einem körperlichen Zustand, der absolute Bettruhe und Schonung nahelegt, rennen sie schier unermüdlich in der Gegend herum, kraulen das Schwimmbecken auf und ab, wobei sie gut mit einer halben Bahn auskommen, schmal wie sie sind, stemmen Gewichte, die sie förmlich zu erschlagen drohen, fahren stundenlang Fahrrad mit Beinchen, kaum dicker als die Radspeichen, oder tanzen bis zur Erschöpfung. Woher diese Energie kommt, kann ich nicht sagen, ich kann nur sagen, dass sie definitiv *da* ist! Wir verspüren keine Müdigkeit und Erschöpfung, auch dann nicht, wenn gesunde Sportler neben uns ans Aufhören denken – wir machen weiter. Wie Roboter befolgen wir die stupiden Bewegungsabläufe, hin und her, auf und ab, ohne etwas zu fühlen oder zu denken. Unser Körper ist nur noch dazu da, um zu funktionieren (und wehe, er erdreistet sich, schlapp zu machen und zusammenzubrechen!), so wie wir es wollen. Wir lassen keine mildernden Umstände gelten, ob hohes Fieber oder

Gehirnerschütterung, ob Knieverletzung oder Rückenschmerzen, wir zwingen uns weiter. Und weiter.

Sehr schnell bin ich auch in der Klinik Roseneck auf das Herumlaufen verfallen, hier allerdings in freier Natur, die unendlich viel mehr zu bieten hat als ein 10 Quadratmeter großes Zimmer! Ich laufe stundenlang durch den Chiemgau, den Uferweg des Sees entlang oder durch den Wald. Ich jogge nicht, aber vom einfachen Gehen trennen mich ebenfalls Welten. Ich habe mir ein eigenes Tempo antrainiert, mit dem ich Kilometer um Kilometer rasch hinter mich bringe und dennoch nie so außer Atem oder Kraft komme, dass ich aufgeben müsste. Bald kenne ich die meisten Wanderwege in der näheren Umgebung und weiß, welchen ich in welcher Situation wählen muss – je nachdem, ob mir eine Viertel-, eine halbe oder eine ganze Stunde zur Verfügung steht. Habe ich mehrere Stunden hintereinander frei, lasse ich mich ziellos treiben, marschiere hierhin oder dorthin, erkunde neue Pfade und Ortschaften, immer in Bewegung, niemals innehaltend. Kehre ich dann in die Klinikhallen zurück, durchströmt mich eine Befriedigung, eine Erleichterung und Ruhe – denn nun darf ich essen, muss die nächste Mahlzeit nicht fürchten.

Da auf unserer Station die allermeisten einem Bewegungszwang unterliegen, lässt sich der eigene ausgezeichnet verstecken, herunterspielen und schönreden. Hier ist es «normal», jeden Tag einmal, zweimal, fünfmal spazieren zu gehen – übrigens egal bei welchem Wetter, und im Herbst und Winter schüttet und stürmt es hier am See gewaltig.

Manchmal muss ich jetzt beim Wiegen wieder etwas schummeln und vorher Leitungswasser trinken, denn mit so viel Sport gestaltet sich die Gewichtszunahme als schwierig. (Was ich im Übrigen als deutliches Zeichen dafür nehme, dass mein Körper bereits an seinem «Set-point» angekommen sein könnte, auch wenn ich noch untergewichtig und nur knapp aus dem kritischen

Bereich heraus bin.) Aber meine Zeit hier nähert sich ohnehin dem Ende … und ich schaue ganz wohlgemut in die nahe Zukunft (jedenfalls einigermaßen). Ich kann wieder essen – zwar nicht alles und mit diversen Einschränkungen –, und mein tägliches Sportprogramm halte ich für ideal. Wer will schon träge herumgammeln?

Der Abschied fällt schwer. Beinahe vier Monate habe ich hier verbracht, habe wieder lachen und essen gelernt, beides innerhalb gewisser Grenzen, aber immerhin. Die Mädels sind mir ans Herz gewachsen, uns verbindet untereinander so viel mehr als mit den «Normalen» in der fremden Welt «da draußen». Selbst die Aussicht, dass ich mit einigen ganz gewiss Kontakt halten werde, mindert das Verlustgefühl nicht. Dazu kommt die stetig wachsende Angst vor dem Danach. Bisweilen dringen Geschichten und Berichte von vor kurzem Entlassenen zu uns herein, und sie ähneln sich auf erschreckende Weise. «Anstrengend», «hart» und «schwierig» sei das Leben außerhalb der Klinikmauern, die von allen vermisst werden. Das «Draußen» mutiert zu einer wabernden Gefahr, und so sehr wir uns gegenseitig auch Mut machen, alle fürchten wir das eine: den Rückfall. Reicht das hier Erlernte aus, um dem vorzubeugen, um Krisen zu bewältigen?

Ich fahre mit dem Zug zurück, und die sechs Stunden Fahrt geben mir Gelegenheit, mich geistig darauf vorzubereiten, wieder zurückzukehren in eine Welt, in der es nicht um Gruppengespräche, Gewichtsverträge, Buttermengen und Schokoladenangst geht. Bin ich dazu bereit? Man ist niemals wirklich bereit dazu, aber je weiter man die Rückkehr hinausschiebt, desto größer wird auch die Angst davor.

Ich lese, kaue an meinen Broten und starre aus dem Fenster auf die sich allmählich verändernde Landschaft. Sie wird hügeliger, weicher und natürlich waldiger. Die Berge sind schon nicht mehr zu sehen. Ich frage mich, was mich zu Hause erwartet. Wie reagieren meine Eltern auf ihre – endlich wieder – dickere Tochter? (Ich bin vermutlich weit davon entfernt, dick zu sein, aber meinem immer noch magersüchtigen Empfinden nach bin ich es durchaus.) Halte ich es aus, wenn sie oder jemand anderes Sachen sagt wie: «Gut siehst du aus, du hast aber schön zugenommen!»? Was gut gemeint sein mag, klingt in meinen Ohren verflixt nach: «Hey, welche Kugel rollt denn da an?»

Ich lasse mich absichtlich nicht am Bahnhof abholen, die Viertelstunde Heimweg brauche ich, um mich innerlich zu wappnen, ich fühle mich wie vor einer schrecklichen Prüfung, und sosehr ich auch nachforsche: Alle leise Freude, die auch vorhanden sein mag, erstickt darunter. Gleichzeitig schäme ich mich deswegen, die verlorene Tochter kehrt heim und freut sich nicht! Aber je näher ich an unseren Straßenblock komme, desto lauter hämmert mein Herz.

Und dann bin ich da.

Ich werde umarmt, sie nehmen mir das Gepäck ab, Tim springt schwanzwedelnd um uns herum und kneift mich in den Arm, weil er nicht genug Aufmerksamkeit bekommt. Nele stolziert langsam, fast unsicher die Treppe herunter und umarmt mich so flüchtig, dass unsere Körper sich nicht berühren.

Und ich? Ich lache sehr viel, rede sehr laut und sehr schnell, meine Wangen glühen (vor Freude? Vor Anspannung?), ich erzähle, gestikuliere, laufe von hier nach da und gebe mir entsetzliche Mühe, den Knoten nicht zu spüren. Den Knoten in meinem Magen, eine dicke, wulstige Verhärtung, die schwer auf sämtliche Organe drückt und mir das Atmen schwer macht. *Seht her, wie lustig, fröhlich und ausgelassen ich bin! Es geht mir gut!*

Das Letzte, das ich jetzt will, ist, das scharfe Reißen der Angst zu spüren, die aufkommende Panik, die Unsicherheit.

Nach den langen, weiten Klinikfluren erscheint mir unser Haus winzig. Dort benötigte ich, um von meinem Zimmer in den Speisesaal zu gelangen, gut vier Minuten, hier bin ich in etwa zwölf Sekunden am Esstisch. Mein Zimmer ist mir fremd, fast vermisse ich das mit Postkarten und lieben Grüßen geschmückte Klinikzimmer. Ich bin ein Gast in diesem Haus und gehe vorsichtig und beobachtend durch die Räume. Wie wenig sich in vier langen Monaten verändert!

Für das neue Schuljahr habe ich mich in der Nachbarstadt an einem Gymnasium angemeldet, um das Abitur nachzuholen. Das sind nun noch drei Jahre, und ich bin froh, nicht für jedes Jahr wieder einen einzelnen Plan entwerfen zu müssen. Die Schule ist sehr viel bunter und ansprechender als der Betonbau meiner alten Schule – und mit dem Zug brauche ich nur knapp zehn Minuten von Bahnhof zu Bahnhof. Meine MitschülerInnen werden im Schnitt zwei bis drei Jahre jünger sein, was mir leichtes Bauchkribbeln verursacht, aber in erster Linie (sage ich mir tröstend) geht es ja für mich darum, meinen Schulabschluss nachzuholen. Bis es so weit ist, genieße ich die letzten heißen Tage, fahre stundenlang mit dem Fahrrad durch die Gegend oder gehe schwimmen. Meinen Bewegungsdrang habe ich mit nach Hause gebracht, gierig und kompromisslos wie je. Schon im voraus zerlege ich meinen künftigen Schulalltag in Etappen, die mir ein ausreichendes Bewegungsprogramm erlauben. Der Tag ist ja zum Glück lang und das Schwimmbad nur zehn Minuten von der neuen Schule entfernt! Das Essen klappt so einigermaßen, gelegentlich erbreche ich – meist, wenn ich zuvor viel zu viel Sport gemacht habe und total erschöpft und ausgehungert bin –, aber im Großen und Ganzen läuft es. Ich beginne eine ambulante Psychotherapie bei einer Psychologin, die mir wärmstens als «Koryphäe» auf dem Gebiet der Essstörungen empfohlen wurde. Einmal im Monat trete ich zum Wiegen und zur Blutentnahme bei meiner Hausärztin an – so weit alles wie gehabt. Ich weiß ganz gut, dass ich nicht geheilt bin, wahrscheinlich noch lange nicht. Die Symptome sind lediglich schwächer, weniger geworden, ich habe sie «im Griff» – für welchen Zeitraum, darüber mag ich keine Spekulationen anstellen. Ich lebe irgendwie mit ihnen und sage mir, dass ein solches Leben immer noch besser ist als gar keines. Von der Idee, eines Tages wirklich wieder aus dem Sumpf des Kalorien- oder Fettzählens, der zwanghaften Bewegung und Körperfixiertheit herauszukommen und wieder in die unbefangene Welt der normalen Esser zurückzukehren – davon verabschiede ich mich in dieser Zeit. Es scheint kein Zurück zu geben, weder jetzt noch später, und wer weiß, wofür das gut ist. Ich habe so vieles gelernt, während, aber auch durch meine Erkrankung, das sich mir ohne diese Zeit wohl nicht erschlossen hätte. Ich habe Menschen kennengelernt, die mein jetziges Leben bereichern und die ich nicht missen möchte. Manchmal kommt es mir vor, als sei ich tiefer in mein eigenes Bewusstsein vorgedrungen, als andere es je tun. Oder zumindest nicht auf diese Art und Weise. Gleichzeitig habe ich auf vieles verzichtet und vieles verpasst, was andere in meinem Alter vielleicht längst erlebt haben. Nele hat nicht unrecht mit ihrem kritischen «Du bist gar keine richtige Jugendliche, du benimmst dich so überheblich und altklug wie eine Oma, ohne es wirklich besser zu wissen!»

Ich bin nicht wie «die anderen», war es nicht, und ob ich es je sein werde – ich habe keine Ahnung.

«Geh doch mal weg und unternimm etwas, triff dich mit Gleichaltrigen, du kannst doch nicht immer nur zu Hause herumhängen!», drängelt meine Mutter, aber sie sagt nicht, mit wem ich weggehen soll; während meiner Abwesenheit von zu Hause sind jedenfalls keine neuen Freunde in unserem Gemüsebeet gewachsen. Vielleicht lerne ich liebe Menschen in der neuen Schule kennen, ich hoffe es leise, aber möchte mich nicht darauf verlassen. Besser, ich stelle mich auch dort auf das Alleinsein ein, dann wird es mir nichts ausmachen. Ich arrangiere mich mit der Situation, anders lässt sich meine momentane Verfassung nicht beschreiben. Meine Symptome sind mir vertrauter als der größte Teil dessen, was als gesunde Verhaltensweisen erachtet wird, und nicht immer gelingt mir eine korrekte Differenzierung. Aber ich gebe mir Mühe und führe ein Leben als Grenzgängerin zwischen einer essgestörten und einer gesunden Welt – welche wirrer und verrückter ist, lässt sich nicht bestimmen. Meine Bewegung gibt mir ein Gefühl der Freiheit und Kraft, und ich liebe es, im Schwimmbad meine Bahnen zu ziehen, den Kopf mit seinen hunderttausend Gedanken auszuschalten und nur durchs Wasser zu gleiten. Hinterher bin ich müde, hungrig und zufrieden und freue mich auf unser warmes, helles Haus, das ich mittlerweile wieder als mein Zuhause bezeichne. Allzu weite Ausblicke in die Zukunft vermeide ich aus gutem Grund, denn ich weiß in mir die Teufel der Angst und des Misstrauens, des zerstörerischen Selbsthasses und des beißenden Zweifels. *Werde ich die Schule schaffen? Bin ich nicht zu blöd, zu begriffsstutzig, zu langsam? Werde ich mit meinen Mitschülern zurechtkommen? Werden sie mich akzeptieren?*

Das Verhältnis zu meinen Eltern ist vorsichtig, unsicher, aber tendenziell freundschaftlich. Meine Mutter schlägt vor, die Vergangenheit «ruhen» zu lassen und «einen Neubeginn» zu versuchen; ich frage mich, ob sie nicht weiß, dass die Vergangenheit niemals völlig ruht.

Wir versprechen uns Ehrlichkeit und Offenheit im Umgang miteinander, wollen uns vertrauen und dabei helfen, mögliche Krisen zu meistern. Noch sind diese glücklicherweise weit entfernt, allenfalls ich ahne ein Rumoren unter der Oberfläche, aber im strahlenden Sonnenschein der ersten Herbsttage, der den Ahorn vor unserem Küchenfenster rot erleuchten lässt, können wir leichthin Pläne für eine sichere Zukunft schmieden.

Nele geht mir weiterhin oder wieder aus dem Weg. Sie ist jetzt genauso groß wie ich, und nicht selten wird sie für die Ältere von uns gehalten. Die Farbpalette in ihrem Gesicht ist dezenter geworden, und sie bewegt sich mit einer mir rätselhaften Geschmeidigkeit, als gehörten bei ihr Körper und Geist zueinander. Wenn Nele zu Hause ist, sind auch ihre Freunde anwesend, und höchstwahrscheinlich klingelt in den nächsten Minuten ein weiterer Trupp. Nach einigen frustrierenden Anläufen gehe ich gar nicht mehr ans Telefon, wenn es klingelt – es ist ohnehin für sie. Mädchen und Jungs schätzen meine Schwester gleichermaßen, und ich bewundere, bestaune und beneide sie für die Leichtigkeit, mit der sie ihnen begegnet. Nie wirkt sie unsicher oder zögerlich, alles, was sie tut, scheint selbstverständlich. Ich frage mich, wie es ist, sie zur Freundin zu haben, eine rein hypothetische Überlegung, denn außer knapp vier Jahren trennen uns ganz andere, mehrere Zeitzonen umfassende Dimensionen. Sie nimmt es hin, dass ich jetzt «wieder da» bin, wie man es wohl hinnimmt, wenn die hässliche braune Wanduhr, auf die der Partner unergründlicherweise solchen Wert legt, aus der Reparatur zurück ist. Netter war es zwar ohne, aber man muss ja nicht hinsehen.

Der Schuleinstieg gestaltet sich einfacher, als ich erwartet habe. Die Klasse 11 d ist ein netter und liebenswürdiger Haufen, man begegnet einander mit verblüffender Solidarität. Niemand wird ausgegrenzt oder absichtlich fertiggemacht, so etwas habe ich an meiner alten Schule nicht erlebt. Irgendjemand muss doch der Trottel, der Idiot und Blödmann sein, auf dessen Kosten sich alle toll fühlen können, oder nicht? Dass man hier mit Sticheleien und wenig originellen Witzen auskommt, gibt ja beinahe Anlass zu einer demographischen Studie! Dem Unterrichtsstoff kann ich viel rascher folgen als erwartet – entweder ist hier alles leichter, oder ich bin doch nicht so blöd … Viel Zeit verbringe ich nun nicht mehr zu Hause: Mein Zug fährt morgens bereits um kurz nach sieben Uhr, und ich habe jeden Tag Mittagsschule. Mit Schwimmen, Spazierengehen und einmal wöchentlich Therapie komme ich immer erst gegen Abend nach Hause. Aber das hat unbestreitbare Vorteile: Ich fühle mich ungebunden, nicht überwacht und beobachtet. Frei. Mein Essen nehme ich mir mit in die Schule. Da ich Tag für Tag so viel unterwegs bin, leuchtet es mir ein, dass ich Nährstoffe zuführen muss, nur – müssen diese zwangsläufig in warmer Form verabreicht werden?

Für neun von zehn essgestörten Menschen, besonders für magersüchtige, ist warmes Essen die größte Herausforderung. Das hat viele Gründe: Die vielen verschiedenen Bestandteile lassen leicht den Überblick verlieren, das Völlegefühl im Magen hält deutlich länger an, und alles in allem ist etwas Warmes eben unbestreitbar «richtige» Nahrung! Und wir verlassen uns eigentlich lieber auf Randbereiche, nicht näher bestimmbare Formen von Mahlzeiten: ein Brötchen hier, ein Stück Obst dort und einen Becher Joghurt vorm Schlafengehen.

Ich verzichte also auf die warme Mittagsmahlzeit – auch aus strategischen Gründen. Die Mittagspause dauert genau eine Stunde, und nach einem langen Vormittag im Klassenzimmer habe ich das dringende Bedürfnis, mich zu *bewegen*. Wenn ich mir also zwei Brötchen schmiere, dazu einen Apfel und einen Joghurt esse, habe ich mengenmäßig (es lebe die Kalorientabelle!) eine adäquate Portion zu mir genommen, kann das Ganze aber wunderbar im Gehen essen. Und, das ist der zweite Vorteil: Ich weiß genau, was ich da eigentlich esse! Nach einer Weile wird mir das Broteschmieren zu anstrengend und ich esse sie trocken. Was im Übrigen sehr viel besser schmeckt, als man meinen könnte, denn frische Brötchen sind nicht «trocken», sonst hat der Bäcker ein ernstes Problem. Und Essen stellt für mich nach wie vor etwas – nun, etwas beinahe Heiliges dar, ein Geschenk, einen kleinen Luxus. Auch wenn es «nur» ein kleines Vierkornbrötchen ist. Im Vergleich zu nichts oder Wasser ist es nämlich ausgesprochen phantastisch! Und diesen Unterschied kenne ich noch allzu gut.

So bleibt es eine ganze Weile. Ich esse kleine, abgepackte und überschaubare Portionen, für die ich täglich mindestens eine Stunde schwimme. Am Wochenende schnappe ich mir Tim, und wir gehen, bis wir beide nicht mehr können. Ansonsten lerne oder lese ich, schreibe Briefe, sehe fern und mache mich zögernd mit meinen Mitschülern vertraut. Neben mir sitzt Antonia, ganz von allein ist sie auf diesen Platz gerutscht, und ganz von allein hat sie sich mir bei meiner Runde im Pausenhof während der Vesperpause angeschlossen. Wenn ich mit ihr rede, vergesse ich, dass sie fast drei Jahre jünger ist, sie ist die erste Person, der ich im «gesunden Leben» begegne und mit der ich so offen und ehrlich bin wie nur mit wenigen Klinikfreundinnen. Dabei beschränken sich unsere Gespräche zunächst natürlich auf unseren gemeinsamen, banalen Alltag: die Schule, Lehrer, Mitschüler und Klausuren. Erst nach und nach werden wir etwas persönlicher, erzählen von unseren Familien, Geschwistern und Hobbys. Von der Essstörung erwähne ich nichts, das ist kein Thema, das ich mir unbedingt für jeden gleich sichtbar auf die Stirn schreiben möchte. Bisweilen ist es einfacher, so zu tun, als gehörte ich dazu, als sei ich wie die anderen. Ich reihe mich dort ein, wo sie sich einreihen, gehe und stehe, wo sie gehen und stehen, und bilde mir beinahe selbst ein, ich lebte ein Leben, wie sie es tun. Unsere Kontakte sind meist viel zu flüchtig, als dass sich jemand die Mühe machen würde, genauer hinzusehen und den Unterschied zu erkennen. Ich bin gut darin, mich anzupassen und meine inneren Dämonen zu verbergen. Ich lache, wenn etwas lustig ist, und schweige, wenn es nichts zu sagen gibt. Die kalte Jahreszeit zwingt uns in lange, wärmende Kleidung, und man muss schon sehr gut beobachten, um festzustellen, dass meine Hosen einen Tick zu weit sind und mein Gesicht eine Spur zu rund und geschwollen. Wer die Zeichen nicht lesen kann, übersieht sie. Ich halte mein Gewicht im Grenzbereich zwischen fast-normal und magersüchtig, ein Bereich, für den ich keinen Namen habe und der meinen permanenten inneren Zweikampf widerspiegelt.

Was mir fehlt, ist jegliche Flexibilität, Leichtigkeit und Spontaneität. Mein Leben funktioniert nur, solange ich die vorgegebenen Bahnen nicht verlasse und mich meiner eigenen, strengen Gesetzgebung unterordne. Und das ist unglaublich anstrengend.

Essstörungen sind Selbstläufer. Solange wir sie «im Griff» haben und unser Verhalten in möglichst gesunder Weise kontrollieren, ist sie nicht viel mehr als eine äußerst fiese Angewohnheit, die es zu unterdrücken gilt. Werden wir aber nachlässig, geben weniger acht, dann wird die Angewohnheit zur Sucht, zum Zwang.

Man kann lange darüber streiten und debattieren, ob Essstörungen nun die vollständigen Kriterien zur Definition einer Sucht erfüllen oder aus welchen Gründen sie es eben nicht tun. Tatsache ist: Ein immens großer Teil in uns verspürt einen überwältigenden Drang nach Verhaltensweisen, vor denen uns ein erschreckend kleiner Teil in uns warnt: Verhaltensweisen wie sich haltlos überessen und erbrechen, hungern bis die Knochen hervorlugen oder uns mit Sport bis an den Rand der Erschöpfung treiben. Wir kennen wohl die negativen Konsequenzen, mittel- und langfristige, und unsere eigene Aufpasserstimme versucht, uns abzuhalten, zu hindern, aber ihr gegenüber steht die brennende Sehnsucht, das Verlangen, die Gier ... wonach? Nach dem, was für uns eine Auszeit bedeutet, nach unseren kleinen Inseln des Glücks, auf denen wir zeitweise gelassen, losgelöst, zufrieden, vielleicht sogar beinahe glücklich sind. Nichts löst die Anspannung, wenn man bulimisch ist, auf so perfekte Art und Weise wie ein Essanfall. Er hebt einfach alle Schranken auf, entbindet uns kurzzeitig von Pflichten und Aufgaben, wir halten die Zeit an, denn jetzt gibt es nur das Essen und uns. Dass hinterher der Katzenjammer folgt, dass wir uns denkbar schlecht, schuldig und unglücklich fühlen, all das wissen wir – aber im Augenblick der Entscheidung verwandelt sich dieses Wissen nur noch in eine trübe Ahnung. Was zählt, ist der Moment. Der Augenblick des Essens.

Auch jede Magersüchtige, durch die Jahre mit ihrer Krankheit vertraut, *weiß* irgendwo, dass der Verzicht auf ein, zwei ... fünf Mahlzeiten keine wirkliche Hilfe in Krisen oder bei Stress ist. Aber im Akutfall, wenn der Magen sich verkrampft und der übervolle Kopf hämmert, da hilft es nicht nur scheinbar, nichts zu essen – da ist es eine reale Er*leicht*erung.

Wir möchten hinterher verzweifelt gerne glauben, dass es sich um einmalige Ausrutscher handelt, doch in den meisten Fällen sind wir jetzt schon zwei Etagen weiter nach unten in Richtung Krankheit gesaust. Einige von uns haben das Glück, noch rechtzeitig den Notausgang zu finden. Die anderen sehen sich über kurz oder lang genau dort wieder, wo wir doch niemals wieder landen wollten! Wir sehen uns um und können es nicht begreifen, es ging so verdammt schnell. Eben noch waren wir wild entschlossen, mit den anderen in die Mensa zu gehen und *wie jeder normale Mensch* einen Teller Spaghetti zu essen. Und jetzt sitzen wir hier und stochern in einem schlappen Salat ohne Dressing. Und jetzt kauern wir hier neben dem Klo und würgen außer den Spaghetti noch zwei Packungen Schokoladenwaffeln und einen Liter Eis hervor.

Wir sagen uns, dass wir morgen neu anfangen werden, ab morgen wird alles wieder anders und besser, und wir vergessen, dass die Vergangenheit nicht schläft.

Es wird Winter, und der Frost zieht bei uns zu Hause ein. Schleichend legt er sich auf unsere Böden, bedeckt Möbel und zeichnet raue Muster an die Fenster. Wir drehen die Heizungen hoch, und ich bemühe mich um besonders gute Laune, wenn ich abends nach Hause komme, aber die Kälte dringt in uns ein. Es konnte meinen Eltern nicht verborgen bleiben, dass ich keineswegs symptomfrei bin, ja, dass ich mich im Verlauf der letzten Monate mehr in Richtung «krank» als in Richtung «gesund» bewegt habe. Denn was vielleicht nach Stillstand aussehen mag, ist ein leiser Sog, der mir den Grund unter den Füßen nach und nach fortspült. Ich erbreche alle zwei, wenn es gut geht, alle drei Tage. Dann meistens abends, wenn der Stress des langen, hektischen Tages nachzulassen beginnt. Manchmal kann ich meine Essattacken verheimlichen, aber meistens werde ich ertappt. Lasse ich heißes Badewasser einlaufen, polternd laut, um meine Würgegeräusche zu übertönen, hämmert meine Mutter gegen die Badezimmertüre: «Ich weiß doch genau, dass du *kotzt*! Dann verschwende wenigstens kein Wasser!»

Meine Wangen brennen vor Scham, es tut mir so leid, ich fühle mich bloßgestellt und traurig. Ich möchte doch niemanden enttäuschen … am wenigsten meine Eltern! Ich drehe den Hahn zu und lege meinen erschöpften, durchgefrorenen Körper in das langsam kühler werdende Wasser. Es gibt nur wenige Methoden, um mich wirklich aufzuwärmen.

Der Schulalltag plätschert vor sich hin. Ich gehöre plötzlich zu den Besten, eine ganz neue Erfahrung, die mich freut und ein wenig stolz macht. *Ich kann nicht nur nichts!* An den Wochenenden fahre ich gelegentlich zu Meike. Sie ist vor einem Vierteljahr von ihrer Schule abgegangen und macht jetzt eine Ausbildung zur Einzelhandelskauffrau. Außerdem ist sie nach drei Jahren aus der Wohngruppe ausgezogen und bewohnt ein kleines Einzimmerappartement in der Altstadt. Die Miete bezahlt das Jugendamt, und einmal in der Woche trifft sie sich mit ihrer zuständigen Sozialpädagogin, um weiter an ihrem Hilfeplan zu arbeiten.

Sie sagt, dass beide Entscheidungen für sie sehr wichtig waren und dass sie ihr zu mehr Eigenverantwortung und Selbstbewusstsein verholfen haben. Und, ja natürlich, ihr geht es gut! Sie ist schmal und sieht müde aus, ihr Pullover hat sehr lange, sehr enge Ärmel. Zum Umziehen verschwindet sie im Badezimmer, und auch ihr Nachthemd ist hochgeschlossen. Ich frage nicht nach ihren offensichtlichen Selbstverletzungen und übersehe die Schachtel mit Abführmitteln auf dem Badezimmerregal. Wir haben beide unsere Geschichte.

An diesen Wochenenden verhalten wir uns, als könnten wir Urlaub von uns selbst machen; wir stellen uns dem Ansturm der Mädchen und jungen Frauen auf eine viel zu geringe Anzahl von

Umkleidekabinen bei H&M und C&A, probieren alles an und kaufen nichts. Wir stöbern in Antiquariaten nach Schnäppchen und besorgen für den Abend Kinokarten für einen Film, den wir schon lange einmal sehen wollten oder von dem wir noch nie etwas gehört haben. Auf dem Rückweg zu Meikes kleiner Wohnung gehen wir beim Supermarkt vorbei und kaufen ein bisschen was ein, denn natürlich *essen* wir auch an diesen Wochenenden! Zwischen uns herrscht die unausgesprochene Übereinkunft, das Essverhalten der anderen nicht zu kritisieren – wir haben *Ferien*!

Am Sonntagmorgen stapfen wir bis zum Aussichtsturm, von dem aus man über die alte Zähringerstadt und die nähere Umgebung bis zu den Weinbergen des Kaiserstuhls blicken kann. Wir suchen uns die Wohnträume aus, die wir uns in absehbarer Zeit zuzulegen gedenken, die herrschaftliche Jugendstilvilla etwa mit ihrem imposanten Aufgang, den hohen, schlanken Fenstern samt altertümlichen Läden und den stuckverzierten Giebeln. Im Garten steht eine efeuumrankte Pergola und auf gut zweitausend Quadratmetern verteilen sich hohe, schattenspendende Eichen und Kastanien, die so alt sind wie das Haus selbst.

Oder aber wir nehmen die großzügige Altbauwohnung, direkt unter dem Spitzdach eines denkmalgeschützten Sandsteinhauses, mit Blick auf den Wald und einem kleinen Dachgarten, wo wir neben wuchtigen Kübeln mit Oleanderpflanzen und Rhododendrenbüschen in der Sonne liegen oder an dem alten Küchentisch Karten spielen werden. Vielleicht hängen wir auch eine Hängematte aus gewebtem Tuch auf und schaukeln beim Lesen leise mit dem Wind.

Nur in Richtung der Kinder- und Jugendpsychiatrie blicken wir nie.

Gegen Mittag steigen wir mit klammen Händen und laufenden Nasen wieder hinunter und gehen durch die für einen Sonntag erstaunlich lebendige Innenstadt zurück. Wir spüren, dass sich unsere Ferien dem Ende nähern, es ist wie bei einem Sandstrom, dem man beim Rieseln durch das Stundenglas zusieht: Die letzten Körner scheinen am raschesten zu fallen. Schon spüre ich, wie sich die Silberfischchen unter meiner Haut zu regen beginnen, wie sie hin und her zischen und wie der Knoten in meinem Magen warnend pulsiert.

Meike bringt mich zum Bahnhof, wir umarmen uns, halten uns ein letztes Mal aneinander fest, wir werden uns schreiben, natürlich werden wir das, aber jetzt sind wir wieder zwei Einzelkämpferinnen. Im Zug stehe ich während der Fahrt und lese, alle zehn Minuten laufe ich von einem Ende ans andere und zurück, schiebe mich an Koffern, Kinderwägen und Menschen vorbei, in der Hoffnung, dass jede Bewegung zählt.

Als ich nach Hause komme und die Tür aufschließe, höre ich meine Mutter im Wohnzimmer am Telefon:

«Ja … hm, nicht besonders, nein … jetzt war sie gerade ein Wochenende bei einer Freundin zu Besuch … ja, ich finde es auch *sehr gut*, dass sie so etwas macht, ansonsten zieht sie sich ja völlig zurück … ja … nein, das wird die Zukunft zeigen, wir müssen halt abwarten und hoffen, es zehrt halt an den Nerven, alle sind davon betroffen …»

Und ich weiß, dass die Ferien zu Ende sind und ich wieder zu Hause bin.

Der Dezember ist viel zu kalt und bringt viel zu viele Kekse, Plätzchen und Schokoladentaler mit sich.

Ich steige mit blauen Lippen aus dem Schwimmbecken, fassungslos darüber, wie lang eine einzige Stunde sein kann. Auf dem Nachhauseweg halte ich beim Supermarkt und kaufe wider besseren Wissens mehrere Packungen Lebkuchen und Spekulatius. Ich habe den Verzicht so *satt*! Aber wohin mit der Lebensangst, wenn nicht hinein ins Klo …?

Der erste Schnee fällt und taut sofort wieder, der zweite bleibt liegen, dick und pappig auf den Bäumen, Häuserdächern, Wiesen und meinen Spazierwegen, wo er mir das Gehen erschwert. Mein

Vater schippt jeden Morgen Schnee, ich habe zu schwache Arme, schade, denn Schneeschippen verbrennt einen Haufen Kalorien. Mein Gewicht ist auf 40 Kilogramm gesunken, was ich ohne sonderliche Rührung zur Kenntnis nehme. Vierzig ist nicht gerade wenig, nicht, wenn man in meinen Maßstäben gewohnt ist zu denken.

Weihnachten kommt und geht, Sylvester verbringe ich mit Meike. Dieses Mal besucht sie mich, meine Eltern sind bei Freunden, und Nele betrinkt sich vermutlich auf irgendeiner lauten, lustigen Party ihrer lauten, lustigen Freunde.

Meike und ich machen Toast Hawai, spielen Memory und Scrabble und sehen uns «When a man loves a woman» auf Video an. Um zwölf stellen wir uns auf den vereisten Gehweg vor unserem Haus, zünden uns gegenseitig ein paar Wunderkerzen an und beobachten das mickrige Feuerwerk der kleinbürgerlichen Nachbarschaft. Um zwanzig nach zwölf sind wir wieder im Wohnzimmer, das plötzlich sehr still wirkt nach dem Krach von eben, vereinzelt zischt noch irgendwo eine Rakete, jault ein Böller. Tim kriecht hinter dem Sofa hervor, wo er wie jedes Jahr, am ganzen Hundekörper vor Angst schlotternd, das Getöse abgewartet hat. Er schüttelt sich, als wollte er sagen: «War's das jetzt?», trottet zu uns herüber und legt mir seine Schnauze aufs Knie. Nach mehreren ausgiebigen Streicheleinheiten schüttelt er sich erneut, gähnt und rollt sich dann auf seinem Lager im Flur zu einem – für seine Größe bemerkenswert kleinen – Knäuel zusammen und schläft ein.

Auch von draußen ist jetzt nichts mehr zu hören, und die Stille wird umso größer, je angestrengter wir nach Worten suchen, nach einem leichten, unverfänglichen Thema, mit dem man das neue Jahr beginnen könnte. Wir fühlen uns wie die ersten und letzten Menschen auf der Erde, und dieses Gefühl wird nicht besser durch die Vorstellung, dass in den meisten Häusern um uns herum, von hier bis zur nächsten Stadt und darüber hinaus, Menschen zusammensitzen, lachen, trinken, tanzen, Musik hören und Spaß haben.

Es ist erschreckend, wie einsam man auch zu zweit noch sein kann, wenn keiner das Gefühl hat, in sich selbst zu Hause zu sein. So beginnt das neue Jahr für mich, das das Jahr des langsamen und leisen Sterbens sein wird, aber davon weiß ich zu diesem Zeitpunkt noch nichts.

Der Januar bleibt schneereich und kalt. Ich quäle mich im Finstern aus dem Bett und nach draußen, um vor der Schule zu meiner obligatorischen Stunde Bewegung zu kommen. Mehrmals friert mir dabei mein Tetra-Pack Bananenmilch ein, den ich in der Manteltasche habe – Teil Eins meines Frühstücks –, und ich muss damit warten, bis er im warmen Schulgebäude allmählich wieder auftaut. Das Schwimmen gebe ich erst einmal auf, nachdem ich mir eine mehrtägige Grippe mit über vierzig Grad Fieber, Gliederschmerzen und Schüttelfrost eingehandelt habe. Mein einziger Trost während dieser Tage, da ich bald zu schwach bin, um auf die Toilette zu gehen, ist der feste Glaube daran, dass mit jedem Grad steigender Körpertemperatur sich auch die Funktion des Stoffwechsels um zehn Prozent erhöht. (Aussage meines früheren Biologielehrers, gefolgt von dem zynischen Spruch: «Grippe ist die beste Diät!» Vermutlich ahnte er nicht, dass mindestens eine seiner Schülerinnen sich daran orientieren würde.) Bei einer gewöhnlichen Durchschnittstemperatur von knapp 36 Grad Celsius dürfte mein Fieberschub genügen, das bisschen Suppe und Joghurt, das ich zu mir nehme, auszugleichen. Mit Abklingen des Fiebers treffe ich eine alte Bekannte – die Kloschüssel.

Das erste von insgesamt sechs Schulhalbjahren habe ich nun hinter mich gebracht, und die Zeit bis zu den Sommerferien scheint absehbar, dazwischen liegen ja auch noch Oster- und Pfingstferien und mein zwanzigster Geburtstag – ein Tag, an den ich nicht gerade gerne erinnert werde. Geburtstag, das bedeutet doch Feiern und Spaß und jede Menge Freunde und am besten auch noch Sahnetorte. Ich finde, die Tatsache, dass ich jetzt, mit knapp zwanzig Jahren, in der elften Gymnasialklasse hocke, ist nicht unbedingt eine Feier wert.

Irgendwann in diesem Frühjahr, noch ehe der Schnee weggetaut ist, fängt die Sache mit den Karotten an. Zuvor allerdings verschwindet plötzlich der Hunger. Mein Hunger. Ich bin es gewohnt, dass mein Magen sich spätestens vier bis sechs Stunden nach der letzten Nahrungsaufnahme mit lauter werdendem Gurgeln und Glucksen bemerkbar macht und andeutet, etwas zu essen wäre jetzt nicht schlecht. Übersetzt bedeuten diese Geräusche: Alles verdaut, keine überschüssigen Kalorien vorhanden!

Jetzt aber rührt sich da innen nichts mehr. Das Hungergefühl ist weg, verschwunden, wie abgeschaltet, ausgestellt. Ohne Hunger aber kann ich nichts essen! Und das stellt mich vor ein ernstes Problem. *Eine* Seite in mir wispert: «Du musst trotzdem etwas zu dir nehmen, ganz ohne Nahrung geht es nicht!»

Eine andere brüllt mir direkt ins Ohr: «Essen ohne Hunger? Das wäre ja noch schöner! Kein Mensch isst, ohne hungrig zu sein! Denn, was glaubst du, was dein Körper mit solchen Kalorien anstellt? Genau: Fett! Er verwandelt sie in glibberige Fettzellen, vorzugsweise an Bauch, Schenkeln und Po!»

Diese zwei Parteien zanken sich unentwegt, bis ich schließlich nachgebe. Und egal welcher Seite ich nachgebe – das Ergebnis ist merkwürdigerweise fast identisch. Entweder, ich verzichte auf mein Frühstück, Mittagessen oder was auch immer, und der Magen bleibt leer, oder aber, ich zwinge mir einige Brocken Nahrung hinein, mit dem Ergebnis, dass dieselben derart auf den Bauch oder mehr noch das schlechte Gewissen («Vielfraß!») drücken, dass ich mich doch wieder erbreche und mein Magen nun auch leer ist.

Ja, es ist eine dumme Sache mit dem Hungergefühl bei Essstörungen. Obwohl es eindeutig vorhanden ist (und *wie* es vorhanden ist!), tritt es gerne zu den falschen und unpassenden Gelegenheit in Erscheinung. Etwa wenn wir mitten in der Vorlesung sitzen und versuchen, die Hieroglyphen des Dozenten zu entziffern und zeitgleich mitzuschreiben, oder wenn wir zu einem Spaziergang aufgebrochen sind und erst drei der erforderlichen zwölf Kilometer hinter uns gebracht haben, oder aber, wenn wir versuchen, in Ruhe zu lernen. Dann ist das Loch in uns so groß, dass man ohne Probleme ein Seil durchziehen und uns daran aufhängen könnte. Sitzen wir jedoch später am gedeckten Tisch, und vor uns steht ein dampfender Teller Kalorien – da ist er verschwunden, der Hunger. Und so sehr wir auch nachforschen, bohren und stochern: Er zeigt sich nicht. *Nö, jetzt will ich nicht mehr!*

Er ist ein launiger Kerl, der seinen Spaß daran zu haben scheint, uns umzutreiben. Bisweilen zwingt er uns schon frühmorgens mit knirschenden Magenwänden zum Aufstehen, so dass wir spätestens nach zwei Stunden bohrende Kopfschmerzen haben und, weil er jeder Ablenkung geschickt widersteht, den Kinobesuch abends absagen und es uns lieber mit vierzehn belegten Brötchen gemütlich machen.

Wenn wir ihn aber mal brauchen könnten, weil wir essen *müssen* und er es uns wenigstens etwas erleichtern könnte – etwa beim jährlichen Familientreffen, wo jeder lebende Abkömmling des Familienstammbaumes samt angeheirateter Verwandtschaft anreist und wir uns doch *bitte, bitte, gefälligst am Riemen reißen* sollen! –, da ist er nicht aufzutreiben, und wir können alleine schauen, wie wir mit fünf Gängen und Kuchenbüfett fertig werden.

Es ist nicht gerade leicht, zu akzeptieren und vor allem *zu glauben,* dass unser Hungergefühl derart verzerrt, deformiert und verdreht ist, dass wir uns darauf am besten erst einmal *überhaupt nicht mehr* verlassen. Hey, worauf sollen wir denn dann hören? Jeder, dem es durch einen Infekt gründlich den Appetit verschlagen hat, kennt das unangenehme Gefühl, sich zum Essen zwingen zu müssen. Multipliziert mit vierdimensionaler Angst in zehnter Potenz, erhält man einen kleinen Eindruck davon, wie wir uns beim Essen fühlen. Verlängert man diesen Zustand nun auf mehrere Wochen oder sogar Monate (aber das ist nur der schlimmste Fall, für gewöhnlich reguliert sich der Hungrig-satt-Mechanismus innerhalb einiger Wochen, nachdem man begonnen hat, regelmäßig zu essen), kann man sich vorstellen, wie viel Spaß das Ganze macht, heissa!

Meine Appetitlosigkeit beunruhigt mich wirklich, da ich sie in dieser extremen Form von mir nicht kenne. Bin ich krank? Oder habe ich meinen Körper durch mein verschobenes Essverhalten jetzt endgültig so durcheinandergebracht, dass er sich einbildet, ohne Nahrung auskommen zu können? Oder *kann* er das, aufgrund irgendwelcher mysteriösen Stoffwechselvorgänge, vielleicht tatsächlich?

Wie gesagt – so gut wir unseren Körper scheinbar kennen, wir misstrauen ihm von Grund auf und halten ihn jeder Schurkerei für fähig!

Um einen Kompromiss zu finden und mein schlechtes Gewissen meiner *gesunden Seite* gegenüber zu beruhigen (ja, auch ein solches existiert! Es ist bloß zugegebenermaßen recht klein und mickrig), trinke ich morgens weiterhin meine Bananenmilch und löffle in der großen Pause einen Becher Milchreis. Mittags knabbere ich dann etwas Gemüse – zu mehr kann ich mich nicht durchringen.

Ich beginne mit einer Salatgurke, mache am nächsten Tag mit Paprika und Tomaten weiter und entscheide mich am dritten dann für Karotten. Davon habe ich bislang kaum welche gegessen, sie schienen mir weder aus geschmacklicher noch aus diätetischer Sicht (hundert Gramm Karotten haben 25 Kalorien, und eine einzelne Karotte ist nicht gerade eine Feder!) besonders interessant. Überhaupt habe ich sie bislang hauptsächlich in gekochter Form angetroffen, und dass sie sich dann allermeist in Begleitung von

Sahne, Butter oder Mehlschwitze befanden, war einer intensiveren Beziehung zwischen uns nicht gerade förderlich. Jetzt nähere ich mich ihrer Rohform, allerdings geschält ohne Stumpf und Stiel. Sie schmecken besser, als ich es in Erinnerung hatte, süßlich-herb. Ich teste noch andere Gemüsesorten, Zucchini, die roh widerwärtig schmecken, Kohlrabi und Rettich, von dem ich Magenkrämpfe und Durchfall bekomme. Abend für Abend jedoch kotze ich weiter, noch eine dritte Mahlzeit, wenn ich mich bis obenhin zu und voll fühle, überfordert mich. Das Stimmungsbarometer in unserem Haus fällt um noch ein paar Grad.

Und dann, nach etwa vier Wochen, ebenso plötzlich wie er verschwunden ist, kommt der Hunger zurück, über Nacht schleicht er sich ein, und ich finde, ich habe seit langem nichts so Schönes mehr gespürt. Nur wenn ich mit dieser hohlen, fast schmerzhaften Leere im Innern erwache, weiß ich, es besteht eine Chance, dass dieser Tag *gut* wird.

Mittags stelle ich fest, dass ich ein Problem habe. Trotz Frühstück (Bananenmilch *plus* Apfel *plus* Milchreis) rumort mein Magen und möchte gefüllt werden. Wie aber kann ich jetzt mit einem Mal wieder Brot essen, nachdem ich vier Wochen lang nur Gemüse als Mittagessen hatte?

So ist das bei einer Magersucht: Weniger geht immer, mehr beinahe nie, auch wenn man dabei in einer Zehn-Tage-Bilanz auf plus/minus Null käme!

Ich stehe in der Mittagspause vor der Bäckertheke und starre die hellbraunen Vierkornbrötchen an, die in der Auslage neben-, unter- und übereinanderliegen. Sie sehen genauso aus wie vor vier Wochen, und doch sind sie plötzlich zu feindlichen Kollaborateuren geworden.

«Was darf's sein?» Die Verkäuferin klingt ungeduldig, immerhin blockiere ich seit etwa acht Minuten den Verkaufsstrom.

«Zwei Vierkornbrötchen.»

«Ein Euro.»

Sie nimmt die Brötchen ohne Schwierigkeiten mit der bloßen Hand heraus und steckt sie in eine Papiertüte, doch in dem Augenblick, da ich nach der Tüte greife, beginnt diese zu brennen, glüht in meiner Hand auf, und fast lasse ich sie fallen. Ich flüchte aus dem warmen Laden, in dem es nach Brot und Kuchen, nach Marzipan und Vanille riecht, hinaus auf die Straße. Die Brötchen habe ich in meine Manteltasche gestopft, sie brennen durch den Stoff hindurch. Ich stelle fest, dass meine Hand zittert und beiße mir mit einer plötzlichen Wut heftigst in den Daumen.

Was stellst du dich so an, verdammt? Es ist nur ***Brot****, Brot, wie du es schon hundertmal gegessen hast! Es ist nicht einmal Butter, Käse oder Wurst dabei!*

Ja, es ist nur Brot, aber der Unterschied zu Gemüse, zu reiner Rohkost, beträgt ungefähr X Einheiten auf der Magersuchtsskala erlaubter Nahrungsmittel, und das ist eine Menge.

Weniger geht immer, mehr beinahe nie.

Wenn du jetzt kneifst, wenn du jetzt das Brot weglässt, dann wirst du es nie mehr essen! Und dann? Und was dann? Denk an die Schule, an dein Abitur, an deine ***Ziele****!*

Ich fange mit einer Tomate an, einen Bissen Tomate und dann einen Bissen Brot, vielleicht geht das, es muss doch gehen ... Bissen Tomate. Bissen Tomate. Bissen Tomate. Kauen, schlucken, jetzt das Brot.

Nein, erst noch die andere Tomate, dann ...

Tomate. Tomate. Tomate. Die Papiertüte trage ich während der gesamten Mittagspause mit mir herum, ich ertaste ihre Ausbuchtung an der Seite, eine Mahnung, eine Erinnerung ... Wie schnell die Zeit vergeht! Jetzt beginnt der Nachmittagsunterricht, ich kann nicht noch Brot essen, nun, morgen – eventuell ...

Nach drei Versuchen gebe ich auf, ich kapituliere einfach und akzeptiere, dass ich momentan kein Brot essen kann. Momentan? Haha! Und was heißt hier «können»? Gut, «wollen». Aber je weniger ich *will*, desto weniger *kann* ich es auch, ehrlich! Werde ich verrückt? Ich möchte nicht zurück in die Essstörung und übersehe, dass ich niemals ganz draußen war. Aber tiefer hinein geht es immer, man ist überrascht, dass nach jeder Tür ein weiterer Weg folgt, tiefer und tiefer hinein in die rätselhafte Krankheit.

Und so komme ich auf die Idee mit den Karotten. Ich möchte gerne etwas essen in der Mittagspause, gleichzeitig soll es nach Möglichkeit kalorienarm, fettfrei und leicht sein ... und Karotten eignen sich aufgrund ihrer Konsistenz hervorragend dafür. Sie sind so hart, dass man getrost eine ganze Weile an ihnen nagen und knabbern kann, man beißt, raspelt, zerkleinert, hackt, kaut und schluckt, der ganze Kiefer ist im Dauereinsatz. So schafft man sie, die perfekte Attrappe einer langwierigen Mahlzeit, ohne tatsächlich eine nennenswerte Nährstoffmenge in den Magen zu bekommen. Ein Kilogramm Karotten macht 250 kcal, das ist ein mittelgroßer Becher Fruchtjoghurt. Bloß, dass man an den Karotten sehr viel länger zu tun hat *und* sich hinterher satt fühlt!

Nun, genaugenommen ist man nicht wirklich *satt,* man hat einfach einen übervollen Karottenbauch, aber eine solche kleinliche Differenzierung nimmt man in diesem Fall nicht vor. Hauptsache, das Hungergefühl ist gestillt und man durfte an etwas herumkauen. Direkt gefährlich sind solche Unmengen Karotten vermutlich nicht, aber gewisse Folgeerscheinungen lassen sich auch nicht leugnen.

Bauchschmerzen. Essen Sie mal jeden Tag ein Kilogramm Karotten zu Mittag, dann wissen Sie, was ich meine. Der Bauch wird hart und bläht sich auf, es gurgelt, gluckert und brodelt ordentlich da drinnen.

Betacarotin. Ein wunderbarer, sehr nützlicher Stoff. Ist gut für die Augen («Schon mal Hasen mit Brille gesehen? Hahahaha!»). Nimmt man davon allerdings allzu reichlich zu sich, wird das überschüssige Betacarotin unter der Haut abgelagert und man verfärbt sich, nun, orange. Zuerst die Handinnenflächen und die

Fußsohlen, aber nach einer Weile breitet sich über den ganzen Körper ein zarter, braunroter Schimmer aus. Das ist nicht unbedingt unattraktiv, manche Leute fragen sogar, ob man viel an der Sonne sei oder ins Solarium gehe. Man gewöhnt sich daran, keine babyrosa Finger mehr zu haben, ehrlich.

Ich habe bereits wieder eine Schwelle überschritten, auch wenn ich mich bemühe, diese Tatsache zu ignorieren. Solange ich nicht darüber nachdenke, muss ich mich auch nicht damit auseinandersetzen, dass meine Bestrebungen, mich auf gesunde Verhaltensweisen zu konzentrieren, in den letzten Wochen stark nachgelassen haben. Trotzdem will ich nicht aufgeben, will ich weiter kämpfen – und scheitere an so praktischen Dingen wie Mittag- und Abendessen. Eine gewöhnliche Mahlzeit ist so weit weg wie die Klinik mit ihren Regeln und Therapien – sieben Monate und 500 Kilometer. Der permanente innere Widerstreit zermürbt mich, ich sehne mich nach einer einheitlichen Richtung, einer klaren Linie. Bin ich nun die Annika, die gesund werden will, oder die Annika, die die Magersucht liebt?

Dass ich meistens irgendwo *beides* bin, vereinfacht das Ganze nicht gerade.

Für meine Eltern muss es indessen so aussehen, als sei ich längst schon wieder bei meinem «Status quo» angelangt. Sie kriegen nichts mit von meinem Kampf jeden Tag, das Frühstück nicht wegzulassen oder mittags wenigstens ein halbes Brötchen zu essen. Sie erleben mich nur abends für ein paar wenige Stunden, und sosehr ich mich dann auch bemühe und mit dem Essen spiele, besonders viel und aufgedreht erzähle, ahnen sie doch, was sich tatsächlich abspielt. Spätestens wenn ich hektisch in meinem Zimmer verschwinde und nicht wieder hervorkomme, ehe ich mich leise aufs Klo schleiche, wissen sie gründlich Bescheid. Sie sagen nichts dazu, aber ich höre die Wucht, den Nachdruck, mit der die Wohnzimmertür geschlossen wird, wenn die Klotür versehentlich klappert.

Und ich schäme mich und fühle mich schuldig, stumm entschuldige ich mich: «Es tut mir so leid, so leid, bitte hasst mich nicht, bitte hasst mich nicht!!»

Wenn ich später müde, mit geschundenem Magen und brennendem Hals aus dem engen Raum trete und das Licht lösche, wenn ich im dunklen Flur stehe und aus Richtung des Wohnzimmers den Fernseher höre, dann möchte ich hineinstürzen, mich in die Arme meiner Mutter werfen und um Absolution bitten. *Sag, dass alles gut werden wird, dass du immer noch meine Mutter bist, dass du mich nicht verabscheust …*

Als ich etwa acht Jahre alt war, verlor ich ständig etwas von meinen Sachen. Ich wusste selbst nicht, wie es vor sich ging, aber andauernd fehlte mir etwas. Kleinere Gegenstände wie Stifte, Anspitzer oder Radiergummi überlebten meist nur wenige Wochen in meinem Mäppchen, aber auch größere Dinge kamen mir abhanden: Jeansjacken, Turnbeutel, Schirme und Schals. Sie entschwanden einfach in einem Paralleluniversum und blieben unauffindbar. Obwohl ich niemals etwas *absichtlich* verschlampte, machten meine Eltern mich verständlicherweise trotzdem verantwortlich, und ich handelte mir immer wieder reichlich Ärger ein.

An einem Mittag im Winter wollte ich mich auf den Weg zur Mittagsschule machen – wir hatten zwei Stunden Religionsunterricht –, als meine Mütze wieder einmal nirgends zu finden war. Wahrscheinlich war sie in einem Bus liegengeblieben, jetzt aber drängte die Zeit, und draußen war es wirklich bitterkalt. Also lieh mir meine Mutter ihre Mütze, nicht ohne mir nicht wenigstens fünfmal einzuschärfen, gut darauf achtzugeben und sie wieder mit nach Hause zu bringen!

Ich stapfte los in Richtung Schule und kam mit warmen Ohren dort an. Jacke und Mütze hängte ich an die Haken vor dem Klassenzimmer, und genau dort wollte ich sie nach eineinhalb Stunden wieder abnehmen. Die Mütze war nicht da. Ich begriff nicht, wie das passieren konnte. Ich war mir ganz, aber auch *ganz* sicher, dass ich sie an eben diesen Haken gehängt hatte – und nun war sie nicht mehr da. Wie sollte ich das meiner Mutter erklären? Ich brach in Tränen aus, und die ganze Klasse half mir beim Suchen – vergeblich. Ich heulte den ganzen Heimweg über, immerhin gut zwei Kilometer. Je näher ich unserem Haus kam, desto lauter wurde mein Schluchzen. Ich fühlte mich grässlich und so schlecht, als hätte ich die Mütze tatsächlich *absichtlich* verschlampt. Als meine Mutter mir die Tür öffnete, fand sie ein tränenüberströmtes, rotverweintes Häuflein Elend vor. Da ich in einem Aufschub keinen Sinn sah und ohnehin nicht dazu in der Lage gewesen wäre, platzte ich augenblicklich mit meiner Beichte heraus: «Mama, deine Mütze ... die Mütze ... weg ... sie ist weg, ich hatte sie an den Haken gehängt und jetzt weg ...!» Ich konnte kaum sprechen, so heftig musste ich weinen.

Meine Mutter schimpfte nicht. Sie verzog nicht einmal verärgert den Mund. Sie nahm mich einfach in die Arme. Sie zog mich an sich, hielt mich fest und streichelte mich, bis ihr Pullover dunkle Tränenflecken bekam. Dann gingen wir ins Wohnzimmer, wo sie meiner Schwester und mir wie jeden Abend vorlas, bis mein Vater nach Hause kam. Die Mütze wurde nicht mehr erwähnt. (Hinterher stellte sich im Übrigen heraus, dass ein Junge aus meiner Klasse das gute Stück versteckt hatte und sich dann, angesichts meiner tränenreichen Verzweiflung, nicht mehr getraut hatte, alles aufzuklären. So wurde die Mütze erst eine Woche später von einer Putzfrau gefunden.) Damals dachte ich, dass nichts, was mir passiert, nichts das ich tue, so schlimm ist, dass meine Eltern nicht für mich da wären.

Aber ich bin kein Kind mehr. Wenigstens gemessen an meinem Alter bin ich erwachsen, und die Vergebung, nach der ich mich sehne, kann höchstens ich selbst mir erteilen. Doch dazu sind Wut und Scham, ist der Selbsthass zu groß.

In genau diesen Momenten, abends im dunklen Flur, fühle ich mich wirklich verloren. Ich möchte noch nicht nach oben gehen, in mein leeres Zimmer, das mich auch nur anschweigt und keine Antworten auf meine Fragen weiß. Ich bleibe noch eine Weile hier unten, wo Tim im Dunkeln atmet und das lebendigste Wesen ist, das ich mir denken kann. Manchmal lege ich mich der Länge nach auf den Teppichboden und warte, bis er – ganz der eifrige Wachhund – sich aufrappelt, um nach dem Rechten zu sehen. Er umkreist mich ein, zwei Mal, stupst mich etwas ratlos hierhin und dorthin, bis er sich schließlich mit seinem ganzen Hundekörper auf mich legt und seine Schnauze in die weiche Stelle zwischen Hals und Schulter bohrt. So liegen wir, Mensch und Hund, und ich spüre das rasche Klopfen seines Herzens unter der warmen, haarigen Bauchdecke. Er ist der Einzige, der weiterhin bedingungslos meine Nähe und Zuneigung sucht, und auch der Einzige, der mich zum Lachen bringen kann.

Für Nele und mich stand noch nie außer Frage, dass Tim als ein vollwertiges Familienmitglied zu erachten ist. Es wird Zeiten geben, da ich mit ihm mehr als mit jedem der anderen drei rede, und Zeiten, da Nele ihn aufrichtiger und inniger liebt als mich.

Der Frühling wagt sich allmählich doch in das Windfangloch vor, in dem unser Städtchen liegt. Doch die zaghafte Sonne ist zu schwach, um mich zu wärmen, die Kälte hat sich unter meiner Haut und in meinem Innern eingegraben, und ich kann mir nicht vorstellen, wie es ist, nicht zu frieren.

Einmal in der Woche – am Mittwoch – gehe ich zu meiner Therapeutin. Unsere Gespräche drehen sich um die Schule, meine Familie und wie schlecht es mit dem Essen läuft. Was bedeutet, dass ich erzähle *dass,* es schlecht läuft, und wir dann zu einem anderen Punkt übergehen. Gelegentlich fragt sie mich, wie viel ich wiege.

«Weiß ich nicht so genau ...» Sie bohrt niemals nach. Überhaupt scheint sich ihr Ruf als «Koryphäe auf dem Gebiet der Essstörungen» weniger auf eine erfolgreiche Behandlung derselben zu gründen, als vielmehr auf die Tatsache, dass sie selber als Studentin hochgradig magersüchtig war. Ein Faktum, welches von ihr immer wieder gerne erwähnt wird.

Also bleibt alles wie es ist. Fast. Ich bin die ewigen Bauchschmerzen leid und reduziere die mittägliche Karottenportion. 500 Gramm müssen auch genügen. Als nächstes fällt der Milchreis weg. Mir fällt einfach kein überzeugender Grund ein, warum ich ihn essen sollte. Ich *weiß* zwar, dass ich mich falsch verhalte, dass ich mir schade und Gefahr laufe, die Schule abbrechen zu müssen, wenn ich so weitermache. Aber, das große, brüllende ABER, bohrt in meinen Eingeweiden, wühlt in meinem Hirn und lässt mich nicht zur Ruhe kommen.

Achtunddreißig Kilogramm.

Mir kommt es so vor, als sei ich noch nie in meinem Leben so müde gewesen. Ich bin immer und überall müde, morgens, wenn ich eine Stunde früher aus dem Haus gehe und durch die schlafende Stadt streiche, bis der Zug kommt, in der Schule, wenn ich in den miefigen, aber warmen Klassenzimmern sitze und merke, dass mir die englischen und französischen Vokabeln auf dem Weg zum Mund verloren gehen und ich hilflos stottere, zu Hause, wenn ich nach dem Erbrechen Tim im Arm halte. Ich möchte schlafen, am liebsten nur noch schlafen. Und weil es nur eines gibt, von dem ich hundertprozentig weiß, dass es mich wach hält, tue ich genau das: essen. Morgens vor der Schule stehe ich jetzt in der Küche und stopfe mir Marmeladenbrote in den Rachen, den ich mir schon am Kaffee verbrannt habe. Mit einer Tüte Kekse renne ich los Richtung Bahnhof, wo ich das öffentliche Klo vollkotze, bis der Zug kommt. In der Mittagspause flitze ich zum Supermarkt und kaufe ein, Dinner for one, im Gehen esse ich, betrachte die Auslagen der Geschäfte (was könnte ich alles kaufen, wäre ich gesund!), bis mein Magen schmerzt und ich aufs nächste Klo stürze. So wach mich das Essen macht – das Erbrechen saugt mir die Energie doppelt und dreifach aus den Knochen. Alles ist eine einzige, lange Qual. Wenn ich mich zu Hause tagsüber aufs Bett oder Sofa lege, betrachtet meine Mutter mich mit diesem wissenden Blick, und mein Vater fragt scharf: «Bist du jetzt schon wieder zu schwach, oder was!» Also schlafe ich an den möglichsten und unmöglichsten Plätzen. Noch ist es zu kalt, um sich im Park auf einer Bank auszustrecken, ich brauche Wärme, mein eigener Körper scheint nicht mehr imstande, selbst welche zu produzieren. Irgendwo finde ich immer eine Heizung, im Warteraum des Bahnhofs, im Eingangsbereich des Supermarktes, in einem leeren Klassenzimmer (die Schule ist bis 20 Uhr offen, ein Glück) oder im Vorraum einer Bank. Ich sinke einfach an der Wärmequelle entlang zu Boden, kauere mich zusammen und schlafe, den Kopf auf die harten Knie gepresst, ein. Irgendwann erwache ich dann mit schmerzendem Rücken, taubem Hintern und steifen Fingern, die Kälte kriecht durch den schmutzigen Boden in meine Knochen. Ich zwinge mich aufzustehen. Mein Gesicht ist bleich, die Haare sind strähnig, die Augen müde und leer. Mein Kopf dröhnt, und ich fühle mich tonnenschwer. Doch ich habe keine Wahl, muss mich bewegen. Schritt für Schritt taumle ich nach draußen zurück, zwinge diesen toten, schweren Körper zum Laufen – heimwärts.

Wenn ich Glück habe, ist die Stadtbücherei geöffnet, dort stehen im oberen Stock einige Sessel, und eine Heizung gibt es dort auch. Manchmal blättere ich in einem Buch, aber sobald mein Körper sich zu erwärmen beginnt, will ich nur noch schlafen. Schlafen. Himmel, wie ich diese Kälte samt der Erschöpfung *hasse!*

Irgendwann bleiben die Worte auf der Strecke. Mit Nele habe ich ja ohnehin kaum gesprochen, aber auch zwischen meinen Eltern und mir wächst das Schweigen mit jedem Tag. Haben wir uns nichts mehr zu sagen? Wurde bereits alles, was zu sagen ist, ausgesprochen, sind wir die jämmerlichen Wiederholungen leid?

Es dauert eine Weile, bis ich das Ausmaß der Sprachlosigkeit bemerke. Ich bin so sehr damit beschäftigt, nicht aufzufallen, ja nicht aufzufallen, dass ich von mir aus sowieso lieber schweige.

Vielleicht sehen sie mich dann nicht, und wenn sie mich nicht sehen, werden sie nicht daran erinnert, dass ich krank bin, und wenn sie nicht erinnert werden, werden sie nicht zornig und aggressiv und machen mir keine Vorwürfe!

Es ist nicht unbedingt leicht, nicht aufzufallen, wenn man der Sorgenknoten der Familie ist, an dem sich 90 Prozent aller Streitereien entzünden. So wenig wie möglich anwesend, präsent und sichtbar zu sein, ist ein Weg – es bleiben aber immer noch die Abende und Wochenenden. Und da krieche ich eben in mich und mein Schweigen hinein. Dabei *hätte* ich so vieles zu sagen, zu erzählen, mein Kopf ist übervoll damit, so vieles, das ich ihnen mitteilen möchte, damit sie mich vielleicht verstehen oder auch nur, damit sie mich nicht hassen.

Ein Mal noch, ein einziges Mal, bevor das Schweigen uns ganz umspült und jedes Gefühl von Wärme und Zuneigung mit sich fortträgt, bis nur noch Schuld und Wut übrig sind, gelingt es meiner Mutter und mir, zueinander zu finden.

Es ist Abend, ich habe gebadet (und erbrochen) und begegne ihr, nur in den Bademantel gehüllt, im Flur. Der Gürtel ist lange verschollen, und so lugen alle Rippen unter dem dicken Frottee hervor.

«Wie der Tod siehst du aus.» Es klingt leise und gequält, kein Vorwurf schwingt mit.

Als ich dann darauf im Bad stehe und in den Spiegel starre, sehe ich mich für Sekundenbruchteile mit den Augen meiner Eltern. Das spitze Schlüsselbein, die verschwindend kleinen Brüste, der Brustkorb, der sich in allen Einzelheiten abzeichnet unter einer bleichen, trockenen Haut, der eingefallene Bauch, die Beckenknochen spitz und dreieckig, Arme und Beine wie dürre Äste mit kantigen Gelenken in der Mitte. Einzig der Kopf, so rund und voll, vom Kotzen auf eine paradoxe Normalität geschwollen, passt nicht ins Bild. Nichts passt zusammen, alles wirkt fremd, zu lang, zu dünn, zu gestellt. Ich kann nicht glauben, dass ich das bin.

Dann sitze ich mit einem Mal plötzlich bei meiner Mutter am Bett, und es ist ganz normal und selbstverständlich, dass ich das tue. Ich lehne mich an sie und sie hält mich fest, hält mich in den Armen und streicht mir über den Rücken. Wir schweigen, bis ich die Angst ausspreche, die seit Monaten in meinem Kopf hämmert und mich immer wieder würgt.

«Ich habe so Angst, dich zu verlieren.» Ich spreche die Worte in ihre Brust hinein, in den vertrauten, warmen Geruch ihrer Haut. Weine ich? Wir weinen beide, während sie mich noch fester hält. «Kind, ach Kind. Du wirst mich nie verlieren.» Wann waren wir uns zuletzt so nahe? Wir haben der Zeit einen Augenblick entrissen und sind jenseits aller Tage und Jahre nur noch Mutter und Kind, Kind und Mutter. Für diesen einen Augenblick. Denn das Schweigen halten wir nicht auf.

Sechsunddreißig Kilogramm.

Der Frühsommer ist heiß und trocken, ich kann es kaum fassen, als ich zum ersten Mal ohne Jacke vor die Tür trete. Mit dem Frieren geht auch die grässliche Erschöpfung zurück, und ich habe das Gefühl, dass der Nebel in meinem Kopf sich lichtet. Es ist Zeit für eine Veränderung, ich will, nein ich muss etwas tun! Noch immer gibt es in mir einen Teil, der gesund werden möchte, der sich nach einem gesunden, normalen Leben sehnt. Antonia lässt nicht locker, mich zu fragen, ob ich mitkomme, wenn sie mit ihren Freunden aus der Stadtmusik – sie spielt Querflöte – am Wochenende abends weggeht. Ich lächle immer nur und sage nein, «danke, das ist echt lieb von dir, aber ich kann nicht.» Und ich bin nicht etwa verhindert, weil ich einen so vollen Terminplan habe.

Ich kann nicht, weil ich so müde bin.

Ich kann nicht, weil ich keine Kraft habe.

Ich kann nicht, weil ich spätestens um 23 Uhr vollkommen am Ende wäre und nur noch heim wollte.

Ich kann nicht, weil ich abends essen und kotzen muss.

Und dann hoffe ich, dass sie versteht, dass sie Geduld hat und nicht aufgibt. Sie und Meike, die ich seit Sylvester aus denselben Gründen nicht mehr gesehen habe, sind die einzigen Freunde, die ich habe. Meike schreibt mir und ich antworte, sie lädt mich zu sich ein, aber ich kann mir nicht vorstellen, ein ganzes Wochenende ohne Erbrechen zu überstehen. Die Sucht, die Gier hält mich umschlungen, gerne würde ich wieder hungern, einfach auf Nahrung verzichten, eine idealtypische Anorexia Nervosa abgeben – aber ich kann es eben nicht mehr. Ich brauche das Essen, unglaubliche Mengen davon, weil ich nur so dem nagenden Hungerschmerz für einige Stunden entkommen kann. Ganz und gar zu hungern hieße, nachts vor Krämpfen wach zu liegen, hieße den absoluten Verzicht – und dazu bin ich außerstande. Jetzt aber werde ich etwas ändern, ab sofort wird alles gut ... die milden Temperaturen bringen mich auf den Gedanken, morgens mit dem Fahrrad zur Schule zu fahren, 17 Kilometer, zurück kann ich ja abends mit dem Zug fahren, kostenloser Radtransport auf allen Strecken des Nahverkehrs, Service der Deutschen Bahn. Ich halte das für eine gute Idee, stelle mir vor, dass mir als Ausgleich für diese Bewegung das Essen leichter fallen wird. Da ich seit Wochen keinen Sport mehr gemacht habe, habe ich keine Ahnung, wie es um meine Kräfte bestellt ist, aber ich strample die glücklicherweise recht ebene Strecke problemlos in einer knappen Stunde ab. Jetzt gibt es wieder Bananenmilch *und* Milchreis, und für mittags hole ich mir einen Fertigsalat aus der Kühltheke, zwei Vollkornbrötchen, eine Buttermilch und einen Joghurt. Ich bin stolz, richtig stolz, und fühle mich so gestärkt, dass ich nach der Schule noch einen zweieinhalbstündigen Spaziermarsch dranhänge. Abends esse ich im Kreise meiner Familie zwei Brote mit Frischkäse, obwohl mein Magen zwickt: Ich halte durch! Später, so gegen 22 Uhr überkommt mich plötzlich ein gewaltiger Hunger, kein Wunder, Magen und Psyche sind daran gewöhnt, sich allabendlich ordentlich auszutoben. Ich denke aber nicht daran, jetzt aufzugeben, stattdessen schneide und schnipple ich in der Küche solche Lebensmittel zusammen, die zwar satt oder zumindest voll machen, aber hauptsächlich Wasser und Ballaststoffe enthalten: Karotten, eine Gurke, Tomaten, einen Apfel. Auf dem Teller türmt sich bald ein farbenfroher Berg, und als ich damit in mein Zimmer verschwinden will, begegnet mir mein Vater.

«Willst du das *alles* jetzt noch vertilgen?», fragt er missmutig.

Vertilgen, vertilgen, vertilgen. Das Wort verfolgt mich. Es klingt nach einem dicken, gefräßigen Raubtier oder nach Insektenvernichtungsmittel: «Vertilgt erfolgreich Käfer und Blattläuse!» Ich fühle mich wie ein Mastschwein, während ich traurig den Teller leere.

Der nächste Morgen beginnt wie Hunderte davor, raus aus dem Nachthemd und auf die Waage. Der Zeiger zittert, ich auch, dann bleibt er bei knapp 38 Kilogramm stehen.

Nein.

Nein, das nicht! Nicht so, nicht …

Zwei Kilogramm an *einem einzigen Tag?* Hände und Füße werden taub, mein Kopf dröhnt, und ein eiskalter, glühendheißer Hass bricht in mir los.

Verrat.

Ich bin betrogen worden von dem Stück Fleisch, das da an mir dran hängt und mein Körper sein soll, der angeblich zu mir gehört. Ha! Ich wollte nett, freundlich, fair zu ihm sein, und nun … er hat mich ausgenutzt, verraten, hintergangen.

Ich flüchte in mein Zimmer, presse mir ein Kissen vors Gesicht und schreie so laut ich kann. Meine Fäuste hämmern wahllos auf mich ein, treffen Bauch, Brust, Schenkel.

«Du Schwein, du widerliches, verfressenes **Schwein**! Ich hasse dich, du ekelhaftes Stück Dreck, ich verabscheue dich!»

Ich kralle meine Nägel in die Haut, so erbarmungslos brutal, dass mir die Tränen in die Augen schießen, unwirsch wische ich sie fort. «Du hast kein Recht zu flennen, du widerlicher Fettklumpen, du hast überhaupt keine **Rechte**, du dürftest nicht einmal existieren, warum hast du das getan, warum, warum!»

Ich weiß nicht genau, mit wem ich spreche, ob mit mir, mit meinem Körper oder mit einem Gott, der diese Katastrophe zugelassen hat.

Das ist wohl der Tag der letzten vorläufigen Entscheidung. Es gibt keinen Frieden, nicht einmal einen Waffenstillstand. Ich kann und darf meinem Körper nicht trauen, jetzt nicht, niemals, er muss bezwungen und beherrscht werden.

In Ewigkeit, Amen.

Ich schließe die elfte Klasse ab, mein Zeugnis ist überraschend gut, wenn man bedenkt, dass mein Gehirn diese Leistungen im Hungerzustand erbringen musste. Für mich ein weiterer Beweis, dass ich keine Nahrung brauche, Punkt.

Die Atmosphäre zu Hause ist derart geladen und angespannt, dass ein falscher Blick, eine falsche Geste oder womöglich ein *Wort* eine unabsehbare Reaktion auslösen könnten. Die Stille, das Schweigen, mit dem wir einander begegnen, hat eine hässliche, bösartige Färbung angenommen, und ich weiß, dass ich es bin, um die sich alles dreht. Nun, vielleicht nicht *ich*, sondern vielmehr die allgegenwärtige Präsenz meiner Krankheit, aber die steckt ja mehr oder weniger *in mir*, ich bin der handelnde Wirt, und somit bin es eben letztlich doch ich, der die tausend unausgesprochenen Sätze gelten. Besonders mit meiner Mutter halte ich es kaum noch in einem Raum aus. Sie hat ihr Schweigen inzwischen perfektioniert, ihre Blicke sind kälter, härter und ausdruckskräftiger, als jedes Wort es sein könnte, und wenn sie mir doch etwas mitzuteilen hat, schickt sie meinen Vater ins Feld. Wenn sie mich in der Küche stehen sieht (*ich bin gar nicht da, übersieh mich, ich bin es nicht)*, schmeckt die Luft nach Abscheu, Ekel und blankem Zorn. Sie starrt auf mich, auf den Nudeltopf, in dem ich zaghaft rühre (*Mama, es tut mir leid, es tut mir so leid, bitte …*), dann dreht sie sich um und knallt die Wohnzimmertür so laut zu, dass der Nachhall in meinem Kopf dröhnt.

«Geh mir aus den Augen, ich kann dich nicht sehen, nicht ertragen, deinen Anblick nach Krankheit und Elend, geh, geh fort!»

Nein, meine Mutter braucht keine Worte, um sich auszudrücken. Und egal wie unsere Ausgangsposition vor vier langen Jahren einmal war, welche und wie viele Schwierigkeiten wir miteinander hatten oder ob wir überhaupt welche hatten: Jetzt wären wir das Vorzeigemodell einer vollkommen dysfunktionalen Familie mit katastrophalen Bindungsstrukturen und Kommunikationsmustern. Jetzt *habe* ich definitiv und unleugbar ein Problem mit meiner Mutter – und sie mit mir.

Mittlerweile hoffe ich jeden Abend, wenn ich nach Hause komme, dass niemand da ist oder dass meine Eltern gleich wieder weg müssen, ein leeres Haus ist noch am besten zu ertragen. Ich glaube, meine Eltern legen ähnlich wenig Wert darauf, zu Hause zu bleiben, wo sie mich und meine Krankheit vor Augen haben. Sie stürzen sich regelrecht in außerhäusliche Aktivitäten, und ich bin jedes Mal froh, wenn die Haustüre zufällt. An das Fehlen des eigentlich obligaten Abschiedsgrußes gewöhne ich mich nur langsam, es tut immer wieder ein wenig weh. Und selbstverständlich hasse ich mich dafür, dass ich meine Familie quasi vertreibe … irgendetwas läuft hier so komplett schief!

Kurz vor den Sommerferien habe ich meinen letzten Termin bei der Therapeutin, und ich eröffne ihr, dass ich keinen großen Sinn in weiteren Sitzungen sehe. Wozu auch? Sie stimmt mir zu, schlägt erst mal eine zweimonatige Therapiepause vor, wünscht mir alles Gute und erkundigt sich, was ich denn jetzt so vorhabe.

«Ich weiß nicht … jetzt sind ja erst einmal Ferien, und dann … mal sehen. Meine Eltern sähen mich vermutlich bereits wieder gerne in einer Klink.» Ich lächle gequält. «Aber ich habe davon genug, genug von Krankenhäusern, Ärzten und Kliniken. Ich lasse mich nicht einweisen.»

«Darin möchte ich Sie auch ausdrücklich unterstützen! Jede Essstörung ist ein Streben nach Autonomie – das weiß ich aus eigener Erfahrung –, und eine Klinikeinweisung durch ihre Eltern würde ihr Autonomiebestreben derzeit völlig sabotieren!»

Dann lässt sie mich gehen, eine knapp 35 Kilogramm leichte junge Frau mit schwarzen Ringen unter den Augen, eingerissenen und entzündeten Mundwinkeln und einem viel zu großen Kopf auf einem viel zu hageren Körper. Ob ich die nächsten Wochen mit meiner Einstellung überlebe, fragt sich keine von uns beiden, obwohl zumindest eine den Blick für das reale Ausmaß meines Zustandes nicht verloren haben dürfte. Aber sie hat sich in den letzten Wochen nicht einmal mehr nach meinem Gewicht erkundigt.

Für diesen Sommer haben wir eigentlich einen Urlaub am Gardasee geplant. Meine Mutter hat sich das gewünscht, «einen letzten Familienurlaub, dann macht ihr ja alle beide Abitur und geht eurer eigenen Wege!», aber das war noch im vorigen Herbst, und der liegt lange zurück. Das Ferienappartement jedoch ist gemietet und eine Unterbringung für Tim organisiert ... dennoch erwähnt keiner von uns diesen Sommerurlaub. Ferien haben wir alle dringend nötig, aber, Problem eins: Wenn ich mitkomme, wird das mit der Erholung für die restliche Familie nichts, und, Problem zwei: Ich kann mir unmöglich vorstellen, für zwei Wochen nach Italien zu fahren, wie soll ich denn das Essen dort regeln, das Herumlaufen, das Erbrechen? Wer weiß, wie weit es bis zum nächsten Supermarkt ist und was man dort überhaupt kaufen kann??

Schließlich ist es wieder mein Vater, der sich notgedrungen dieser Angelegenheit annimmt und das Gespräch mit mir sucht – bzw. der mir den Entscheid mitteilt. Er ist ganz offensichtlich hin- und hergerissen zwischen strengem Ernst, Vorwürfen und auch Bedauern, es fällt ihm nicht leicht, mich auszuschließen und zurückzulassen – auch wenn das momentan die einzig realistische Lösung zu sein scheint. Immerhin bietet er mir zwei Alternativen zur Wahl an: eine Einweisung ins Krankenhaus oder aber, ich bleibe bei meinen Großeltern, die auch in unserer Stadt leben.

Und so stehe ich dann eine Woche darauf mit Sack und Pack im Haus von Oma und Opa. Mein Vater hat mich hergefahren. Der Abschied von meiner Mutter bestand in der demütigenden Aushändigung meines Hausschlüssels an sie. «Ich möchte verhindern, dass du in unserer Abwesenheit das Haus betrittst und hier kochst. Das hattest du doch vor, nicht wahr?»

Während ich meine Tasche auf das Bett im Gästezimmer werfe, höre ich unten die flüsternde Stimme meiner Großmutter: «Was isst Annika denn so?»

Wie bei einem Haustier, einem seltenen Exemplar, das für die Ferienzeit übergeben wird. *«Was frisst es denn so? Wie oft braucht es Auslauf?»* Himmel, wie mir das alles zuwider ist!

«Ach, Milchreis, Karotten ...», erwidert mein Vater. Dummerweise vergisst er die vielen Pfund Nudeln mit Soße, kiloweise Brot mit Butter und Käse, Berge von Keksen und Schokolade!

Als mein Vater dann fährt, habe ich seltsamerweise einen würgenden Schmerz im Hals. Auch wenn mir selbst der Sinn nicht nach Familienurlaub am Gardasee steht und ich daher ganz froh bin, hier untergekommen zu sein, bleibt eine Spur von Trauer und Neid. Und Scham, denn ich weiß sehr gut, von *wem* und von *was* sich meine Familie erholen muss.

Meine Großeltern sind zwei liebenswürdige, rührend besorgte Menschen. Sie lassen mir allen Freiraum, kommentieren weder mein Essverhalten noch meinen Bewegungsdrang, der mich jeden Tag durch den Wald treibt. Ich wohne direkt unter dem Dach, wo sich auch ein kleines Bad befindet, so dass die Bulimie behagliche Bedingungen antrifft. Da es mir peinlich ist, meine Einkäufe ganz offensichtlich ins Haus zu tragen, warte ich damit meistens, bis die beiden ihrerseits unterwegs sind – für Rentner haben sie bemerkenswert viel zu tun.

Die Atmosphäre in diesem Haus tut mir gut. Meine Großeltern gehen liebevoll und ohne Vorwürfe mit mir um, und langsam löst sich die permanente verkrampfte Anspannung aus Schuld, Angst und Scham in mir. Nicht mehr jeder zweite Gedanke ist: *Du bist ein furchtbarer Störenfried, du zerstörst deine Familie, fügst allen nur Kummer und Leid zu!*

Ich genieße es, gemeinsam mit ihnen fernzusehen, so laut, dass ich vermutlich nach den vierzehn Tagen ebenfalls schwerhörig sein werde, Karten zu spielen oder Kreuzworträtsel zu lösen. Es sind leichte, angenehme und richtig erholsame Tage. Ich hätte sogar gar nichts dagegen, noch länger zu bleiben, aber schließlich steht mein Vater wieder vor der Haustür und packt mich, samt Tasche und Rucksack, ins Auto. Er freut sich wirklich mich zu sehen, die Begeisterung meiner Mutter und Schwester hält sich in Grenzen.

Trotz allem haben sie für mich Mitbringsel: einen kleinen, silbernen Kettenanhänger und – Schokolade. «Eine Spezialität der Region», erklärt meine Mutter.

Sie haben nichts begriffen.

Der Rest des Sommers zeigt sich regnerisch und kühl. Bei meinen Gewaltmärschen muss ich immer wieder durch aufgeweichte und schlammige Wege stapfen, zum Glück stehen bei uns im Keller noch genügend alte Schuhe herum.

Ein weiteres Kilo weniger. Mein Kreislauf stellt merkwürdige Dinge an: Permanent ist mir schwindelig, mein Kopf glüht, während der Rest des Körpers taub von einer Kälte ist, die mit den realen Temperaturen nichts mehr zu tun hat.

Der Nebel in meinem Kopf ist auch zurückgekommen, dick und schwer. Ich stelle mir vor, dass ich ihn, könnte ich durch meine Schädeldecke hindurchgreifen, mit den Händen packen und zusammendrücken könnte wie matschigen Schnee. Das Denken fällt immer schwerer, die Gedanken verdrehen, verheddern sich, stolpern und bleiben kleben. Ich vergesse ständig, was ich gerade machen oder wohin ich gehen wollte, manchmal starre ich auf einen Gegenstand in meiner Hand, ohne mich daran zu erinnern, wofür man ihn verwendet. Ich denke denselben Satz zwei-, fünf-, zehnmal hintereinander, ohne dass die Worte einen Sinn ergeben, und wenn ich das feststelle, muss ich die Augen zusammenkneifen und mich zwingen, den ganzen Rest meiner Konzentration auf diesen einen Satz zu fokussieren, bis ich ihn begreife. Ist etwas dringend zu erledigen, gebe ich mir am besten kurze, unmissverständliche Befehle: «Geh zur Bank und wirf die Überweisung ein!» oder «Schmutzige Schuhe draußen ausziehen!». Alles andere geht irgendwo unterwegs noch vor der Ausführung verloren. Die allermeiste Zeit über denke ich aber wohl gar nichts.

Doch, ehrlich, das ist möglich! Es ist möglich, wenn man einen Kopf voller Nebel oder Schneematsch hat. Da haben die Gedanken keine Chance, bis zum Bewusstsein vorzudringen. Zum Glück bedarf das Laufen keines Nachdenkens, es ist ein stupider Bewegungsablauf, den ich einfach Tag für Tag abspule.

Dreiunddreißig Kilogramm.

Kurzfristig bekomme ich es mit der Angst zu tun: Immerhin war es genau dieses Gewicht, bei dem nicht wenige Menschen mir akute Lebensgefahr bescheinigt haben! Jetzt tut es nur niemand, weil keiner davon weiß.

Zweiunddreißig Kilogramm.

Am schlimmsten ist der Durst. Es ist unglaublich, wie viel Flüssigkeit man durch das ständige Erbrechen verliert. Hinterher fühlt man sich vollkommen ausgepresst, das Blut scheint wie Tomatenmark in den Venen und Arterien zu kleben, der Mund, der Hals, alles brennt vor Durst. Das fühlt sich noch schlimmer an als Hunger, man denkt nur noch an Wasser, an kühles, sprudelndes Wasser, und man weiß, dass man verrückt werden wird, wenn man jetzt nicht sofort etwas trinken kann.

Ich mache mir einen fiesen «Spaß» daraus, das Trinken zu verzögern und auf ein absolutes Minimum einzuschränken. *Womit hast du denn verdient, dass ich deinem Bedürfnis nachkomme, he? Du verdienst gar nichts, kleiner Scheißhaufen!*

Neben meinem Bett steht eine Mineralwasserflasche, auf der ich jeden Tag mit einem Eddingstift markiere, wie viel ich trinken darf. Je nachdem, wie zufrieden ich mit mir bin, sind es zwischen 150 und 200 Milliliter. Hinterher werde ich wach im Bett liegen und innerlich ausbrennen vor Sehnsucht nach Flüssigkeit. Aber mittlerweile fällt es mir auch schwer, schon allein das Gefühl, *irgendetwas* im Magen zu haben, zu ertragen, selbst wenn es kalorienfreies Wasser ist. Es geht darum, dass da etwas *drin* ist!

Einunddreißig Kilogramm.

Mit meinem Gleichgewichtssinn stimmt etwas nicht. Ich schaffe es nicht mehr, korrekt geradeaus zu gehen, und torkle mehr über die Wege, als dass ich spazieren gehe. Auch der Schotter macht mir Probleme, ich stolpere über die kleinsten Steine und Unebenheiten. Tag für Tag schütte ich Unmengen von Instantkaffee in mich hinein, bis das Koffein meinen Körper aufpeitscht, aber auch die dumpfe Hitze in meinem Schädel verstärkt. Schlafen kann ich, wenn überhaupt, nur noch flach auf dem Bauch liegend, mit Kissen unterhalb der Beckenschaufel, die hart und spitz hervorragt. In jeder anderen Position reiben schon nach kurzer Zeit die Knochen schmerzhaft aufeinander. An den Knöcheln ist die Haut wundgescheuert, und entlang der Wirbelsäule reiht sich ein blauer Fleck an den nächsten. Es sieht aus, als wollten sich meine Knochen durch die Haut bohren. Mein Magen schmerzt seit einigen Tagen furchtbar, nicht der übliche Schmerz nach dem Erbrechen, es fühlt sich eher an, als habe ich mir ein Virus eingefangen. Außerdem wird mir furchtbar leicht übel. Treppensteigen bereitet mir Schwierigkeiten, besonders frühmorgens direkt nach dem

Aufstehen. Mein Kreislauf scheint immer noch ein Weilchen länger liegen zu bleiben.

Wann genau ich das erste Mal das Hinweggleiten, das Herausrutschen aus meiner Umwelt, aus der Realität, bemerkt habe, kann ich nicht sagen. Ich bin anwesend und bin es doch gleichzeitig überhaupt nicht. Der Nebel wird immer dicker und schwerer, er hüllt mich ein, verschlingt, absorbiert mich.

Im Winter vor zwei Jahren bin ich trotz extremen Schneefalls in der vorangegangenen Nacht zu einer meiner «Touren» aufgebrochen. Außerhalb der Stadtgrenzen stapfte ich mehrere Stunden über die Felder und Wiesen unter ihrer dichten Schneedecke. Bald schon hatte ich keine Orientierung mehr, Himmel und Erde hatten dieselbe Farbe, dasselbe helle, grelle Weiß. Keine Sonne war zu sehen, und es war unmöglich, die Uhrzeit zu bestimmen, alles ging einfach ineinander über. Um mich war es vollkommen still, alles, was zu vernehmen war, waren meine kratzenden, knirschenden Schritte, wenn der unberührte Schnee unter ihnen brach. Die ganze Szenerie hatte etwas beunruhigend Unwirkliches, sie war wie ein namenloses Trümmerstück, herausgebrochen aus Raum und Zeit, das hilf- und ziellos fiel, ohne Klang und ohne Farbe.

Daran erinnere ich mich jetzt, wenn ich spüre, wie ich mich immer weiter von allem um mich herum entferne. Ich kann noch alles *sehen, erkennen* und *hören,* aber ich begreife es nicht mehr, und irgendwo in mir ist die Gewissheit, dass es für mich auch nicht länger von Belang ist. All das ist nicht wirklich, weil ich nicht wirklich bin. Jeden Tag rutsche ich etwas weiter fort, verschwinde ich in einem großen, weiten Nichts. Es tut nicht weh, und es ist nicht einmal unangenehm, fast fühlt es sich an, als schwebte ich.

Ich glaube zu wissen, was mit mir geschieht, ich ahne es und spreche die Worte, frühmorgens in meinem Zimmer, die Stirn an die Fensterscheibe gelehnt, aus, während sich der Himmel stahlblau färbt.

«Ich sterbe. Das ist Sterben. So fühlt sich Sterben an.»

Diese Sätze beunruhigen mich nicht, es sind ja nur Worte, Worte … ich beobachte mich selbst, reglos, unbewegt, abwartend, was als Nächstes geschehen wird.

Zufall. Es ist ein Zufall, dass ich mich am letzten Sonntagmorgen der Sommerferien zu meiner Familie an den Frühstückstisch setze. Nicht, um etwas zu essen, nur um mir einen kleinen Aufschub zu gönnen, ehe ich nach draußen muss, zu einem weiteren Gewaltmarsch. Dreieinhalb Stunden Laufen jeden Tag sind verpflichtend, besser noch vier, was ich unter der Woche mit ausgedehnten Umwegen zu diversen Supermärkten verknüpfe. Mein gesamtes Geld trage ich zu Aldi und Co., wo ich das Billigste vom Billigen in Massen kaufe und oft ein gutes Drittel meines eigenen Körpergewichts nach Hause trage. Von den Lebensmitteln meiner Familie wage ich kaum noch etwas zu nehmen, gelegentlich etwas Käse oder einen Liter Milch. Am Sonntag gibt es nur den einzigen Grund: «Du musst!», der mich vor die Tür treibt. Die Wege ziehen sich, und ich hasse sie aus tiefstem Herzen. Heute habe ich zusätzlich noch elende Bauchkrämpfe, ich verzichte sogar auf meinen Kaffee und puste in eine Tasse mit brühwarmem Kamillentee.

Es ist Zufall, dass meiner Mutter ausgerechnet heute wieder einmal auffällt, dass ihre ältere Tochter zu dünn und zu krank ist, als dass sie es unkommentiert stehen lassen könnte. Zufall, dass sie ihr Schweigen bricht und mich anfaucht: «Und du isst nichts oder was!»

Als ob das etwas außergewöhnlich Neues sei.

«Was ist überhaupt mit deinem *Gesicht* los? Du bist ganz *grau*! Wann sind zum letzten Mal deine Blutwerte kontrolliert worden?»

«Ich habe nächste Woche einen Termin bei meiner Hausärztin.»

«Ja, das sagst du immer! Wie viel wiegst du überhaupt?? Und komm mir jetzt nicht mit *vierzig Kilo,* das glaubt dir ja kein Mensch mehr!»

«… einunddreißig.» So etwa.

Sie verstummt, der Schreck dieser Zahl arbeitet sich langsam zu ihr vor, ätzt sich durch ihren Schutzwall aus Schweigen und Ignoranz hindurch, bis er ungeschönt bedrohlich vor ihr steht.

«Einunddreißig!?»

Und jetzt?

«Aber wie konnte denn das passieren, ich meine, du *weißt* doch, wie gefährlich dieses Gewicht ist! Und nun? Was hast du *nun* vor, wie stellst du dir vor, dass es weitergehen soll? Willst du dich vielleicht noch auf zwanzig Kilogramm runterhungern, oder was ist dein nächstes Ziel? Die Intensivstation? Der Tod? Du hältst dich wohl für unsterblich … klar, es sind ja auch immer die anderen, denen was passiert! Aber ich sage dir eines, Annika: Einen trifft es halt doch! Und dann? Was glaubst du eigentlich, wie es uns geht, jetzt, wo wir wissen, dass du nur noch einunddreißig Kilo hast?! Fragst du dich das überhaupt mal??»

«Wieso, was macht das jetzt für einen Unterschied? Ihr *seht* mich doch schließlich jeden Tag!»

«Ach, ich habe mich mittlerweile so an das Dünnsein gewöhnt … du bist ja seit Jahren immer nur *dünn!* Ich sehe da einfach keinen Unterschied mehr zwischen dünn und dünn!»

Mein Vater schaltet sich ein, er ist ruhig und wirkt gefasst, aber an dem seit Beginn des Frühstücks unberührten Marmeladenbrot und der vollen Kaffeetasse sehe ich, dass er es nicht wirklich ist.

«Ich nehme dich nachher mit ins Krankenhaus und nehme dir selber Blut ab», sagt er.

«Nein!» Ich schiebe meinen Stuhl mit Wucht nach hinten, das alles hier wird mir zu viel. «Erst behandelt ihr mich wochenlang wie Luft, wir leben aneinander vorbei wie Geister, und jetzt soll ich, nur weil es euch mit einem Mal einfällt, auf Knopfdruck ins Krankenhaus rennen! Ich denke gar nicht daran, ich gehe nirgends hin! – Meine Therapeutin heißt das übrigens auch gut!», werfe ich noch wie eine Art Trumpf auf den Esszimmerboden, bevor ich aus dem Raum stürme. Nur fort …

«Wo willst du denn jetzt *hin?*»

«Raus! Ich geh' spazieren!»

«Annika, jetzt bleib doch …» Mein Vater.

«Mit dir kann man ja überhaupt kein vernünftiges Gespräch mehr führen, du bist ja völlig desorientiert! Wenn ich *geahnt hätte*, dass es um deinen psychischen Zustand schon wieder so schlecht steht …» Meine Mutter.

Es ist warm draußen, und meine Wut trägt mich etwa zehn Minuten lang, bis zum Sportplatz der Fußballjugend. Dann werde ich langsamer, die Energie strömt aus mir heraus, als wäre ich leckgeschlagen, und eine entsetzliche Schwere dringt dafür in meinen Körper ein. Mühsam stapfe ich vorwärts, einen Schritt und noch einen Schritt … mein Kopf wird von einem straffen Metallband zusammengedrückt, es klopft und hämmert an den Schläfen, der Schwindel lässt mich fast stolpern.

Achte auf den Weg, achte auf den Weg!!

Es gelingt mir nicht, einen Fluss, eine Kontinuität in meine Bewegungen zu bringen, Arme und Beine sind plötzlich so schwer, so erdverhaftet und steif, ich muss mich für jeden einzelnen Schritt anstrengen. Und noch bin ich ganz, ganz am Anfang der langen Strecke … das Sonnenlicht blendet mich, es ist viel zu weiß und grell für einen Spätsommertag, es brennt in meinen Augen, ich sehe nichts mehr, bin minutenlang fast blind.

Weiter, weiter, du musst …!!

Und dann vergesse ich, wie man läuft. Ich stehe mitten auf dem Weg, einem Feldweg mit einer Löwenzahnwiese auf der einen und einem abgeernteten Rapsfeld auf der anderen Seite, und meine Füße gehen keinen Schritt mehr. Sie können es nicht mehr, haben es vergessen oder verlernt, oder ich bin es, die sich nicht daran erinnert, welchen Befehl ich erteilen muss, um sie in Bewegung zu versetzen. Sie zittern ein bisschen, diese unzuverlässigen Beine, und ich ahne, begreife, dass ich mich jetzt hinsetzen muss oder sie knicken einfach so unter mir weg. Ich setze mich auf die sonnenwarmen Schottersteine mit den Grasbüscheln dazwischen. Sitze da und starre, ohne etwas zu sehen. Wieder einmal glüht mein Schädel, tost es in meinen Ohren, und das Licht ist zu hell.

Wie lange ich dort sitze, ich weiß es nicht, hundert Jahre und einen Tag, und als ich aufstehe, bin ich der älteste Mensch der Welt. Meine Beine finden den Weg zurück, jedoch stolpernd, unsicher, nur mühsam erinnern sie sich an den Vorgang des Gehens.

Das Esszimmer ist still und leer, als ich es betrete, niemand rechnet so rasch mit meiner Rückkehr. Der Nebel in meinem Kopf ist so dick, dass es fast wehtut, und ich sehne mich danach einzuschlafen. *Am helllichten Tag? Bist du verrückt? Schwach, willst du das sein, ein schwaches Stück Vieh?*

Ich klettere in mein Zimmer hinauf, das Atmen fällt mir sonderbar schwer. Ich schalte den Fernseher an, Lärm und Geräusche gegen das Rauschen in meinem Kopf, und fange an zu essen, ohne Hunger und ohne Lust, Hauptsache beschäftigt.

Dann steht mein Vater in der Tür, er will mich mitnehmen ins Krankenhaus, ich schreie ihn an, dass er verschwinden soll, denn er unterbricht meinen Fressanfall, und ich spüre die Kalorien in meinem Magen drohend pochen.

«Ich sehe mir das grade an!», im Fernsehen läuft «Prinzessin Fanthagiro», mein Vater gibt nach, er geht: «Na gut, aber wenn es zu Ende ist, kommst du.» Ich löffle die angefangene Dose kalter Ravioli leer, gehe kotzen, ziehe mir einen anderen Pullover an und bin bereit, mir Blut entnehmen zu lassen. Wenn das alle beruhigt ... im Flur treffe ich meine Mutter, überraschenderweise nimmt sie mich in den Arm, in ihren Augen sehe ich Tränen.

«Geh ins Krankenhaus, Annika», bittet sie. «Geh ins Krankenhaus und bleibe dort.» Ich erwidere die Umarmung unbeholfen, ihre Tränen beschämen mich, aber ich kann nicht dort bleiben!

Die Station ist sonntäglich ruhig, zwei Schwestern haben Dienst, ich kenne sie flüchtig, wie ich die meisten Schwestern und Pfleger auf der Station meines Vaters kenne. Sie mustern ihn und mich mit Fragezeichenaugen, er sagt: «Ich nehme meiner Tochter Blut ab!», und sie nicken.

Ich bin cool, ich bin lässig und unbefangen! Setze mich an den kleinen Untersuchungstisch und schiebe den rechten Pulloverärmel hoch. Versuche ein lockeres Grinsen in Richtung der Schwestern, unwissend, dass es mein ausgezehrtes Gesicht zur Grimasse verzerrt. Mit der linken Hand klopfe ich mir aufs Knie, um leichte Ungeduld zu signalisieren, es darf kein Zweifel daran bestehen, dass ich das jetzt rasch hinter mich bringen werde und dann wieder *gehe*!

Mein Vater wirkt konfus. Dreimal hat er jetzt schon das kleine Behandlungszimmer durchquert, Schubladen und Schränke geöffnet und wieder geschlossen. Zwischendurch starrt er zu mir herüber, trägt ein leeres Röhrchen und einen Stauschlauch herbei, geht wieder fort, stößt einen Stapel Tupfer um, die auf den Boden fallen und unsteril werden. Sein Verhalten macht mir Angst. Es durchkreuzt meine «Alles-ganz-easy-Show», und ich kann es nicht einordnen. Was ist los? Mein ruhiger, besonnener Vater wirkt orientierungslos. Schließlich steht er vor mir, zurrt den Schlauch an meinem Oberarm fest und greift nach der feinen Nadel. Er betrachtet sie, als wüsste er nichts damit anzufangen, dann blickt er auf meinen Arm, zurück zur Nadel, und plötzlich dreht er sich um und rennt aus dem Raum.

Jetzt kann ich mein Drehbuch endgültig aufgeben. Die beiden Schwestern starren mich neugierig-besorgt an, ich untersuche die Tischplatte, um ihre Blicke nicht erwidern zu müssen.

Das ist die Tochter unseres Oberarztes, Magersucht, und ziemlich schlimm, wie man so hört …

Mein Vater kommt zurück, ihm folgt ein anderer Arzt.

«Annika, mein Kollege hier wird dir Blut abnehmen», sagt er. «Ich kann das jetzt nicht.» Und ich sehe in seinen Augen Tränen.

Der Kollege macht sich über mich her, wobei er einige Schwierigkeiten hat, eine brauchbare Vene zu finden. Für gewöhnlich habe ich die idealen Adern zum Blutentnehmen, dieses Mal aber kann er noch so heftig am Gurt zerren und auf den Arm klopfen, die Vene schwillt kaum an. Trotzdem sticht er schließlich erfolgreich zu und lässt zu meinem Entsetzen nach dem dritten Röhrchen die Nadel in meinem Arm stecken und verklebt sie mit Pflaster.

«*Was soll das?*» Ich bin empört, eine Unverschämtheit!

«Das ist nur, falls wir dir gleich eine Infusion legen müssen, damit wir dich nicht noch einmal stechen müssen. Wir warten jetzt erst mal die Laborergebnisse ab. Solange kannst du dich auf ein Bett legen, Karin bringt dich hin.»

Das wird ja immer schöner. Leute, ich *bleibe ganz bestimmt nicht* hier! Wenigstens sind die Betten in dem Zimmer, in das die Schwester mich führt, noch mit Schonbezügen abgedeckt, es macht also nichts, wenn ich darauf Platz nehme, ich stehe hinterher auf und kann gehen – so einfach ist das.

Ungefähr zweieinhalb Minuten liege ich auf dem zur Tür gewandten Bett, als Schwester Karin hereinkommt und einen Infusionsständer mit drei flüssigkeitsgefüllten Beuteln daran vor sich her rollt.

«Ohhh nein! Oh nein! Erzählen Sie mir nicht, dass Sie schon die Laborergebnisse haben, das glaube ich nicht!»

Der Arzt tritt hinter ihr ins Zimmer. «Die brauchen wir auch nicht. Ich muss dich nur ansehen, um zu wissen, dass deine Werte katastrophal sind. Du bleibst erst einmal hier. Deinen Eltern geht es deinetwegen ja auch schlecht, wie du vorhin gemerkt hast. Es wird euch allen guttun, wenn du in unserer Obhut bist.»

Was glaubt der Kerl eigentlich, wer er ist? Ich bin volljährig, erwachsen, niemand bestimmt über mich! Doch ehe ich zum Protestieren Zeit habe, beginnt Karin, an der Nadel an meinem Arm und den Schläuchen der Beutel herumzuwerkeln, und der große Meister tritt dicht an mein Bett heran.

«Ich diskutiere nicht», erklärt er, ruhig, aber keine Spur freundlich.

Ich hasse ihn. Und dann schlafe ich ein.

Zwei Wochen muss ich im Krankenhaus bleiben, zwei lange Wochen, die doppelt und dreifach so viele Tage und Stunden haben wie gewöhnliche Wochen. Die ersten drei Tage schlafe ich fast ohne Pause durch, zugeknallt von den Beruhigungsmitteln, die in meine Vene sickern. Ab und zu werde ich wach und esse ein Schälchen Griesbrei oder Milchreis, das jemand an mein Bett gestellt hat. Ich bin zu schläfrig, um mich zu weigern. Manchmal wechselt jemand die Infusion oder sucht nach einer passenden Vene. Mein Körper ist vollkommen dehydriert, die Zellen sind zusammengesackt, und jede Blutentnahme wird zu einer Herausforderung. Haben sie eine brauchbare Vene gefunden, an die sich eine Infusion anschließen lässt, verstopft sie nach 24 Stunden und die Suche beginnt erneut. Als ich aus meinem komatösen Schlaf erwache, habe ich Arme wie ein Junkie. Mein Kopf tut weh, und an meinem Körper schmerzt jeder Knochen vom Liegen. Man verabreicht mir die Medikamente jetzt oral, auf jedem Esstablett befindet sich eine hübsche Reihe kleiner, transparenter Plastikbecher, in denen etwa eine Tablette liegt oder ein brauner Saft schwimmt. Was was ist, verrät mir niemand, bis ich konsequent gar nichts mehr davon schlucke. Ab dann weiß ich wenigstens ungefähr, mit welcher Chemie ich zugeballert werde, und vor allem weiß ich jetzt, welches das böse Mittel ist, das mich immer so benommen macht und dauernd schlafen lässt. Ich schütte den bitteren, braunen Saft in mein leeres Teekännchen und trage das Tablett zurück zum Essenswagen. *Ich lass mich doch nicht umschießen!* Es geht mir nun verblüffend gut, der Schwindel ist fast komplett verschwunden, und das Dröhnen in meinem Kopf ist leise geworden.

Aber der Preis dafür ist hoch.

35,8 Kilogramm wiege ich am vierten Tag früh morgens. Fünf Kilogramm in drei Tagen? Das ist ... das ist nicht fair. Einfach nicht fair! *Fette Sau, fette Sau ...*

Sie tut körperlich weh, diese Zahl. Ich brülle sie jedem entgegen, der es wagt, mein Zimmer zu betreten. Ich tobe und schreie, «Verräter!», heule ich, «Schweine!», «Unmenschen! Was habt ihr mit mir gemacht? Warum, warum ...»

Ich will nichts davon hören, dass es Wassereinlagerungen seien, ich weiß es besser, es ist Fett, reines, pures **Fett**!

Erstaunlicherweise besucht mich meine Mutter. Ich hatte damit gerechnet, dass sie sich nicht blicken lässt, zumal sie ja weiß, dass mein Vater mindestens dreimal täglich nach mir sieht. Aber sie kommt tatsächlich und bringt mir Zeitschriften und Rätselhefte. Ich bin nur absolut nicht in der Stimmung für Konversation. Einen Großteil meines Gezeters bekommt folglich sie ab.

«Ich bin euch doch *völlig egal*, ihr macht es euch verdammt bequem, hier werde ich schön fett gemästet ... ich *hasse* euch! Sagt nie wieder, dass ihr mich *liebt*, wenn man jemanden liebt, tut man ihm *so etwas* nicht an! Ich hasse euch!»

Ich bin ungerecht und verletzend, aber das ist mir gleich, mein eigenes Inneres ist so wund und aufgerieben, dass es mir nur gerecht erscheint, wenn auch meine Umwelt ihren Anteil abbekommt.

Nie zuvor war ich so dicht an der Grenze zum Wahnsinn wie jetzt. Es gibt keine objektive Realität mehr, es gibt nur noch *fünf verdammte Kilogramm!*

Ich fange wieder an zu kotzen, jede verfluchte Mahlzeit landet im Klo, was nicht so einfach ist, wenn man mit diversen Schläuchen an einen großen Infusionsständer gekoppelt ist. Noch dazu genügt eine kleine, ungeschickte Bewegung, um den Alarm auszulösen, und das schrille Geräusch lockt sofort eine pflichtschuldige Schwester zur Tür herein, um nachzusehen, ob ich noch lebe. *Ja, verdammt, tue ich, besser wäre es, wenn nicht!*

Meine Beweglichkeit ist extrem eingeschränkt, ich rase mit dem Ständer durchs Zimmer oder trage ihn im breiten Treppenhaus spazieren. Sollen die Leute doch glotzen!

Fernsehen interessiert mich nicht, was gehen mich die Probleme der Vorabendsoaps an, wenn mein eigenes Leben in Trümmern liegt?! Genaugenommen interessiert mich gar nichts mehr – außer der Frage, wie ich die fünf Kilogramm wieder loswerde. Das Dauererbrechen schafft mir schon mal zwei vom Leib.

Meine Eltern versuchen, in Roseneck einen freien Platz für mich zu bekommen, denn die Situation im Krankenhaus wird für alle Beteiligten immer unerträglicher. Ich blaffe das Pflegepersonal an und schleiche mich nachts in die Stationsküchen, um Zwieback und Joghurts für meine Essattacken zu sammeln. Wenn ich Glück habe, bekam die Station gerade einen Kuchen oder Kekse von dankbaren Patienten geschenkt, die sacke ich ebenfalls ein. Ich komme hinter das Alarmsystem meines Infusionsständers und stoppe den Fluss der Glukoselösung samt ihrer widerwärtigen Kalorien. *Mich kriegt ihr nicht!*

Schließlich bekomme ich tatsächlich ein freies Bett in Roseneck und kann das verhasste Krankenhaus verlassen. Nicht, dass ich mich freue, in die nächste Klinik zu gehen – ich möchte nirgends mehr hin! –, aber Roseneck ist eindeutig besser als diese Mastkaserne hier!

Allerdings hat jede Klinik ihre Regeln, und wenn man sich einfach darüber hinwegsetzt, weil man der Meinung ist, man könne sich ebenso gut eigene erschaffen, hat man ziemlich schlechte Karten. Der Aufenthalt in der Klinik Roseneck, jenem Ort, der mir bereits einmal dabei geholfen hatte, wieder auf die Füße zu kommen und mich zu stabilisieren, wird dieses Mal zu einem einzigen, zähen Machtkampf. Ich bin nicht bereit, mich auf irgendwelche

Vereinbarungen oder Absprachen einzulassen, jedenfalls nicht, solange sie mir unangenehm sind oder mich in irgendeiner Art und Weise einschränken. Wie etwa die absurde Idee, ich solle aufgrund meines körperlichen Zustandes die Klinik nicht verlassen. Was heißt denn hier «körperlicher Zustand»? Es geht mir bestens, und ich bin randvoll mit Energie, die ich irgendwo lassen muss, ich denke da an Bewegung! Während des brütendheißen Altweibersommers laufe ich stundenlang durch die Gegend, nach Kontakten steht mir nicht der Sinn, denn die übrigen Patienten erscheinen mir so schrecklich essgestört und krank, ich ertrage das kaum. Heimweh packt mich schon nach wenigen Tagen, wobei «heim» nicht unbedingt bei meinen Eltern ist, «heim» heißt in erster Linie *nicht hier*! Mit meiner Therapeutin komme ich denkbar schlecht zurecht, wir streiten mehr, als dass wir gemeinsam arbeiten. Überhaupt erfüllt mich tiefstes Misstrauen gegenüber nahezu jeder Person in dieser Klinik, sie alle sind gegen mich, wollen mich zu Dingen zwingen, die mir widerstreben, wollen über mich bestimmen und verfügen. Selbst die Mitpatienten, die scheinbar lieb und nett sind, rennen hintenrum zu den Therapeuten, um zu petzen, dass ich wieder einmal außerhalb der Klinik gewesen bin. Und alle, alle bedienen sie sich dieses lächerlichen Arguments meines «Zustandes». Ha! Natürlich bin ich freiwillig hier, jedoch nur insofern, als die Alternative «Psychiatrie» lautet – ein Umstand, auf den hinzuweisen der Chefarzt nicht müde wird. Aber mich schüchtert so schnell nichts ein, und erschrecken kann mich nur eines: die Waage.

Dennoch bin ich gezwungen, mich für einige Kompromisse zu verbiegen, um einer Verlegung zu entgehen. Mehrmals schlittere ich nur knapp an der Psychiatrie vorbei. Es ist ein unfaires Druckmittel, mit dem man mich da niederzwingt, und so kommt keines meiner Zugeständnisse von Herzen. Ich soll die Klinik nicht verlassen? Schön, dafür renne ich im Treppenaufgang die Stufen zur Tiefgarage rauf und runter, rauf und runter, jeweils eine dreiviertel

Stunde lang, bis ich verschwitzt und mit knallrotem Kopf wieder auf der Station auftauche. Durch die gleichförmige Bewegung handle ich mir eine Sehnenscheidenentzündung am rechten Fuß ein, die so höllisch weh tut, dass ich kaum auftreten kann. Für die Stationsärztin lasse ich mir eine dumme Ausrede einfallen, etwas von «umgeknickt». Sie glaubt mir kein Wort. Mit ein bisschen mehr Gewicht gebe ich mir selbst die Erlaubnis, wieder schwimmen zu gehen, und verbringe unzählige Stunden in dem stark gechlorten Becken. Der Geruch setzt sich an mir fest wie das Karottenrot unter der Haut, mein Haar, das durch die Essstörung ohnehin schon dünn geworden ist, trocknet aus und wird spröde. Die Bewegung wird mehr denn je zum Wahn, und das ist fast schon schwierig. Nun aber bestimmt sie *alles*. Und ich möchte es so, ich bilde mir ein, ich sei erst jetzt und nur jetzt eine echte Sportlerin, fit, unermüdlich, ehrgeizig, durchtrainiert ... meine Oberarme sind hart und muskulös, genau wie meine Waden. Wenn schon mehr Gewicht, dann Muskelmasse! (Was im Übrigen den unbestreitbaren Vorteil hat, auch im Ruhezustand zusätzliche Kalorien zu verbrennen.) Ich mache mir durch mein Verhalten keine Freunde unter den Mitpatienten, eher im Gegenteil, ich ecke an und streite herum. Es hat sie schließlich einen *Scheißdreck* anzugehen, wie ich mich verhalte! Ich bin der Überzeugung, dass genau das der Weg ist, *mein* Weg aus der Essstörung, und niemand hat mir hineinzureden!

Nach acht Wochen breche ich die Therapie verfrüht ab, ich wiege etwas über vierzig Kilogramm, gerade genug, dass sie mich gehen lassen. *Es wird schon klappen, ich werde es diesen Deppen zeigen! Man braucht kein «Zielgewicht», um gesund zu sein! Ich bin jetzt gesünder als ich es je war – gesund und sportlich!*

Es geht genau eine Woche lang gut. Morgens vor der Schule jogge ich eine Stunde und komme durchgeschwitzt und euphorisch zurück. Nach der Schule gehe ich schwimmen, oder aber ich nehme das Fahrrad, um zur Schule zu fahren und auch wieder zurück. Manchmal mache ich aber auch alles zusammen an einem Tag und bin hingerissen von meiner eigenen Leistung.

Eine Woche lang, wie gesagt. Man könnte auch sagen, nach einer Woche geht es wieder schief, und zwar gründlich. Sobald ich erst einmal wieder mit dem Erbrechen begonnen habe, sehe ich keine dringende Notwendigkeit, es bleiben zu lassen. Ich meine: Es funktioniert doch ganz offensichtlich ohnehin nicht! Der ganze Schwachsinn von wegen Situationsanalyse, Ablenkung und Alternativen und was weiß ich noch, dieses Konzept wurde doch garantiert von jemandem entwickelt, der selbst *keine* Essstörung hat! Irgendein toller Therapeut hat womöglich darüber promoviert und jede Menge Beifall von Seiten der Kollegen bekommen, und seither versucht man, uns dieses Prinzip überzustülpen. Aber haben diese sogenannten Experten jemals die brennende, saugende Gier im ganzen Körper gespürt, die weit über jedes Maß an Hunger hinausgeht? Die nur ein einziges Ziel hat, nämlich essen, nicht ein Riegelchen Schokolade oder einen Krümel Keks, sondern pfundweise Schokoladenkekse! Berge von Nudeln! Tonnen von Eis! Gegen diese Gier ist jede Ablenkung ein Witz, wie soll man lesen oder spazieren gehen oder *angeln* oder etwas nähen, wenn du doch nur *essen* willst, so sehnlich wie nichts anderes? Oder kennt einer von ihnen vielleicht das Dunkel, den Hass und den Schmerz, die sich so verknotet haben, dass das eine nicht ohne das andere sein kann, und die dir in ihrer Wucht ein Loch in deine Seele brennen und dein Inneres aufreißen? Nein, tun sie nicht. Und eben daraus leite ich eine komplette Hoffnungslosigkeit ab. Es gibt keine *Rettung* oder *Heilung*, jedenfalls nicht für *mich*! Wenn andere das schaffen, ich weiß nicht wie, aber ich – ich kann nicht! Und ich bin es so *leid*, so furchtbar leid, zu kämpfen und an mir selbst zu scheitern. Ich meine, das ist nicht *FAIR*, es ist einfach nicht fair, dass die Dämonen meine eigenen sind und ich in mir selbst sortieren soll, was gut ist und was böse. Es ermüdet mich, eine aufrecht gehende Ambivalenz zu sein: «Ja, ich will gerne gesund werden und meine Träume verwirklichen!» und «Nein, ich bin eine dicke, fette, plumpe und wertlose Kuh, die keine Rechte hat und die sich nichts gönnen darf!»

Zwei Schritte vor, drei zurück, einen seitwärts, Purzelbaum Richtung Ostwest und alles wieder von vorne … nein, ich mag nicht mehr! Das Leben widert mich an, oder, was zutreffender ist: *Ich selbst* widere mich an, ich und mein ganzes erbärmliches Dasein, meine erbärmlichen Versuche, zu kämpfen, mein Scheitern und das lachhafte Schauspiel, das ich hier abziehe: zur Schule gehen, lernen – ha – *wofür*? Wofür, wenn ich es doch ohne Kotzen und Hungern nicht hinkriege, das, was sich Leben nennt – das Klo hat mich noch nie nach einer Vokabel gefragt!

Ich bin zornig und resigniert zugleich. Es kann nur eine logische Konsequenz geben in dieser Situation, und ich bin trotzig bereit dazu. *Na und?*

In all den Jahren habe ich immer viel über den Tod nachgedacht, über den Selbstmord ebenso wie über ein plötzliches Organversagen. Diese Gedanken waren – je nachdem – tröstlich oder erschreckend, gleichzeitig aber blieben sie unkonkret und verzerrt. Nicht der Tod war es, den ich mir wünschte, ein anderes Leben zu führen war es! Freier, ohne Sucht, ohne so viel Angst und Hass und Schmerz.

Jetzt aber bin ich überzeugt, am Ende angelangt zu sein. An dem Ende, an dem ich alles gesehen, alles ausprobiert und versucht habe. Man muss Entscheidungen treffen. Und ich habe mich entschieden, irgendwann in einer dieser Nächte, als ich ausgekotzt, voller Wut und Trauer nach einem Streit mit meinen Eltern, im Bett liege. Dieser Spalt zwischen «Ja» und «Nein» wird mir zu eng, und da das «Ja» sich als recht glitschig erwiesen hat – nun, dann wird es eben das «Nein» sein. Nein Leben, jetzt nicht mehr – ätsch.

Das «*Wie*» habe ich ja bereits früher minutiös geplant, die Frage nach dem «*Warum*» stellt sich nicht – bleibt nur noch das «*Wann*».

Und das schiebe ich vor mir her, aus unterschiedlichen Gründen. Ich meine, immerhin ist nun die Entscheidung gefallen, was machen da noch ein paar Wochen? Es geht ums *Prinzip!*

Das Verhältnis zu meinen Eltern hatte nie wirklich genug Zeit, um sich zu erholen, und so fühlt sich der momentane Ist-Zustand nicht sonderlich anders an als früher. Bitterkalt und sehr, sehr schweigsam. Aber auch wenn ich nicht beschwören kann, dass meine Eltern mich noch genauso lieben wie früher – und sie selber können es vermutlich auch nicht –, so gehe ich doch davon aus, dass mein Tod ein heftiger Schlag für die ganze Familie sein wird. Und bei dem Gedanken daran habe ich auch ein schlechtes Gewissen, ich meine: Es ist nun ja bestimmt nicht das allererste Mal, dass ich an Selbstmord denke oder damit drohe. In den letzten fünf Jahren gab es mehr als genug Momente, da meine Eltern aus dem einen oder anderen Grund in Todesangst um mich waren. Ich aber habe mich immer wieder zusammengerauft, man hängt eben doch am eigenen Leben, und so meine ganze Familie einem ständigen Auf und Ab ausgesetzt. Das hat an unser aller Nerven gezehrt, und derzeit sind meine Eltern in einer deutlich angegriffeneren und erschöpfteren Verfassung als etwa noch zu Beginn meiner Essstörung. Was ich damit sagen will: Es ist nicht sehr – nicht sehr *nett*, dass ich ihnen all das zugemutet habe und mich jetzt letztendlich dann doch umbringe. Hätte ich das denn nicht zu Beginn erledigen können?

Ich versuche, mich damit zu trösten, dass sie schon darüber hinwegkommen werden, immerhin haben sie noch sich selber, und womöglich sind sie insgeheim sogar froh und erleichtert, dass das ganze Elend nun endgültig vorbei ist. Aber diese Worte haben so viel Überzeugungskraft wie eine zerkratzte CD mit Meeresrauschen: Man ist eben nicht am Strand! Trotzdem werde ich es tun, bald, wenn der richtige Zeitpunkt da ist. Denn vorerst gilt es noch einiges zu erledigen und zu beachten. Überraschenderweise scheint selbst für den Suizid eine Art «guter Ton» und Verhaltenskodex zu bestehen. Aus nachvollziehbaren Gründen sind diese nicht verpflichtend, und dennoch halten sich recht viele Selbstmörder daran. Vermutlich ist es der Wunsch, in guter Erinnerung behalten zu werden, auch wenn man davon nichts mehr hat. Ich nehme an, dass es das Runde an diesem Gedanken ist, das tröstet.

Obligat sind Abschiedsbriefe. Man schreibt noch einmal den Menschen, die man liebt, *dass* man sie liebt und dass das alles nichts mit ihnen zu tun hat und dass sie bitte nicht traurig sein sollen und dass es einem leid tut, wenn sie es doch sind. Wer es genau nimmt, verfasst sogar mehrere solcher Briefe, weil man kaum alle Menschen, die einem etwas bedeuten, auf einer DIN-A4-Seite unterbringt. Und unter dem Aspekt der Endgültigkeit betrachtet, fallen einem erstaunlich viele Menschen ein, von denen man sich verabschieden will oder denen man zumindest noch etwas zu sagen hat. Es ist also besser, ein bis zwei Nachmittage mit Block und Stift oder am Computer einzuplanen.

Dann der Ablauf selbst, Ort und Zeit müssen klug gewählt werden, wer es ernst meint, will möglichst spät gefunden werden. Der frühe Abend erscheint mir daher am geeignetsten, es ist *sehr* unwahrscheinlich, dass sich ein Familienmitglied, aufgrund plötzlicher Sehnsuchtsgefühle nach mir, hier herauf verirrt.

Kerzen scheinen sehr beliebt zu sein, ebenso Musik, um die Atmosphäre angenehm zu gestalten. Ich überlege, ob ich mir noch ein definitiv letztes Mahl gönnen soll, etwas Leckeres wie Pizza, dazu ein Milchshake und hinterher etwas Schokolade. Mit wie viel Kalorien im Magen ich beerdigt werde, kann mir schließlich egal sein.

Meine Pläne sind also durchaus ausgereift, nur den Zeitpunkt setze ich noch nicht fest, das soll die Zeit entscheiden. Eines Morgens werde ich aufwachen und wissen: Heute ist es so weit! Bis dahin lasse ich mich treiben, ich gehe weiter zur Schule, wenn ich nicht gerade schwänze zugunsten eines Essanfalls. Ich schreibe regelmäßig an Meike und Bettina und Iris, zwei ehemalige Mitpatientinnen aus Roseneck. Diese Briefe sind wichtig für mich, sonst teile ich mich niemandem mit. Ich schreibe von der Angst und dem Schmerz, dem Welthass und meinen Gedanken an den Tod. Das Papier hält meine schlimmsten Abstürze aus.

Dunkel wird es und nasskalt, der Winter hängt in den Bäumen und über der Stadt. Wieder trage ich meine drei Schichten Kleidung übereinander.

Dann kommt Weihnachten. Ohne sentimentale Rührung konstatiere ich, dass es mein letztes sein wird. Wir sind nett zueinander diese Tage, meine Eltern und ich, es ist das Fest der Liebe. An Sylvester krieche ich um neun Uhr abends ins Bett, aber natürlich werde ich um Punkt zwölf vom Krach der Neujahrsraketen geweckt. Ich gehe nach unten, wo meine Eltern mit meiner Tante, meinem Onkel und ihren zwei kleinen Töchtern Knallbonbons ziehen und Blei gießen. Sie umarmen mich, vielleicht, weil wir Besuch haben, vielleicht, weil das der Brauch ist, vielleicht auch, weil das neue Jahr sie hoffnungsvoll stimmt. Als ob ein anderes Datum etwas ändern würde. Meine kleine Cousine spritzt sich heißes Blei ins Gesicht, es trifft sie nur Millimeter unterhalb des rechten Auges, und während sie noch weint, denke ich, dass man manchmal Glück hat im Leben – und manchmal nicht.

Der Januar bringt mehr Regen als Schnee, wir schreiben eine Menge Klausuren vor den Halbjahreszeugnissen, und in meinem Computer sind jetzt die Rohfassungen der Briefe gespeichert.

Und dann kommt mir Tim zuvor. Eines Morgens liegt er einfach auf seinem Lager, steif und kalt und so ganz und gar tot, wie man es nur sein kann.

Wir alle sind schockiert, auch wenn er schon ein sehr betagter Hundemann war. 81 erfüllte Hundejahre lang hat er gelebt, gefressen, gespielt, geschlafen, gebellt, gejagt, lag er in der Sonne, ging mit uns spazieren und ließ sich kraulen. Und wenn er Glück hat, dann ist er jetzt im Hundehimmel, wo es ewig so weitergeht. Man möchte unbedingt daran glauben, wenn man ihn so daliegen sieht, Tim – und doch auch wieder nicht Tim. Denn man kann sich nicht einreden, dass er nur schläft, da zuckt keine Pfote und keine Ohrspitze, der weiche Bauch hebt und senkt sich nicht, und der Stille fehlt das gleichmäßige, leise Prusten und Schnauben seines Atmens.

Alle sind wir traurig, Tim gehörte zur Familie, er war unser Freund und Kumpel, unser Kuscheltier und Gefährte.

Nele aber zerreißt es. Wäre da nicht zufällig noch ihr Körper, sie fiele vermutlich einfach auseinander.

Zwei Stunden sitzt sie bei ihm auf dem Lager, hält den toten Hundekörper fest umschlungen und weint, wie ich Nele noch nie habe weinen hören. Ich kenne ihr zorniges Gebrüll, bei dem ihr die Tränen förmlich aus den Augen spritzen und man sich besser in acht nimmt, ich kenne ihr trotziges Geheul, wenn sie auf den Boden stampft, und ihre theatralischen Krokodilstränen, wenn sie etwas erreichen will. Dieses Weinen hier jedoch ist anders, ist fremd. Es ist erfüllt von so tiefer und absoluter Trauer, dass es weh tut, es zu hören.

Es ist das Weinen um einen unwiederbringlichen Verlust, und mir kommen selbst wieder die Tränen dabei, dieses Mal jedoch weine ich um Nele. Ich weine um die Ohnmacht, ihren Schmerz lindern zu können, um meine Hilflosigkeit und die Tatsache, dass ich die Allerletzte bin, von der sie sich trösten lassen würde. Gleichzeitig werde ich wütend, wütend auf ein Leben, das den Tod mit einschließt. Das ist nicht *fair!*

Als mir klar wurde, dass ich Nele nicht auf freundschaftliche oder gar schwesterliche Weise je würde erreichen können, dass sie nicht bereit ist, ihren Panzer aus Abscheu, Wut, Verachtung und Gleichgültigkeit zu öffnen, da beschloss ich, von nun an dasselbe auch für sie zu empfinden. Sie war mir *egal*, ich würde niemanden verzweifelt lieben, der mich hasst!

Wir *arrangierten* uns lediglich miteinander, ganz einfach aus dem Grund, dass wir unter einem Dach leben müssen, es ist jedoch weder ein Waffenstillstand noch ein Kampfstillstand, es ist lediglich ein *Arrangement,* eine Art Genfer Konvention für unseren Kriegsschauplatz.

Jetzt aber, jetzt und hier, begreife ich, dass sie mir nicht gleichgültig ist. Sie kann es nicht sein, denn sonst würde ihr Schmerz mir nicht so wehtun, mehr wehtun als Tims Tod. Man hört nicht auf zu lieben, weil man es *plant.*

Ich lege ihr die Hand auf den Rücken, der zittert und bebt, sie ist zu erschöpft, um sie abzuschütteln. Gleichzeitig wage ich es nicht, ihr ins Gesicht zu sehen, ich fürchte den Vorwurf in ihren Augen: *Warum er, warum nicht du?!*

Wir begraben Tim im Garten. Es dauert lange, bis das Loch tief genug ist, denn die Erde ist gefroren, und ausgerechnet heute hat es zu schneien begonnen. Wir legen sein Lager mit in das Loch, einen bunten Flickenteppich, ohne den der Flur leer und falsch aussieht.

Dann verkriechen wir uns, Nele schließt sich in ihr Zimmer ein und dreht die Musik so laut auf, dass der Sänger brüllt und die Bässe hämmern. Ich sitze an meinem Schreibtisch und betrachte den Tablettenvorrat in der untersten Schublade.

Es ist nicht fair, was uns passiert, absolut nicht fair. Aber noch weniger fair ist es, daraus das Recht abzuleiten, sich still und feige aus dem Staub machen zu dürfen, wenn oder weil einem die Umstände nicht passen. Und wer hat überhaupt behauptet, dass es hier gerecht zuginge? Ich meine, niemand kommt schließlich mit dem Siegel auf die Welt: «Nur mit Gerechtigkeit zu behandeln!» Wenn wir Glück haben, wird uns diese trotzdem zuteil, aber meistens müssen wir früher oder später darum kämpfen. Und Selbstmord ist dafür kaum ein probates Mittel.

Ich presse die Tabletten aus ihrer Plastikumschweißung. Eine ganze Hand voll Tod.

Ich spüle sie das Klo hinunter. Dann gehe ich zum Telefon und rufe meine Therapeutin in Roseneck an: «Ich brauche Hilfe.»

Wie beendet man eine Geschichte, die kein Ende hat?

Nach diesem Nachmittag war ich noch zwei weitere Male in Roseneck. Das erste Mal für fünf lange, intensive Monate. Ich lernte dort eine sehr engagierte junge Ärztin kennen, deren rasche Auffassungsgabe und die Fähigkeit, hinter die Worte zu hören, mich tief beeindruckten. Ihr Umgang mit den Patienten war liebevoll und sanft, gleichzeitig jedoch hartnäckig und streng. Während der folgenden Wochen hatte ich zum ersten Mal das Gefühl, wirklich an mir zu arbeiten. Es war hart und anstrengend, aber ich kam mehr und mehr zu mir. Das Essen war nicht leichter als während der vorangegangen Jahre, der Kampf, nicht zu erbrechen, kostete enorme Kraft, und jede Zunahme erfolgte qualvoll und gepaart mit vielen Ängsten. Aber ich stabilisierte mich mehr als früher und traf gegen Ende meines Aufenthaltes eine wesentliche Entscheidung. Ich wollte ausziehen, nicht nur aus dem Haus meiner Eltern, sondern auch aus unserem Städtchen. Diesen Entschluss gegenüber meinen Eltern durchzusetzen kostete noch einmal viel Energie, und ohne die konsequente Vorarbeit mit meiner Therapeutin in der Klinik hätte ich es kaum durchgestanden.

Ich wollte mir ein Zimmer in der nächsten größeren, etwa 100 Kilometer entfernten Universitätsstadt suchen und brachte nach drei langen Wochen das Kunststück fertig, trotz erbärmlicher Situation am Wohnungsmarkt ein Zimmer in einer Dreier-WG zu finden. Meine Eltern halfen mir schließlich beim Umzug und Zusammenbauen der neuen Möbel. Ich wollte nach Möglichkeit nichts aus meinem alten Zimmer mitnehmen.

Nach den Sommerferien meldete ich mich am nächstgelegenen Gymnasium für die zwölfte Klasse an. Im Frühjahr 2004 habe ich dort mein Abitur gemacht. Es war ein sehr hartes Stück Arbeit, nicht nur vom lerntechnischen Aspekt her, sondern auch und besonders durch den Umstand, mit knapp fünf Jahre jüngeren Mitschülern in eine Klasse zu gehen. Mehr als einmal kam ich in Erklärungsnot für mein *Alter*, einmal abgesehen von der Tatsache, dass uns bisweilen Welten trennten. Sie waren jung auf eine Art und Weise, wie ich es nie gewesen bin, was immer wieder wehtat.

Aber ich habe es geschafft und durchgestanden, auch wenn ich vermutlich die Höchstzahl der überhaupt zulässigen Fehlstunden ansammelte.

Das Verhältnis zu meinen Eltern entspannte sich nach meinem Auszug Schritt für Schritt und begann dann, vorsichtig und zögernd, besser zu werden. Es war und ist für mich eine Überwindung und Herausforderung, mich ihnen zu öffnen und ehrlich über meine Gefühle, aber auch meine Krankheit zu sprechen. Das Ergebnis ist es jedoch wert, immer wieder bin ich überrascht und freue mich über die Veränderung. Sie haben ihren Weg gefunden, mich ohne Druck und Vorwürfe zu begleiten, aber auch mich gehen zu lassen auf meinem Weg, der immer noch weitergeht.

Nele hat ein Jahr vor mir ihr Abitur gemacht und ist danach ebenfalls von zu Hause ausgezogen. Sie studiert jetzt Englisch und Geschichte. Obwohl wir in derselben Stadt wohnen, sehen wir uns kaum. Wir leben unser Leben in unterschiedlichen Kreisen, die einander nicht berühren. Ab und zu treffen wir uns, an Weihnachten und Ostern, an Geburtstagen und anlässlich anderer Ereignisse, die eine Familienzusammenführung nötig machen. Dann unterhalten wir uns, ohne ein echtes Wort zu wechseln, beide unsicher, verlegen, peinlich berührt. Eine Zeitlang habe ich mich um sie, um den Kontakt zu ihr, bemüht, in der Hoffnung, wir beide seien erwachsener geworden. Jedoch – in mancher Hinsicht ist man ewig Kind. Nele reagierte stets gleich: freundlich, ja höflich, aber so entschieden distanziert, dass an ihrem Desinteresse an mir und allem, was mit mir zusammenhängt, kein Zweifel besteht. Es tut weh wie das sensible Narbengewebe einer nur langsam und schwer heilenden Wunde. Vermutlich wird der Schmerz erst dann nachlassen, wenn ich ihre Wahl annehme, und das vermag ich momentan noch nicht. Denn sie ist die einzige Schwester, die ich habe, und auch die einzige Schwester, die ich *nicht* habe.

Meike hat ihre Ausbildung abgeschlossen und ist vor zwei Jahren ebenfalls hierher gezogen. Unsere Freundschaft ist definitiv das Beste, was die Kinder- und Jugendpsychiatrie zuwege gebracht hat! Wir haben unsere Krisen, aber hängen beide zu sehr aneinander, um ohne die andere sein zu wollen – oder zu können.

Vor über zwei Jahren habe ich einen wundervollen Mann kennengelernt und bin mit ihm in eine eigene Wohnung gezogen. Er ist der wichtigste Mensch in meinem Leben, er macht mich glücklich. Und er hilft heilen. Es ist merkwürdig zu erfahren, dass ein anderer Mensch ausgerechnet auch deinen *Körper* liebt und schätzt, ihn attraktiv und erotisch findet und gerne berührt, und dass er Angst um ihn und um dich hat, wenn du an Gewicht verlierst. Ich lebe eine Nähe, von der ich niemals geglaubt hätte, sie zulassen zu können – und sie gibt mir mehr Schutz und Kraft als alles Hungern, Kotzen, Herumlaufen und Schneiden es je konnten. Ich habe in ihm mein Zuhause gefunden und bin – endlich – angekommen.

Dennoch: Ich bin nicht gesund.

Ich habe bessere und schlechtere Phasen. Phasen, in denen ich mit dem Essen zurechtkomme, und Phasen, in denen es weniger gutklappt. Ich bin sensibel in einem Maß, dass es mir nicht immer guttut. Aber ich arbeite an mir, an meinen eigenen, teilweise noch immer sehr verworrenen Einstellungen und Gedanken. Meine Geschichte aufzuschreiben gehört dazu. Ich bin auf dem Weg.

Das Leben ist nicht fair. Aber es ist alles, was uns bleibt.

Seit «Hungrige Zeiten» erschienen ist, ist mittlerweile einige Zeit vergangen. Vieles hat sich bei mir bewegt, verändert. Wir sind einmal quer durch die Republik gezogen – und wieder zurück. Ich habe Bekanntschaft mit einer wundervollen, fremden, schweren Sprache gemacht und mich ein wenig verliebt. Menschen sind aus meinem Leben verschwunden, neue habe ich hinzugewonnen.

Vieles war nicht einfach. Manches sogar unglaublich schwer. So wie das Leben wohl ist.

Ganz bestimmt jedoch ist es an der Zeit, auch diese Danksagung zu verändern. Ich möchte mich dieses Mal kurz halten und zunächst «einfach» mit ganzem Herzen und ganzer Seele jedem einzelnen von euch danken, der mir Zuwendung, Anteilnahme, Trost, Fürsorge, Freundschaft entgegen gebracht hat oder bringt! Ihr seid so wichtig, denn ihr helft heilen.

Einige Namen jedoch möchte ich aus dem einen oder anderen Grund gesondert nennen:
Steffen. Für dein Du. Und für das Uns.
Fee.
PURE
Bastet. Weil ich will, dass du *lebst.*
Das gesamte Team der Burg. Für unfassbare Erfahrungen.
Vor allem aber:
Frau Heeren. (Hier habe ich ausnahmsweise mal keine Worte.)
«Atmen. Und weiter atmen.»
Ich versuch's.

Einige wichtige Fakten und Informationen über Magersucht und Bulimie

Auftreten und Entstehen:

In Deutschland leiden etwa 5 Prozent der Frauen zwischen 14 und 35 Jahren an Magersucht oder Bulimie. Während Magersucht häufig während oder kurz vor der Pubertät ausbricht, manifestiert sich die Bulimie oft um das achtzehnte Lebensjahr herum. Beide Krankheitsbilder betreffen nach wie vor zu 95 Prozent Frauen, allerdings kann die Dunkelziffer der betroffenen Männer deutlich höher liegen, da hier die Scheu, sich wegen einer Essstörung in Therapie zu begeben, oftmals sehr groß ist.

Essstörungen sind vornehmlich Probleme der westlichen Industrienationen, in denen einerseits Nahrung ständig und im Überfluss vorhanden ist, und in denen andererseits ein Schönheitsideal angestrebt wird, das deutlich unter dem durchschnittlichen Normalgewicht liegt. Fast jedes zweite Mädchen zwischen 11 und 13 Jahren in Westeuropa hat bereits Erfahrung mit Diäten, und etwa 40 Prozent der normal- oder untergewichtigen weiblichen Jugendlichen fühlen sich zu dick. Wenngleich Essstörungen quer durch alle sozialen Schichten hindurch vorkommen, so existieren für Magersucht und Bulimie doch besondere Risikogruppen, etwa Sportlerinnen, Ballettschülerinnen, Gymnasiastinnen, Studentinnen und Patientinnen mit Diabetes Mellitus. Außerdem tragen genetische, familiäre und individuelle Persönlichkeitsfaktoren zur Entstehung dieser Erkrankungen bei.

Diagnosekriterien:

In der ICD-10 (International Classification of Mental and Behavioral Disorders) der Weltgesundheitsorganisation WHO wird die ANOREXIA NERVOSA (Magersucht) nach folgenden Kriterien diagnostiziert:

- BMI mindestens unter 17,5
- selbst herbeigeführter Gewichtsverlust durch:
- übertriebene körperliche Aktivitäten, selbstinduziertes Erbrechen, Missbrauch von Abführ- oder Entwässerungsmitteln
- Körperschemastörung
- Ausbleiben der Menstruation bei Frauen.

Die Kriterien für die BULIMIA NERVOSA sind:

- andauernde Beschäftigung mit Essen, Gier nach Nahrungsmitteln, Essattacken
- Gefühl des Kontrollverlusts während des Essens
- Vermeidung von Gewichtszunahme durch:
- selbstinduziertes Erbrechen, Missbrauch von Abführmitteln, zeitweilige Hungerperioden, Missbrauch anderer Medikamente

- krankhafte Furcht, dick zu werden
- Auftreten dieser Verhaltensweise mindestens zweimal in der Woche über einen Zeitraum von drei Monaten.

Zusammenhang mit anderen psychischen Störungen:

Im Kontext einer Essstörung treten häufig weitere psychische Störungen auf. So leiden etwa 50–75 Prozent der an Magersucht oder Bulimie Erkrankten an einer depressiven Störung, 25 Prozent der Anorexiepatienten entwickeln eine Zwangsstörung, 2,5–10 Prozent erkranken an Schizophrenie; bis zu 91 Prozent der Bulimiker leiden an Angstzuständen, und eine Borderline-Persönlichkeitsstörung wird bei 10 Prozent aller Magersüchtigen oder Bulimikern diagnostiziert.

Therapie:

Bislang gibt es keine eindeutigen Beweise für die bessere Wirksamkeit einer bestimmten Therapierichtung. Es hat sich jedoch als sinnvoll erwiesen, in den Bereichen Gewichtssteigerung sowie Abstinenz von Erbrechen, Medikamenten und selbstschädigenden Verhaltensweisen mit verhaltenstherapeutischen Elementen zu arbeiten. Weder alleinige Psychotherapie noch ausschließliche Wiederauffütterungsmaßnahmen führen bei untergewichtigen Patienten zu anhaltenden Erfolgen. Bei besonderer Schwere der Symptomatik und/oder ungünstigen familiären und sozialen Konstellationen kann oftmals eine stationäre Therapie – eventuell auch in Form von Intervallen – angezeigt sein. Ambulante Nachbetreuung ist indes unerlässlich, denn erfahrungsgemäß sind gerade die ersten Monate nach der Entlassung die heikelsten. Eine rein medikamentöse Therapie ist nicht sinnvoll, die zusätzliche Gabe von Antidepressiva kann jedoch von den Betroffenen als Unterstützung empfunden werden.

Aussicht:

Was den langjährigen Verlauf von Magersucht und Bulimie betrifft, so existieren hauptsächlich Studien für die Anorexie. Ganz allgemein lässt sich jedoch Folgendes festhalten:

- etwa 30 Prozent der an Magersucht oder Bulimie Erkrankten genesen vollständig
- bei 30 Prozent tritt eine Stabilisierung ein, während die Symptome der Essstörung nach wie vor vorhanden sind und es immer wieder auch zu Rückfällen kommen kann
- 30 Prozent chronifizieren in ihrer Krankheit
- etwa 10 Prozent sterben an den Folgen oder durch Suizid.

Damit sind Essstörungen die psychische Krankheit mit der höchsten Sterblichkeit.